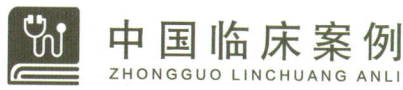 临床实践与教学丛书

骨与软组织肉瘤
典型病例精解

主编 杨吉龙

主审 杨 蕴　滕 胜

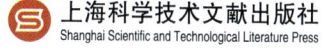

图书在版编目（CIP）数据

骨与软组织肉瘤典型病例精解/杨吉龙主编.--上海：上海科学技术文献出版社，2024
（中国临床案例）
ISBN 978-7-5439-9025-8

Ⅰ.①骨… Ⅱ.①杨… Ⅲ.①骨肿瘤—病案—分析②软组织肿瘤—肉瘤—病案—分析 Ⅳ.① R738

中国国家版本馆 CIP 数据核字（2024）第 061643 号

策划编辑：张　树
责任编辑：应丽春
封面设计：李　楠

骨与软组织肉瘤典型病例精解

GU YU RUANZUZHI ROULIU DIANXING BINGLI JINGJIE

主　　编：杨吉龙
出版发行：上海科学技术文献出版社
地　　址：上海市淮海中路1329号4楼
邮政编码：200031
经　　销：全国新华书店
印　　刷：河北朗祥印刷有限公司
开　　本：787mm×1092mm　1/16
印　　张：19.25
版　　次：2024年4月第1版　2024年4月第1次印刷
书　　号：ISBN 978-7-5439-9025-8
定　　价：238.00元

http://www.sstlp.com

《骨与软组织肉瘤典型病例精解》编委会

主 审

杨 蕴 滕 胜

主 编

杨吉龙

副主编

廖智超 邢汝维 赵 军 刘昊天

编 委

张 超 李 婷 任志午

吴海啸 赵 纲 郭 燕

李海欣 张耕溥 肖婉祎

注：以上编委会名单人员工作单位均为"天津医科大学肿瘤医院"。

主编简介

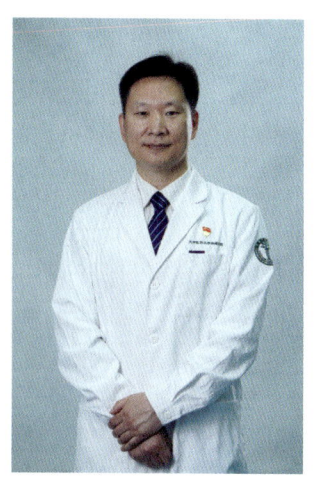

杨吉龙，主任医师，教授，博士生导师，临床PI，天津医科大学肿瘤医院骨与软组织肿瘤科行政副主任。

兼任中国抗癌协会黑色素瘤专业委员会候任主任委员，中国抗癌协会肉瘤专业委员会常务委员，天津市抗癌协会恶性黑色素瘤专业委员会主任委员，天津市体视学学会虚拟仿真技术与精准医疗专业委员会主任委员等。

临床主要从事骨与软组织肉瘤、恶性黑色素瘤、骨转移癌、腹膜后肿瘤、骶前肿瘤的外科手术为主的综合治疗，并开展多项肉瘤及恶性黑色素瘤的临床研究。

科研方面主要专注于肉瘤、恶性黑色素瘤的基因组组学、转化医学及精准治疗研究，结合全基因组测序等高通量研究方法，探讨肉瘤的发病机制并筛选生物标记，寻找肉瘤特异性治疗的靶点，在骨肉瘤、平滑肌肉瘤、恶性外周神经鞘瘤等方面处于国内领先国际先进地位，在 *Nature Communications*、*Clinical Cancer Research*、*Molecular & Cellular Proteomics*、*Journal of Hematology & Oncology*、*Cancer*、*Cancer Letters*、*European J Cancer* 等SCI收录期刊上发表论文80余篇，累计影响因子超过300。主持或参与国家自然科学基金重大国际合作项目、国家自然科学基金重点项目、国家自然科学基金面上项目、教育部创新团队项目及天津市科技支撑重点项目等省部级以上课题13项，主编或参编专著11部，获省部级以上科技奖励5项。"骨与软组织肉瘤精准化诊疗体系的建立优化及应用推广"获得2022年中国抗癌协会科技奖二等奖及天津市科技进步奖二等奖。

目前已经培养30余名博士及硕士研究生，培养的研究生曾多人次获国家奖学金、天津医科大学优秀研究生、天津医科大学优秀毕业研究生等荣誉。

主编简介

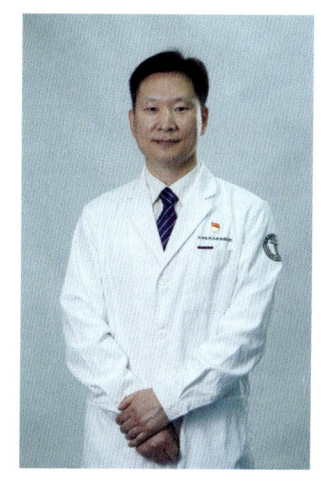

杨吉龙，主任医师，教授，博士生导师，临床PI，天津医科大学肿瘤医院骨与软组织肿瘤科行政副主任。

兼任中国抗癌协会黑色素瘤专业委员会候任主任委员，中国抗癌协会肉瘤专业委员会常务委员，天津市抗癌协会恶性黑色素瘤专业委员会主任委员，天津市体视学学会虚拟仿真技术与精准医疗专业委员会主任委员等。

临床主要从事骨与软组织肉瘤、恶性黑色素瘤、骨转移癌、腹膜后肿瘤、骶前肿瘤的外科手术为主的综合治疗，并开展多项肉瘤及恶性黑色素瘤的临床研究。

科研方面主要专注于肉瘤、恶性黑色素瘤的基因组组学、转化医学及精准治疗研究，结合全基因组测序等高通量研究方法，探讨肉瘤的发病机制并筛选生物标记，寻找肉瘤特异性治疗的靶点，在骨肉瘤、平滑肌肉瘤、恶性外周神经鞘瘤等方面处于国内领先国际先进地位，在 *Nature Communications Clinical Cancer Research*、*Molecular & Cellular Proteomics*、*Journal of Hematology & Oncology*、*Cancer*、*Cancer Letters*、*European J Cancer* 等SCI收录期刊上发表论文80余篇，累计影响因子超过300。主持或参与国家自然科学基金重大国际合作项目、国家自然科学基金重点项目、国家自然科学基金面上项目、教育部创新团队项目及天津市科技支撑重点项目等省部级以上课题13项，主编或参编专著11部，获省部级以上科技奖励5项。"骨与软组织肉瘤精准化诊疗体系的建立优化及应用推广"获得2022年中国抗癌协会科技奖二等奖及天津市科技进步奖二等奖。

目前已经培养30余名博士及硕士研究生，培养的研究生曾多人次获国家奖学金、天津医科大学优秀研究生、天津医科大学优秀毕业研究生等荣誉。

序

尊敬的读者：

欢迎您翻开《中国临床案例·骨与软组织肉瘤典型病例精解》。这是一本深入探讨中国临床医学领域中骨与软组织肉瘤的珍贵案例研究的书籍。骨与软组织肉瘤是一组罕见但复杂的疾病，其诊断和治疗一直是医学界的挑战。我们编写本书的目的是为临床医生、研究人员和医学生提供深入了解这些疾病的机会，以便更好地应对患者的需求。

在本书中，我们收集了一系列精选的典型病例，这些案例涵盖了骨与软组织肉瘤的各个方面，包括诊断、治疗和管理。每个案例都经过详细的分析和讨论，以帮助读者更好地理解这些疾病的本质和复杂性。我们还提供了实用的临床建议，以指导医生在实际工作中面对这些疾病时做出明智的决策。

不同病例的时间跨度将近15年的时间。这15年里，肉瘤的组织学分类、分期、诊断方法、治疗手段等都有了飞跃般的变化。把这些病例放到现在，可能有更为恰当的诊疗手段。但当时局限于那个时间阶段的诊疗水平，无法去获得更为先进的诊疗措施。因此，现阶段肉瘤的精准化诊疗体系给肉瘤患者带来了更多的治疗选择和更好的生存。

我们希望本书能成为您在骨与软组织肉瘤领域的有用资源，促使更多的人投身于这一领域的研究和实践，从而改善患者的生活质量。

祝愿您阅读愉快，获取有价值的知识！

2023年9月

前言

在开始深入探讨本书的内容之前，我们想向您介绍一下我们为什么编写这本书以及我们的目标。骨与软组织肉瘤是一组罕见但临床上非常具有挑战性的疾病，对于医生来说，准确诊断和有效治疗这些病例是一项重要的任务。然而，由于其复杂性和多样性，这一领域的知识一直以来都是医学界的一个难点。

本书的目标是通过提供一系列精心挑选的典型病例，帮助医生更好地理解骨与软组织肉瘤的不同类型、病理特征、诊断方法和治疗策略。每个病例都是从实际临床实践中精选出来的，涵盖了不同年龄段、不同病理学类型和不同治疗方案的情况。我们希望通过这些案例，医生们可以提高他们对骨与软组织肉瘤的认识，为患者提供更好的治疗方案。

在本书中，您将找到大量的临床图片、病理学切片、实验室检查结果和治疗计划的详细描述。我们还提供了深入的讨论，以解释每个案例的关键要点。我们鼓励读者积极参与每个案例的学习过程，思考问题，并与同事讨论，以便更好地理解和应用所学知识。

最后，我们要感谢所有为本书的编写和出版付出努力的人员，以及那些一直支持我们工作的读者。我们希望本书能够成为您在骨与软组织肉瘤领域的可靠指南和重要参考资料。

编 者

2023年9月

目 录

病例1　脂肪肉瘤 ··· 001

病例2　横纹肌肉瘤 ·· 027

病例3　腺泡状软组织肉瘤 ··· 044

病例4　恶性外周神经鞘瘤 ··· 061

病例5　平滑肌肉瘤 ·· 079

病例6　韧带样纤维瘤 ·· 095

病例7　透明细胞肉瘤 ·· 111

病例8　孤立性纤维性肿瘤 ··· 126

病例9　血管肉瘤 ·· 142

病例10　假肌源性血管内皮瘤 ··· 156

病例11　尤文肉瘤/原始神经外胚层瘤 ·· 167

病例12　骨巨细胞瘤 ·· 191

病例13　骨肉瘤 ·· 217

病例14　滑膜肉瘤 ·· 242

病例15　软骨肉瘤 ·· 257

病例16　未分化多形性肉瘤 ··· 274

病例1
脂肪肉瘤

例一：胸壁复发性脂肪肉瘤

一、病历摘要

（一）基本资料

患者王某，男性，74岁，因"右胸壁手术残留肿物逐渐增大"入院。

现病史：患者2010年因"右胸壁肿物"在当地医院门诊行切除术，术后病理回报：胸壁脂肪肉瘤。术后半个月肿物局部复发，于2010-05-01于当地医院行手术切除，术后病理回报：右侧胸壁符合高分化脂肪肉瘤。术后1年再次复发，于2011-03-25外院手术切除，术后病理同前。术后1个月局部复发，再次行手术切除。2014年9月因肿物再次复发在当地医院行手术治疗，术后病理同前。2015年6月因发现"右胸壁肿物6个月"于当地医院再次手术治疗，胸部CT示：右侧乳腺区、右前上胸壁肿物及右肺锁骨上窝-腋窝软组织密度影，伴临近局部肋骨不规整，结合病史考虑肿瘤复发及转移。于2015-06-04外院行减瘤手术，术后病理结果回报：多形性脂肪肉瘤，术后未进行其他治疗。自2010年发病到目前共7次手术。2015年7月患者自觉残留肿物逐渐增大，最大约6cm×5cm大小。自发现肿物以来，患者饮食、睡眠、大小便均可，入院进一步治疗。

既往史：慢性支气管炎病史10余年，否认高血压、冠心病史、糖尿病史、否认肝炎、结核病史及接触史，自诉"止痛药"过敏（具体不详），否认食物过敏史。

个人史：生于原籍，未到过疫区，无毒物接触史。戒烟30余年，无饮酒等嗜好。

婚姻史：26岁结婚，爱人及1女均体健。

家族史：父母及兄弟姐妹无相关疾病病史，无遗传病史。

（二）专科检查

右前胸壁锁骨下方可见一长约6cm横形手术瘢痕，其下可见长约4cm及5cm两处陈旧性纵行手术瘢痕。皮下可扪及多发占位性病变，包块大小约7cm×6cm，表面凹凸不平，质韧，活动稍差，无明显压痛，右侧腋窝及双侧锁骨上未触及肿大淋巴结。右上肢感觉正常，右上臂内收及旋前力量稍差。

（三）辅助检查

外院胸部CT（2015-06-02）：右侧乳腺区、右前上胸壁肿物及右肺锁骨上窝—腋窝软组织密度影，伴局部肋骨不规整，结合病史考虑复发及转移。

外院病理（2015-06-09）：多形性脂肪肉瘤。

二、诊疗经过

患者入院后行血常规、肝肾功能化验，同时行B超、胸部X线、心电图检查，2015-09-06颈+胸部强化CT显示：①右腋窝区及临近右上臂不规则肿物，结合病史，考虑肿瘤复发，与周围皮肤、肌肉及右侧腋静脉分界不清；②双肺下叶支气管扩张伴炎症；双肺内多发粟粒及斑片状密度增高影，建议抗感染治疗后复查（病例1图1）。未发现绝对手术禁忌证，于2015-09-07全身麻醉下行右腋窝及胸壁肿物广泛切除+临近皮瓣转位修复术，手术顺利，术区引流管通畅。2015-09-08查房见术区伤口淤血并凝固，引流受阻。向患者及家属交代病情后患者家属选择急诊清创术。于2015-09-08下午全身麻醉下行右胸壁术区清创缝合，清除术区血凝块。手术顺利。术后病理回报：（右胸壁）符合多形性脂肪肉瘤，基底（+），切缘（-）（病例1图2）。后患者到放疗科进行定位后因肺尖部位于放疗区而无法行放疗，暂观察病情。

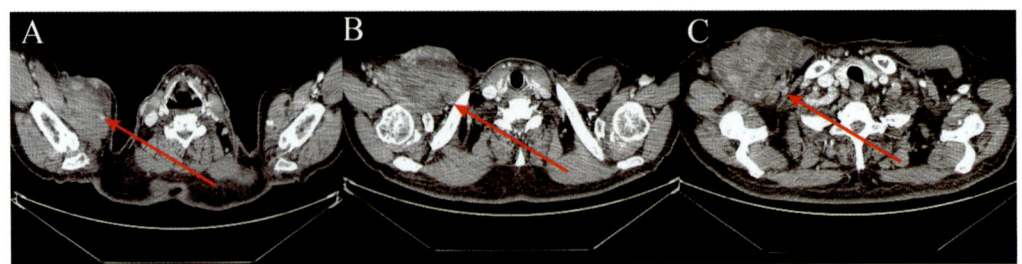

病例1图1　CT可见右腋窝及右上臂肿物

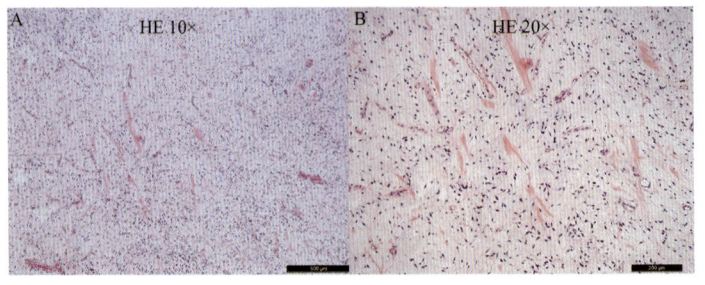

病例1图2　术后病理提示多形性脂肪肉瘤

病例1 脂肪肉瘤

患者2016年1月无明显诱因发现右乳腺区肿物，偶有疼痛，大小约5cm×5cm×4cm，质硬，固定，边界不清，右腋窝未触及淋巴结肿大。考虑患者复发，患者第二次入院，2016-03-25胸部强化CT："右胸壁复发性脂肪肉瘤术后"改变，右胸壁多发肿物，结合病史，考虑肿瘤再次复发（病例1图3）。2016-03-28全身麻醉下行右胸壁恶性肿瘤广泛切除术。术后病理：（右胸壁多形性脂肪肉瘤术后）可见复发的肿瘤组织，上下切缘（-），基底（-）。患者诊断为多形性脂肪肉瘤，因患者及家属考虑到年龄较大且肺部有陈旧性疾病史，拒绝行术区放疗及全身化疗。

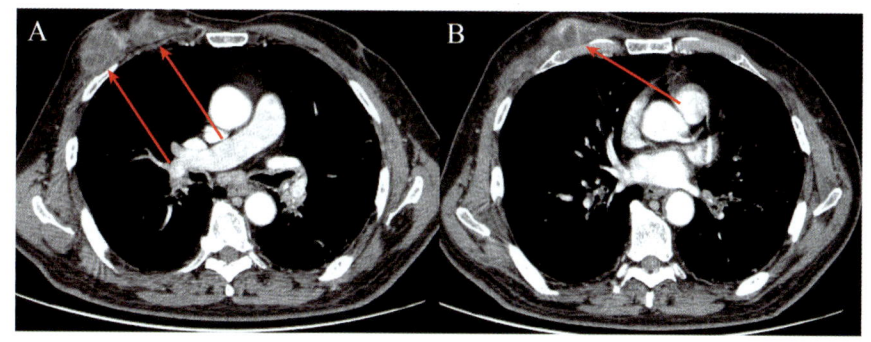

病例1图3　2016-03-25右胸壁可见复发性肿物

患者2016年8月底发现右上臂及腋窝多发肿物，考虑复发，2016-09-06第三次入院，2016-09-09胸部+上腹强化CT：与2016-03-25片比较，"右胸壁及腋窝脂肪肉瘤复发术后"改变，右上臂肱二头肌异常强化影，建议结合临床，右肺炎症范围增大（病例1图4）。于2016-09-12全身麻醉下行右上臂及腋窝肿物广泛切除术，术后病理：（右腋窝区脂肪肉瘤术后）局部见复发的肿瘤组织，切缘（-），基底（-）。术后仍未行放化疗。

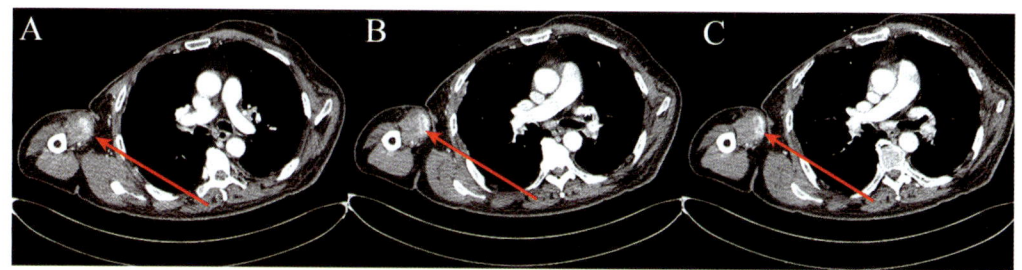

病例1图4　2016-09-09复查CT可见右上臂及腋窝肿物

患者出院后，2018年4月右上臂术区及右侧胸壁近锁骨区域发现肿物，后自觉肿物逐渐缓慢增大，2018-07-31第四次入院。2018-08-01颈部+胸部+上肢强化CT：

①右前上臂及右侧胸壁软组织不规则增厚，考虑复发，请结合临床，余无著变；②"右腋窝脂肪肉瘤术后"改变，右前上臂软组织不规则增厚，考虑复发，请结合临床（病例1图5）。于2018-08-06全身麻醉下行右上臂及右肩部肿物广泛切除术，术后病理回报：局部见复发的软组织肉瘤，侧切缘、基底（－）。FISH检测：DDIT3基因未见异常分离。

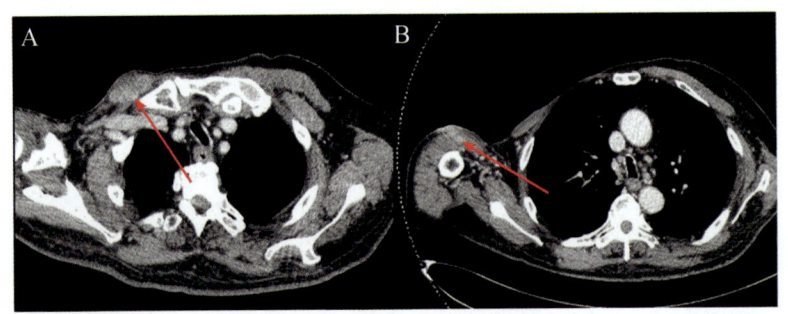

病例1图5　2018-08-01复查CT可见右上臂及右胸壁复发肿物

我院第四次手术后1年，患者于2019-06-11到我院门诊复查胸部＋上肢强化CT：右前上臂及右侧胸壁软组织肿物（病例1图6），考虑复发，但患者拒绝手术。2019-07-10第五次入院，行阿帕替尼＋抗PD-1临床试验治疗，过程顺利。后2019-07-31、2019-08-21、2019-09-10入院，行同方案临床试验治疗。

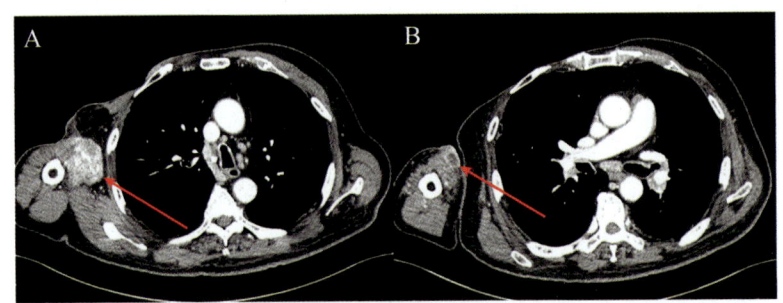

病例1图6　2019-06-11复查强化CT可见肿物复发

阿帕替尼＋抗PD-1临床试验治疗2个月后，2019-09-23胸部＋上肢强化CT：与2019-06-11胸部、上肢CT片比较：右前上臂及右侧胸壁软组织肿物较前增大；左上臂内侧软组略增厚，增强扫描可见不均匀强化（病例1图7）。经评估为进展（PD），局部可见皮肤破溃、渗液，压痛弱阳性，停止临床试验治疗。患者出组后未到院就诊。

2020-03-25胸部强化CT：与2020-02-28胸部CT片比较：右前上臂及右侧胸壁软组织肿物及结节较前增大（病例1图8）。

病例 1　脂肪肉瘤

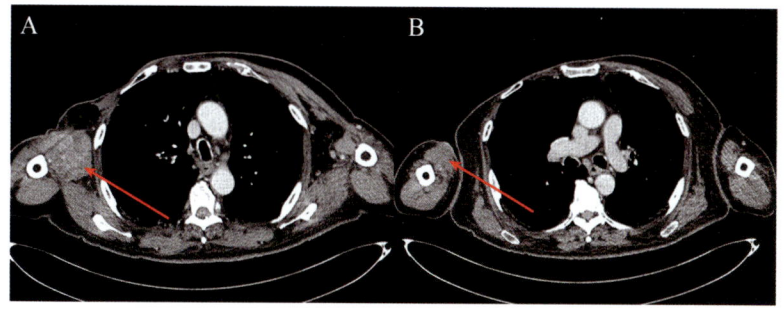

病例1图7　临床实验治疗后2019-09-23复查CT示右前上臂及右侧胸壁软组织肿物较前增大

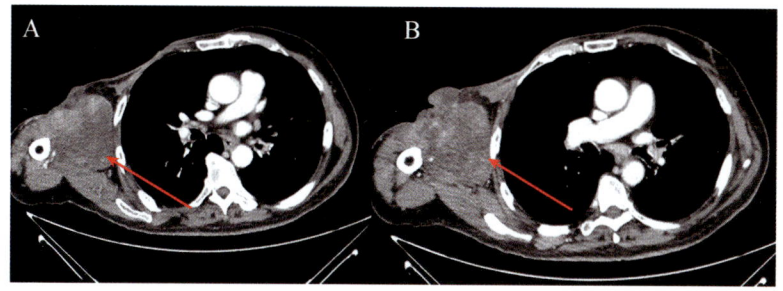

病例1图8　2020-03-25复查CT示肿物较前增大

2020-04-07再次入院，拟行介入治疗。完善相关检查后，2020-04-08在局部麻醉下行经皮穿刺右胸壁肿物氩氦冷冻治疗术。术后恢复好。2020-04-27入院，于2020-04-29局部麻醉下行经皮穿刺右胸壁肿物氩氦冷冻治疗术。2020-05-12胸部强化CT：与2020-03-25胸CT片比较，右前上臂及右侧胸壁软组织肿物及结节较前增大（病例1图9）。后患者未到院就诊，放弃治疗，于2021年12月因多器官功能衰竭去世。

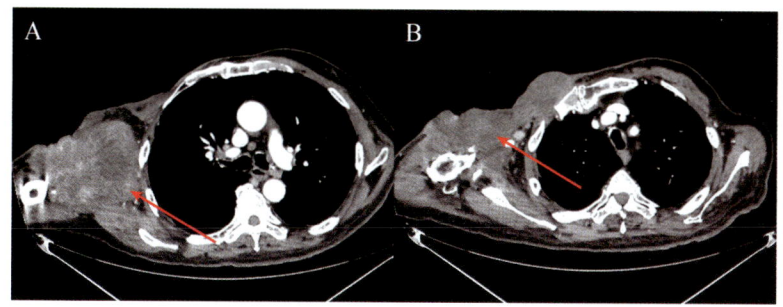

病例1图9　2020-05-12复查CT示右前上臂及右侧胸壁软组织肿物及结节较前增大

三、病例点评

患者2010年首次发现右胸壁肿物，当地门诊切除后病理回报脂肪肉瘤。对于手术时未知肿瘤恶性而术后回报恶性的患者，情况允许时应行扩大切除术，最大限度降低复发率，因为很可能非计划手术时切除范围不够。患者未进一步治疗，为以后的多次复发埋下了祸根。复发再次手术后病理回报高分化脂肪肉瘤。患者在多次复发后肿瘤生物学行为发生改变，由高分化脂肪肉瘤变为多形性脂肪肉瘤。多形性脂肪肉瘤和去分化脂肪肉瘤同为高度恶性的脂肪肉瘤，合称高级别脂肪肉瘤，预后较差。且家属考虑到患者年龄较大且肺部有陈旧性疾病史，拒绝行术区放疗及全身化疗，客观上缩短了肿瘤的无复发生存期。在多次复发术后，患者治疗方案改为阿帕替尼＋抗PD-1的临床试验治疗。免疫治疗作为近年新兴的治疗手段，已经在恶性黑色素瘤等其他恶性肿瘤中证实了其有广泛的应用前景。但在包括脂肪肉瘤在内的软组织肉瘤中，疗效有限。SARC028研究纳入了86例肉瘤病例，使用Pembrolizumab 200mg，每三周一次。其中40例为软组织肉瘤，客观缓解率ORR为18%（7/40）。亚组分析显示，未分化多形细胞肉瘤ORR率为40%（4/10）、脂肪肉瘤ORR率为20%（2/10）、滑膜肉瘤ORR率为10%（1/10）、平滑肌肉瘤ORR率为0（0/10）。12周的PFS率为55%。Alliance A 091401研究是一项评估Nivolumab单抗单药或联合Ipilimumab单抗用于软组织肉瘤的疗效。在Nivo单药组，43例可评估的病例中，3例取得PR（包括1例ASPS，1例LMS，1例病理不明）。中位PFS为2.6个月，中位OS为8.7个月，6个月PFS率为16%。Nivo＋Ipilim联合组的疗效较单药组为好，2例取得CR（1为平滑肌肉瘤，1例为黏液样纤维肉瘤）5例PR（包括平滑肌肉瘤，未分化多形性肉瘤，血管肉瘤），中位PFS为4.5个月，中位OS为11.2个月，6个月的PFS率为36%。当然3～4级不良反应联合组较单药组有大幅上升，分别为14% vs 7%。一项小型的临床试验用于评估Atezolizumab单抗治疗转移性ASPS的疗效，在纳入治疗的24例病例中，19例可评估，ORR率为42.1%（8/19），DCR率为89.5%。目前认为抗PD-1治疗的敏感瘤种包括腺泡状软组织肉瘤、未分化多形性肉瘤、血管肉瘤、黏液样纤维肉瘤等，其他病变的抗PD-1疗效仍需进一步探讨。抗血管生成药物联合抗PD-1治疗如阿帕替尼＋抗PD-1、阿昔替尼＋抗PD-1等也显示了显著的疗效，可以作为治疗方案之一。

　　本例患者预后较差，经过多次手术仍多次复发。如能在首次非计划手术后继续积极治疗，包括二次扩大手术、术区辅助放疗等，或许会取得较好的预后。

　　类似反复复发的情况可能在腹膜后脂肪肉瘤中经常出现，突显首次手术切除干净的重要性。

例二：右大腿脂肪肉瘤腹腔转移

一、病历摘要

（一）基本资料

患儿陈某，女性，14岁，因"右大腿前侧中段肿物，轻度疼痛，行走活动时疼痛明显"入院。

现病史：患儿2021年11月发现右大腿前侧中段肿物，轻度疼痛，行走活动时疼痛明显，就诊于我院门诊，MRI提示：①右大腿中上段股外侧肌群内肿物，考虑恶性，脂肪肉瘤可能性大；②左侧股骨双发异常信号小结节，建议观察。自发病以来，无间断咳嗽，无咯血，无肝区疼痛，无血尿，无黄疸，无黑便和其他不适。精神可，二便正常，体重无减轻。

既往史：既往体健，否认结核病、肝炎病史，否认糖尿病病史，否认白血病等恶性病史，否认食物药物过敏史。

个人史：生于原籍，不抽烟，不饮酒。

婚姻史：未婚。

（二）专科检查

右大腿中段前侧可触及肌肉间肿物，范围较大，质地较软，局部压痛、叩击痛明显，右大腿因疼痛活动轻度受限。

（三）辅助检查

MRI（2021-12-10）提示：①右大腿中上段股外侧肌群内肿物，考虑恶性，脂肪肉瘤可能性大；②左侧股骨双发异常信号小结节，建议观察（病例1图10）。

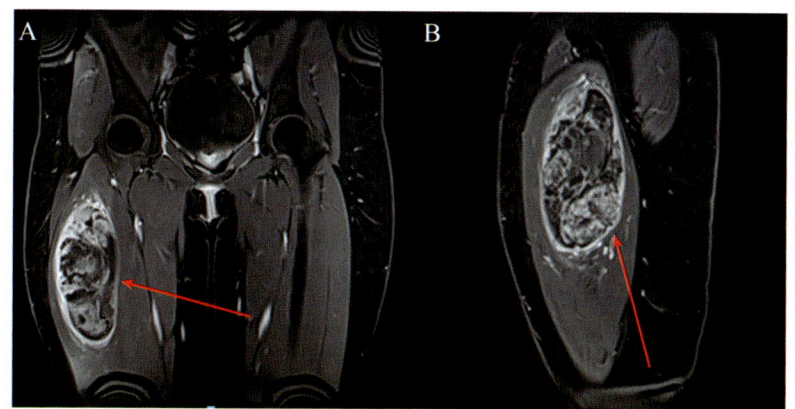

病例1图10　MRI示右大腿肿物

二、诊疗经过

入院完善相关检查，术前超声（2021-12-15）：双侧腹股沟多发肿大淋巴结——考虑炎性；胸部、上腹部、盆腔未见明显肿物。于2021-12-15全身麻醉下行右大腿肿物广泛切除术。术后病理：（右大腿）高级别软组织肉瘤，FISH检测提示MDM2基因未见异常扩增，综合考虑符合多形性脂肪肉瘤，切缘及基底（-）。术后到放疗科行术区辅助放疗。

患儿出院1个月后在放疗过程中自觉腹部稍膨隆，左下腹轻压痛，B超检查提示上腹及盆腔多发肿物，可疑转移。2022-02-21 PET-CT示：①"右大腿多形性脂肪肉瘤"术后、放疗中，相当原手术区条索，右大腿外侧肌肉多发低密度影，PET显像部分可见放射性浓聚，考虑为治疗后改变可能性大，不除外局部病灶残存，请结合临床；②肝多发低密度灶，PET显示异常放射性浓聚，考虑为转移；③盆腔相当左侧附件区混杂密度肿物，PET显像实性部分可见放射性浓聚，考虑为恶性，转移可能性大；④腹膜多发增厚、混浊，以盆腹膜为著，伴腹腔及盆腔少量积液，PET显像略见放射性浓聚，考虑为转移可能性大；⑤骶骨、左侧髂骨多发局限骨质密度不均，PET显示异常放射性浓聚，考虑为骨转移；⑥右髂脉区及腹股沟多发结节，PET显像可见放射性浓聚，不除外淋巴结转移，密切观察（病例1图11至病例1图13）。

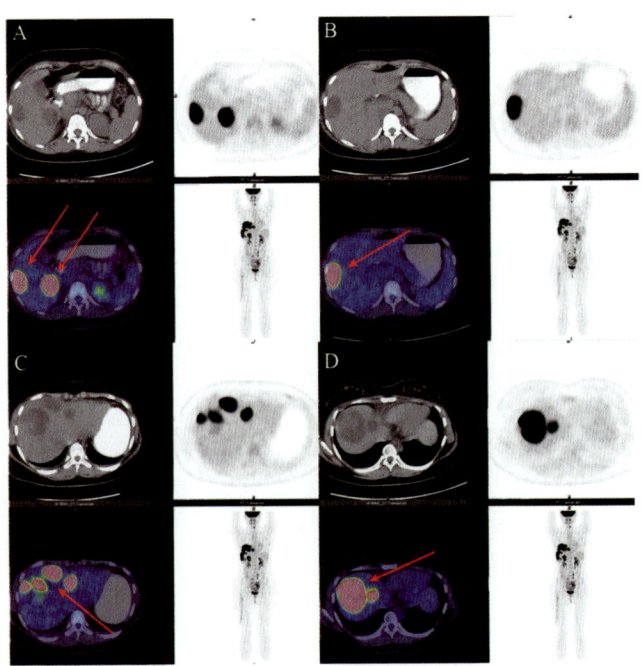

病例1图11　PET-CT示肝脏多发转移灶

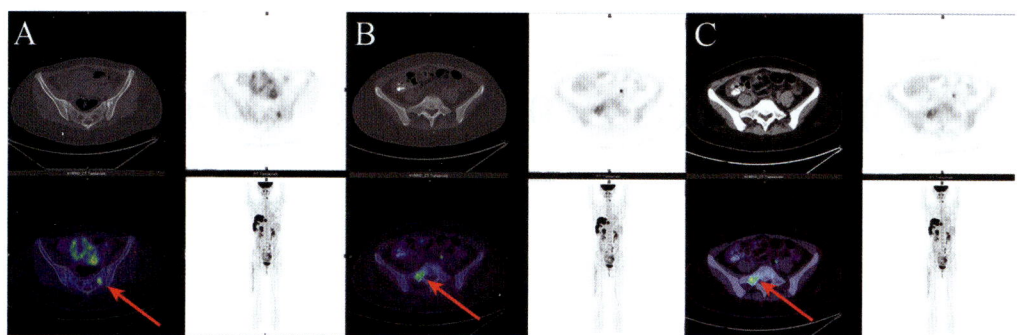

病例1图12　PET-CT示骶骨多发转移

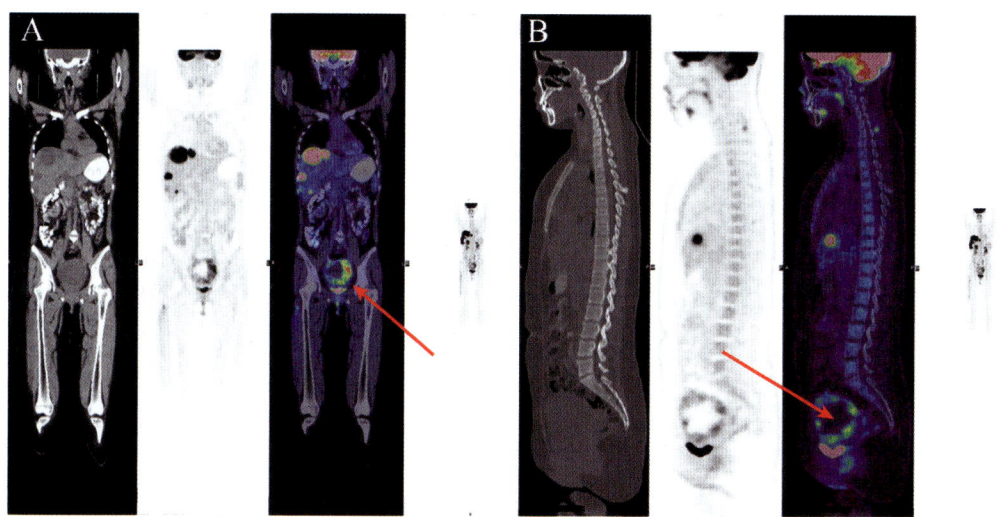

病例1图13　PET-CT示盆腔多发转移

患儿考虑为全身多发转移。2022-03-01第二次入院，予AI（多柔比星＋异环磷酰胺）＋恩度方案化疗，过程顺利。

2022-03-23第三次入院，继续行AI＋恩度方案化疗。

2022-03-25行上腹＋盆腔＋下肢CT检查结果显示：与2022-02-21本院PET-CT片比较：肝内多发结节及肿物较前增多、增大；盆腔内肿物较前明显增大；腹盆腔积液增多；右侧胸腔积液，右肺中下叶实变不张，心包少量积液，余无著变（病例1图14）。停止AI方案化疗。

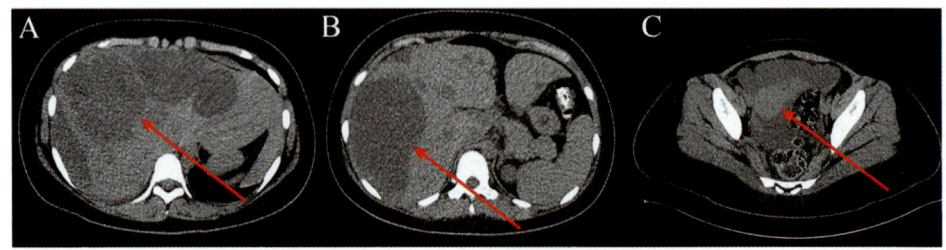

病例1图14　2022-03-25复查CT结果

A、B：肝内结节增多、增大；C：盆腔内肿物较前明显增大。

2022-04-11患儿入院，就诊于介入治疗肿瘤科，2022-04-12行盆腔肿瘤氩氦冷冻术＋放射性粒子植入术，2022-04-13行经皮肝穿刺化疗栓塞术。

2022-04-28入院，就诊于介入治疗肿瘤科，2022-04-28行盆腔肿瘤氩氦冷冻治疗术＋肝肿瘤放射性粒子植入术，2022-04-29行经皮肝穿刺化疗栓塞术。住院期间介入科给予信迪利单抗免疫治疗及白蛋白紫杉醇化疗。

2022-05-16入院，就诊于介入治疗肿瘤科，2022-05-18行肝肿瘤氩氦冷冻治疗术＋肝肿瘤放射性粒子植入术，2022-05-19行经皮肝穿刺化疗栓塞术。住院期间给予信迪利单抗免疫治疗及白蛋白紫杉醇化疗。

2022-06-06入院，就诊于介入治疗肿瘤科，2022-06-07行经皮肝穿刺化疗栓塞术。住院期间给予信迪利单抗免疫治疗及白蛋白紫杉醇化疗。

2022-06-07上腹＋盆腔平扫CT：与2022-03-25上腹、盆腔CT片比较：肝内部分病灶较前缩小、内见粒子影；盆腔内肿物较前缩小、内见粒子影；腹盆腔积液基本吸收；所见右侧胸腔积液吸收、右肺中下叶实变复张，余无著变（病例1图15）。

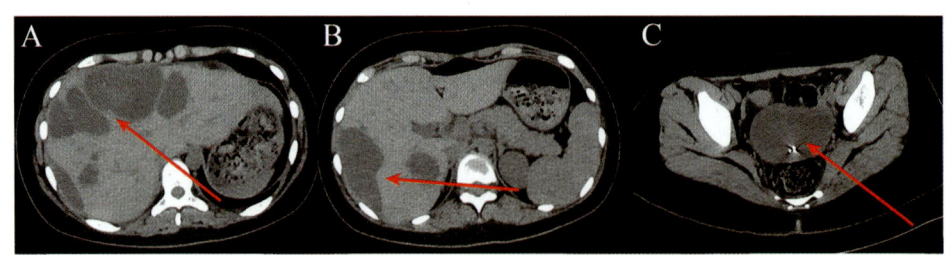

病例1图15　2022-06-07复查CT结果

A、B：肝内病灶较前缩小；C：盆腔肿物较前缩小。

2022-06-29入院，就诊于介入治疗肿瘤科，2022-06-30行经皮肝穿刺化疗栓塞术。住院期间给予信迪利单抗免疫治疗及白蛋白紫杉醇化疗。

2022-07-21入院，就诊于介入治疗肿瘤科，2022-07-22行经皮肝穿刺化疗栓塞术。住院期间给予信迪利单抗免疫治疗及白蛋白紫杉醇化疗。

病例1 脂肪肉瘤

2022-08-11入院,就诊于介入治疗肿瘤科,2022-08-12行经皮肝穿刺化疗栓塞术。住院期间给予信迪利单抗免疫治疗及白蛋白紫杉醇化疗。

2022-09-01入院,就诊于介入治疗肿瘤科,2022-09-02行经皮肝穿刺化疗栓塞术及双侧髂内动脉灌注。

2022-09-02复查上腹+盆腔强化CT:与2022-06-07上腹、盆腔CT片比较:肝内部分病灶较前缩小;盆腔内肿物较前缩小;余无著变(病例1图16)。

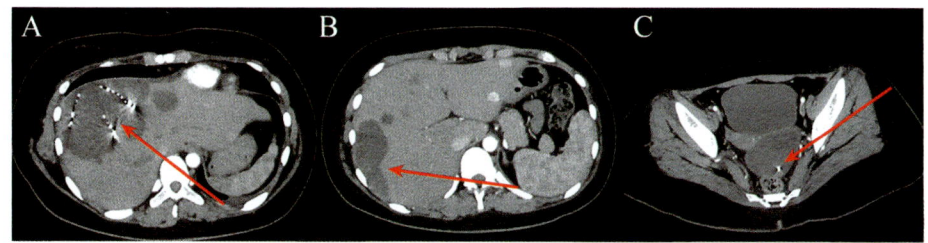

病例1图16　2022-09-02复查CT结果
A、B:肝内病灶较前缩小;C:盆腔肿物较前缩小。

2022-09-26入院,就诊于介入治疗肿瘤科,2022-09-27行经皮穿刺肝动脉化疗栓塞术及双侧髂内动脉灌注。

2022-10-20入院,就诊于介入治疗肿瘤科,2022-10-21行选择性肝动脉化疗栓塞术。

2022-11-16入院,就诊于介入治疗肿瘤科,2022-11-17行选择性肝动脉化疗栓塞术。

2022-12-28入院,就诊于介入治疗肿瘤科,2022-12-29行经皮穿刺肝动脉+髂内动脉化疗栓塞。

2022-12-30再次复查CT:与2022-09-02上腹、盆腔CT片比较:CT平扫显示肝内部分病灶较前缩小;盆腔内肿物较前缩小;余无著变(病例1图17)。目前病变控制已经近8个月。

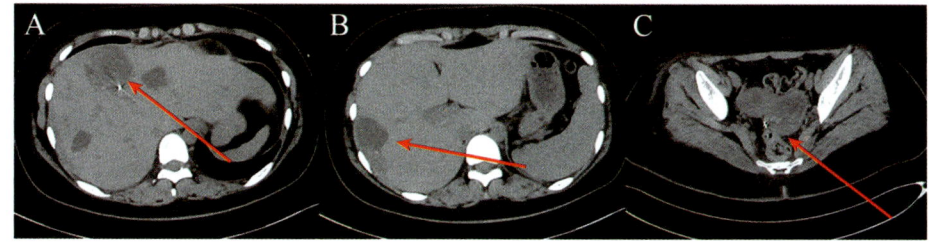

病例1图17　2022-12-30复查CT结果
A、B:肝内病灶持续缩小;C:盆腔肿物持续缩小。

三、病例点评

患儿年轻女性，术前检查未提示远处转移，而术后仅1个月即出现肝脏、骶骨、盆腔等部位的多发转移，体现了多形性脂肪肉瘤的高度侵袭性的生物学行为。多形性脂肪肉瘤属于高级别脂肪肉瘤，对化疗中度敏感，为降低转移率术后应行辅助化疗。术后AI方案辅助化疗两周期后进行疗效评估，CT示肿瘤进展，提示化疗无效，治疗方案改为氩氦冷冻治疗术、放射性粒子植入术、经皮肝穿刺化疗栓塞术及抗PD-1联合紫杉醇化疗等综合治疗手段。复查结果提示肝内病灶、盆腔肿物均持续缩小，说明治疗有效。本例患儿仍在治疗中。

晚期软组织肉瘤的一线治疗为以阿霉素为主的化疗。此例患儿未能获益。除介入治疗外，抗PD-1联合化疗在该名患儿中也显示了一定的疗效。由此可见，多形性脂肪肉瘤的生物学行为较为复杂，需要进一步探索其有效治疗方案。

四、疾病介绍

（一）疾病概述

脂肪肉瘤是一大类来源于间叶组织的软组织肉瘤，是成年人最常见的软组织肉瘤种类之一，占软组织肉瘤的15%~20%，可发生于全身多个部位，尤其好发于四肢及腹膜后。脂肪肉瘤主要可以分为五大类基本亚型，即高分化脂肪肉瘤/非典型脂肪瘤性肿瘤、去分化脂肪肉瘤、黏液样/圆细胞脂肪肉瘤、多形性脂肪肉瘤及黏液样多形性脂肪肉瘤。有些旧的名称仍然在使用，但ICD-O编码还是5种。他们分别是8851/3高分化脂肪肉瘤（well-differentiatedLiposarcoma）、脂瘤样脂肪肉瘤（lipoma-like liposarcoma）、炎性脂肪肉瘤（inflammatory liposarcoma）、硬化性脂肪肉瘤（sclerosing liposarcoma）；8858/3去分化脂肪肉瘤（dedifferentiated liposarcoma）；8852/3黏液样脂肪肉瘤（myxoid liposarcoma）；8854/3多形性脂肪肉瘤（pleomorphic liposarcoma）、上皮样脂肪肉瘤（epithelioid liposarcoma）及8859/3黏液样多形性脂肪肉瘤（myxoid pleomorphic liposarcoma）。这几种主要亚型具有独特的组织学特点、分子遗传学改变及临床表现。不同病理亚型的脂肪肉瘤患者预后存在显著差异，高分化脂肪肉瘤/非典型脂肪瘤性肿瘤的预后较好，而去分化脂肪肉瘤和多形性脂肪肉瘤的预后较差。其中，高分化脂肪肉瘤/非典型脂肪瘤性肿瘤和去分化脂肪肉瘤存在共同的遗传学特征，即存在MDM2、CDK4、HMGA2等基因扩增，而黏液样/圆细胞脂肪肉瘤和多形性脂肪肉瘤则几乎不存在MDM2基因扩增。通过FISH技术检测MDM2基因扩增状态已成为诊断脂肪肉瘤亚型的主要手段。MDM2是抑癌基因P53及其下游基因的主要负调节因子之一。其编码蛋白可与p53蛋白结合形成复合物，使p53基因失活，进而失去正常的抑瘤功能，这可能是脂肪肉瘤的发病机制之一，也是重要的治疗靶点。

几种脂肪肉瘤的主要区别和特点概述如下：

1. 高分化脂肪肉瘤　是脂肪肉瘤最常见的亚型，其形态和良性脂肪瘤高度相似，有时甚至难以区别，往往通过是否存在MDM2基因扩增进行鉴别诊断。高分化脂肪肉瘤有典型性和非典型的两种类型，前者较为常见。非典型高分化脂肪肉瘤又可以细分为3种主要的组织学亚型：脂肪瘤样型、硬化型和炎症型。最多发生于四肢及腹膜后，几乎不会转移，但高复发倾向和进展为更高级别的病理亚型是其重要临床特征。其典型病理特点为大小不等的脂肪母细胞间的纤维间隔中间有奇异浓染的间质细胞存在。

2. 去分化脂肪肉瘤　是较为常见的一类亚型，与高分化脂肪肉瘤相比发病率稍低，但恶性程度更高，易转移和局部复发是该亚型的最主要的临床特征，因此被划分为最高恶性程度的脂肪肉瘤。

3. 黏液样脂肪肉瘤　是中等恶性的脂肪肉瘤，其恶性分化等级介于高分化脂肪肉瘤与去分化脂肪肉瘤之间，占脂肪肉瘤的20%，主要影响四肢的软组织，但在腹膜后区域也较为常见。黏液型脂肪肉瘤的形态具有特异的黏液性改变，以丰富的分支样或毛细血管网及黏液基质背景为主要特征，光镜下相对容易区分，大体形态也因具有黏液湖、黏液巢等病理特征而易于分辨。圆细胞脂肪肉瘤是黏液样脂肪肉瘤中的一种特殊类型，生物学行为和黏液样脂肪肉瘤基本一致，但形态上有所差别。主要体现在此类肿瘤细胞的形态以椭圆形居多，因而得名圆形细胞脂肪肉瘤，多与较差的预后相关。因特异性的染色体异位$t(12;16)(q13;p11)$而形成的FUS-CHOP融合基因对圆形细胞脂肪肉瘤的诊断具有重要意义，目前，尚未在其他黏液样间质肿瘤中发现FUS-CHOP融合基因。

4. 多形性脂肪肉瘤　相较于其他亚型较为罕见，既往文献几乎均表明，与其他脂肪肉瘤相比，这类肿瘤的无复发生存时间短，总体复发率明显升高。多形性脂肪肉瘤的恶性程度几乎与去分化脂肪肉瘤相近，与去分化脂肪肉瘤合称为高级别脂肪肉瘤。

5. 黏液样多形性脂肪肉瘤　作为一种"新的"脂肪细胞肿瘤类型，黏液样多形性脂肪肉瘤是一种罕见的侵袭性肿瘤，好发于儿童和年轻人。一些病例与Li-Fraumeni综合征有关（即种系TP53突变）。组织学特征包括类似于传统的黏液样脂肪肉瘤（包括散在的脂母细胞、纤细的毛细血管网和黏液池）和类似于多形性脂肪肉瘤的混合区域，并伴有明显的核异型性和多形性脂母细胞。这些肿瘤缺乏FUS/EWSR1-DDIT3融合（传统黏液样脂肪肉瘤）和MDM2扩增（高分化和DDLPS）。黏液样多形性脂肪肉瘤临床侵袭性强，局部复发率高，远处转移率高，预后差。

此外，混合型脂肪肉瘤也较为常见，占所有脂肪肉瘤的5%～12%，是同时具有黏液样脂肪肉瘤、高分化脂肪肉瘤和去分化脂肪肉瘤等病理特征的脂肪肉瘤。混合型脂肪肉瘤在发病机制上可能兼具其他亚型的特征，因此临床表现多样，诊治更为困难，通常需要经验丰富的病理医师进行诊断。其病理特征不典型，可兼具各类病理亚型的特征，存在两种甚至多种肿瘤细胞形态。混合型脂肪肉瘤可能是脂肪肉瘤从高分化向低分化、不同步的异常分化及阶段性转化而形成，为脂肪肉瘤向高度恶性分化的中间阶段。

（二）诊断与治疗

1. 诊断

（1）临床表现：脂肪肉瘤的常见发病部位为四肢和腹膜后。常见的发病人群为40～60岁男性。病灶位于四肢的患者就诊时多表现为局部无痛性、生长缓慢的包块，也有部分患者的肿瘤可表现为前期惰性生长，随后短期内突发快速增长。当肿瘤进一步增大至局部侵犯或压迫其他组织或器官时，患者可进一步表现出神经系统的相应症状。

腹膜后脂肪肉瘤以高分化及去分化最为常见，患者通常年龄较大，早期症状难以察觉，通常表现为非特异性症状，如腹部不适、大便习惯或肾积水改变。如果出现了明显的症状，大多表明肿瘤已侵犯了一个区域结构或周围器官，从而导致了疼痛、下肢肿胀、食欲缺乏或体重减轻。体征上，大多数患者能够触及腹部肿块，伴或不伴压痛。而腹膜后因间隙较大，呈不规则状，腹膜后脂肪肉瘤往往自压力小的方向快速生长，易突破周围较为薄弱的腹膜结构，累及腹腔内结构，侵占肠系膜区域。在临床工作中，大部分初次就诊的腹膜后脂肪肉瘤患者多因体检中腹部影像学检查而偶然发现。

（2）脂肪肉瘤的影像学表现

1）超声检查：可作为体表肿块以及腹部不适症状发生时快速有效的初步评估方法，但无法满足对腹膜后肿块的精确检查，以及术前相关评估。

2）CT：是脂肪肉瘤重要的影像学检查方式之一，不仅可以确定肿瘤大小、位置、是否毗邻血管神经以及周围相关脏器，还可以评估肿瘤是否存在肝脏、肺部等远处转移以及是否存在临近骨质破坏的情况。此外，脂肪肉瘤病理亚型分化程度各异，不同亚型脂肪肉瘤在不同病理分化阶段有不同的CT表现，这为术前CT扫描提示倾向性亚型提供了理论根据。

高分化脂肪肉瘤通常呈分叶状，边界清晰，大部分以脂肪密度为主。尽管脂肪组织在增强扫描中强化程度不明显，但脂肪肉瘤仍与良性脂肪瘤具有一定差异，主要表现为其组织内部的条状、网状、絮状及结节状分隔在增强扫描中有轻度到中度的强化。去分化型脂肪肉瘤为脂肪和软组织密度混合的肿块影，在增强扫描中，多数情况下两者有明显界限，这归因于软组织强化程度较脂肪组织强化程度明显，若肿瘤内脂肪成分较少，则在增强扫描时脂肪成分与软组织分界不明显。黏液样脂肪肉瘤呈棉絮样改变，通常没有肌组织密度高，在增强扫描中呈现的强化特点为不完全的渐进性不均匀性强化，肿瘤内部可见少许条索状高密度影（即强化的血管影），部分肿瘤还可呈边缘较清晰的水样低密度分隔状改变，CT值0~20HU。多形型脂肪肉瘤大多表现为软组织肿块，周边可见条索状高密度影，平扫接近骨骼肌密度，增强扫描大部分强化程度不一致，坏死区强化程度不明显。一般情况下，脂肪肉瘤占位征象明显，体积多较大，其内含脂肪组织是诊断此病的主要依据，肿瘤内也可见罕见的钙化影。

3）MRI：肿瘤呈软组织肿块影，具有形态各异、大小不等、边界模糊和信号强度不均匀等特点。不同成分的肿瘤，其MRI信号特点千差万别。

分化良好的、含脂肪成分较多的高分化脂肪肉瘤，表现为不均匀的短T_1WI中长T_2WI信号，STIR序列则呈等信号改变，存在钙化与出血的病灶中具有不规则的混杂信号区征象。瘤内纤维间隔呈长T_1信号，增强扫描后间隔强化突出。去分化脂肪肉瘤MRI示肿瘤（非脂肪性及脂肪性成分）有不均匀信号，瘤体内脂肪成分与去分化实质成分间有相对清晰的分界，常表现为脂肪样成分中出现等于或高于肌肉信号的肿块。黏液型脂肪肉瘤MRI示黏液成分于非压脂T_2WI序列上信号较脂肪高，于非压脂T_1WI序列上呈高信号，增强扫描示轻度延迟不均匀强化。多形型脂肪肉瘤表现为T_1WI成像上呈肌肉信号，T_2加权成像上表现为略高和混杂的信号，增强扫描后强化明显，其内坏死灶增强后无强化。

4）PET-CT：自20世纪90年代，正电子发射—计算机断层扫描显像（PET-CT）初步用于临床，近年来逐渐成为脂肪肉瘤患者的一个重要影像学检查方法，在脂肪肉瘤的分级、分期和复发的评估方面表现出了较为明显的优势，但是相对CT及MRI而言检查费用较高。

（3）病理检查：是诊断脂肪肉瘤的金标准。不同组织学分型的脂肪肉瘤在镜下通常具有相对特异性的表现，如高分化脂肪瘤在组织学形态类似脂肪瘤，但镜下可看到高分化脂肪肉瘤的脂肪细胞大小不同，同时大小不等的脂肪细胞之间还偶尔可见脂肪母细胞。黏液样脂肪肉瘤在镜下可看到明显的黏液背景，典型的黏液样脂肪肉瘤镜下可看到富于薄壁的分支状血管，血管分布呈鸡爪样，可看到较多的脂肪母细胞，多为星形或短梭形。多形性脂肪肉瘤镜下表现为肿瘤细胞有较大的异形性，细胞形态可表现为小圆形、卵圆形、短梭形、奇异形，有较多胞质丰富的瘤巨细胞，视野中也可看到脂肪空泡和丰富的间质血管。去分化脂肪肉瘤镜下的一种典型表现为能看到高分化的脂肪肉瘤细胞向非脂肪性肉瘤细胞的转化，可在视野中看到明显的细胞界限，去分化成分多少不一，可表现为多形性、圆细胞性、上皮样细胞并且缺乏脂肪成分，需要与未分化多形性肉瘤（UPS）相鉴别。然而有些脂肪肉瘤在镜下缺乏特异性表现，进一步的诊断需要依靠免疫组化或者基因检测。其中，MDM2的扩增是诊断高分化脂肪肉瘤以及去分化脂肪肉瘤的特异性分子遗传学特征，而FUS-CHOP融合基因是黏液样/圆细胞脂肪肉瘤的诊断标志物。

（4）鉴别诊断：①脂肪瘤：体积较小，边界清楚，边缘光整，密度均匀，几乎完全由脂肪组成，当肿块欠规则，边界不清楚，应考虑脂肪肉瘤的可能。脂肪瘤在T_1WI和T_2WI均呈类似脂肪的高信号，在脂肪抑制序列上呈特征性低信号，脂肪肉瘤在T_1WI和T_2WI上与脂肪瘤相似，但在脂肪抑制序列上信号不均匀，部分呈低信号与皮下脂肪相似，部分呈中等信号与肌肉相似，增强脂肪肉瘤有明显强化；②其他软组织肉瘤：含有脂肪成分较多的脂肪肉瘤通过MRI多可明确诊断，但是少或无明显脂肪成分的脂肪肉瘤有时鉴别比较困难，主要与常见的未分化多形性肉瘤、滑膜肉瘤等其他类型软组织肉瘤进行鉴别。此类软组织肉瘤在MRI上T_1WI低于肌肉信号强度，T_2WI信号强度不均匀增高，内无高信号的脂肪结节，病灶与周围组织分界不清，侵犯骨骼可引起骨膜反映或破坏，增强见不均匀强化。

2. 肿瘤分级　包括脂肪肉瘤在内的软组织肉瘤的病理学类型须与分级和分期等因素相结合，才能较准确地评估疾病程度和预后、指导治疗方案的制订。目前，1984年由法国癌症中心联盟肉瘤学组（FNCLCC）制定的分级系统，由于其较强的实用性和可重复性，仍是目前国际上最广为接受的肉瘤分级标准，其主要考虑肿瘤分化、核分裂比率和肿瘤坏死。每个参数之间独立评分，将3个评分相加后得出分级（病例1表1）。

病例1表1　FNCLCC软组织肉瘤分级系统

A：肿瘤细胞分化
1分：肉瘤非常类似正常成人间叶组织（例如，低级别平滑肌肉瘤）
2分：肉瘤细胞有自己特定的组织学特点（例如，黏液样脂肪肉瘤）
3分：胚胎样特点和未分化的肉瘤，滑膜肉瘤，类型不明确的肉瘤

续表

B：核分裂计数
　　1分：0～9/10HPF
　　2分：10～19/10HPF
　　3分：>19/10HPF
C：坏死
　　0分：无坏死
　　1分：<50% 肿瘤坏死
　　2分：≥50% 肿瘤坏死
组织学分级＝A＋B＋C
　　1级＝2、3分；2级＝4、5分；3级＝6、7、8分

3. **肿瘤分期**　对肉瘤患者进行肿瘤分期是必要的，具有十分重要的意义。目前尚无针对脂肪肉瘤特定的分期系统，其分期可参考软组织肉瘤常用的SSS分期系统和AJCC分期系统，两种分期系统具有不同的特点（病例1表2至病例1表4）。

病例1表2　肢体及躯干软组织肉瘤AJCC分期（第八版）

软组织肉瘤 TNM 临床分期				
ⅠA 期	T_1	N_0	M_0	G_1，G_X
ⅠB 期	$T_2/T_3/T_4$	N_0	M_0	G_1，G_X
Ⅱ 期	T_1	N_0	M_0	G_2，G_3
ⅢA 期	T_2	N_0	M_0	G_2，G_3
ⅢB 期	T_3/T_4	N_0	M_0	G_2，G_3
Ⅳ 期	任何T	N_1	M_0	任何G
	任何T	任何N	M_1	任何G

病例1表3　AJCC分期TNM定义

AJCC 分期 TNM 定义
原发肿瘤（T）
T_X　原发肿瘤无法评价
T_0　无原发肿瘤证据
T_1　肿瘤最大径 ≤ 5cm
T_2　肿瘤最大径 > 5cm，≤ 10cm
T_3　肿瘤最大径 > 10cm，≤ 15cm
T_4　肿瘤最大径 > 15cm
区域淋巴结（N）
N_0　无局部淋巴结转移或局部淋巴结无法评价

续表

AJCC 分期 TNM 定义
N_1 局部淋巴结转移
远处转移（M）
$\quad M_0$ 无远处转移
$\quad M_1$ 有远处转移
病理分级
$\quad G_X$ 病理分级无法评价
$\quad G_1$、G_2、G_3

病例1表4　MSTS/Enneking外科分期

分期	病理分级	部位	转移
ⅠA	低恶（G_1）	间室内（T_1）	无转移（M_0）
ⅠB	低恶（G_1）	间室外（T_2）	无转移（M_0）
ⅡA	高恶（G_2）	间室内（T_1）	无转移（M_0）
ⅡB	高恶（G_2）	间室外（T_2）	无转移（M_0）
Ⅲ	任何G	任何T	区域或远处转移（M_1）

　　AJCC分期系统是目前国际上最为通用的肿瘤分期系统，因此临床上更为肿瘤内科医生所熟悉。该系统按照肿瘤大小（T）、病理分级（G）、淋巴结受累（N）及远处转移（M）进行分类，其中病理分级采用FNCLCC分级。

　　Enneking提出的SSS外科分期系统是目前临床上使用比较广泛的分期系统，此分期系统与外科治疗密切相关，因此被美国骨骼肌肉系统肿瘤协会（MSTS）及国际保肢协会（ISOLS）采纳，又称MSTS/Enneking外科分期。此系统根据肿瘤的组织学级别、局部累及范围和有无远隔转移对肌肉骨骼系统恶性肿瘤进行分期。肿瘤完全位于一块肌肉内的称为间室内（A）肿瘤，而穿透肌肉到另外一块肌肉或侵犯邻近骨骼、血管或神经，称为间室外（B）肿瘤；通过影像学分期，没有转移证据的患者被归于M_0，有转移者为M_1。其病理分级定义为低度恶性（G_1）和高度恶性（G_2），与AJCC病理分级G_1、G_2、G_3意义不同。

　　此外，因为脂肪肉瘤是腹膜后软组织肉瘤的最常见病理亚型，因此对于脂肪肉瘤来说，同样需要关注腹膜后脂肪肉瘤的分期。腹膜后软组织肉瘤的T/N/M定义和肢体及躯干的软组织肉瘤定义相同，但分期却略有差异，体现为仅有淋巴结转移患者分期的差异。在肢体及躯干软组织肉瘤患者中，有淋巴结转移被归为Ⅳ期，而腹膜后软组织肉瘤患者仅有淋巴结转移被归为Ⅲ期（病例1表5）。

病例1表5　腹膜后软组织肉瘤AJCC分期（第八版）

软组织肉瘤 TNM 临床分期				
ⅠA期	T_1	N_0	M_0	G_1，G_X
ⅠB期	T_2/T_3/T_4	N_0	M_0	G_1，G_X
Ⅱ期	T_1	N_0	M_0	G_2，G_3
ⅢA期	T_2	N_0	M_0	G_2，G_3
ⅢB期	T_3/T_4	N_0	M_0	G_2，G_3
	任何T	N_1	M_0	任何G
Ⅳ期	任何T	任何N	M_1	任何G

4. 治疗

（1）手术

1）肢体/躯干脂肪肉瘤：对于原发性、可切除的肢体脂肪肉瘤患者来说，首选治疗方案为完整彻底的手术切除。有研究表示对于非转移性高分化脂肪肉瘤、黏液性/圆细胞脂肪肉瘤、去分化脂肪肉瘤和多形性脂肪肉瘤行手术切除后的5年存活率分别为75%～100%、79%、60%～70%和60%，而去分化脂肪肉瘤和多形性脂肪肉瘤相对较易复发转移，去分化脂肪肉瘤患者术后的3年复发率为83%。

2）腹膜后脂肪肉瘤：对于腹膜后脂肪肉瘤来说，手术根治性切除是一切腹膜后脂肪肉瘤治疗的基石，但腹膜后特殊的解剖位置导致腹膜后肉瘤诊断时已体积巨大，且常侵犯周围器官、血管，使得手术切除的难度大大增加。根治性手术切除是腹膜后肉瘤治愈的重要手段，但患者大多仍由于复发和远处转移导致死亡。腹膜后肉瘤手术的可行性随着每一次复发而降低，这个过程中恶性程度逐渐升高，可进展为无法切除的疾病，并最终成为患者的主要死亡原因。首次的手术切除效果对患者的生存至关重要，腹膜后脂肪肉瘤如果手术不彻底，则更易导致局部复发和去分化风险。对于复发的低级别或分化好的腹膜后脂肪肉瘤患者，如果技术上可行，可以考虑再次切除。术后切缘状态是长期无疾病生存的重要影响因子，但是否应该扩大手术切除范围目前仍有争议，是否行器官切除大多需要主刀医生术中决定。部分学者倡导切除相邻未受累的组织器官，以实现显微镜下的阴性切除，原因包括：①回顾性研究提示，扩大切除范围能降低镜下切缘阳性率，而局部复发率与切缘阳性率相关；②腹膜后脂肪肉瘤如果手术不彻底，则更易导致局部复发和去分化风险；③邻近器官的镜下浸润时有发生，因此手术切缘必须超过肉眼浸润处；④目前缺乏能在术前、术中判定邻近组织是否被肿瘤浸润的方法，而手术中直接切除肿瘤侵及范围以外的邻近组织是避免切缘阳性的唯一方法。而另一些学者则反对行扩大切除，支持依据包括：①目前针对腹膜后肉瘤广泛多器官切除的理论依据来源于一项回顾性、单中心的研究，于1998年发表于 Annals of surgery，缺乏多中心的研究数据支持，循证医学证据级别不够；②该项研究中，邻近脏器切除后，40%患者病理检查未发现浸润，这种以盲目扩大切除范围来获得R0结局的手术方式欠规范；③对于腹膜后脂肪肉瘤来说，有些则以局部复发为主（如分化好的脂肪肉瘤），而去分化脂肪肉瘤远处转移较多，扩大局部手术范围的优势尚不清楚。而无差别的扩大手术会给部分患者带来不必要的创伤。因此，需要术者在术中对肿瘤控制和功能恢复两者之间权衡利弊，并综合考虑患者个体情况。

腹膜后脂肪肉瘤的复发是最棘手的问题，其复发率非常高。分化良好的脂肪肉瘤的5年复发率约为50%，而去分化型可达85%，并且复发间期逐渐缩短，复发病灶逐渐增多，复发过程中还伴随着亚型转化，这些因素使复发性腹膜后脂肪肉瘤的治疗难度远高于初发者。对于复发的腹膜后脂肪肉瘤，同样强调积极的手术切除，但复发手术的完整切除率低，联合脏器切除的比例更高，其难度和风险均高于初次手术。尽管如此，手术仍是治疗复发性腹膜后脂肪肉瘤最好的手段。放疗、化疗、靶向治疗等手段虽可降低局部复发率，但疗效远不如手术，更不能完全取代手术，只可用作术后的辅助治疗或晚期无法手术的姑息治疗。但目前多数学者并不主张复发后立即手术，因为过早的手术并不能改善生存，从发现复发到再次手术的间隔时间也有3个月、6个月不等。此外，若复发肿瘤的生长速度过快，超过0.9cm/月，即使切除预后也很差，此时并不主张手术。

（2）放疗

1）肢体/躯干脂肪肉瘤：NCCN指南推荐对高复发风险的软组织肉瘤患者可考虑行新辅助放疗/术前放疗。术前放疗可能使原来不可切除的病灶缩小、边界清晰变为可切除，因此，对于经术前评估无法完整切除或完整切除时累及器官较多或创伤巨大的病例，可考虑行术前放疗。但同时应注意，术前放疗可能会影响切口愈合，导致更多的切口并发症。

术后放疗可降低脂肪肉瘤患者的局部复发率，但在总体生存期上难以使脂肪肉瘤患者取得明显获益。另外，黏液样脂肪肉瘤对放疗的敏感性高于其他三种脂肪肉瘤，且接受放疗后肿瘤可表现出组织学上改变——镜下肿瘤细胞较放疗前相对减少。

2）腹膜后脂肪肉瘤：对于腹膜后脂肪肉瘤的患者，放疗的疗效仍存在一些争议。一方面因为腹膜后位置较深，放疗对腹膜后肉瘤的疗效要低于四肢肉瘤；而另一方面，腹膜后存在多个脏器，如小肠、肾脏、输尿管等，高剂量的放疗可能会对这些邻近器官造成损伤，而降低放疗剂量又起不到应有的疗效。根据最新的NCCN软组织肉瘤诊疗指南（2022.V2），如果考虑将放疗作为腹膜后软组织肉瘤多模式治疗的一部分，则首选术前新辅助放疗，且应用于高度选择的病例。而对于术后的辅助放疗，NCCN指南不推荐对腹膜后软组织肉瘤的患者行术后辅助放疗，但经过严格筛选的患者除外，如未经新辅助放疗的高复发风险患者。

（3）化疗：在《2022年中国临床肿瘤学会（CSCO）软组织肉瘤诊疗指南》"化疗"一章中，软组织肉瘤共分为四大类：①非多形性横纹肌肉瘤（包括胚胎型横纹肌肉瘤、腺泡型横纹肌肉瘤、梭形细胞/硬化性横纹肌肉瘤）；②多形性横纹肌肉瘤；③未分化小圆细胞肉瘤（包括尤文肉瘤、伴有EWSR1-non-ETS融合的圆细胞肉瘤、CIC重排肉瘤、伴有BCOR遗传学改变的肉瘤）；④非特指型软组织肉瘤。脂肪肉瘤属于非特指型软组织肉瘤，且不同病理亚型对化疗的敏感性不同，黏液样/圆细胞脂肪肉瘤对化疗中高度敏感，多形性脂肪肉瘤对化疗中度敏感，去分化脂肪肉瘤对化疗不敏感。

1）术前化疗：又称新辅助化疗，主要用于肿瘤巨大、累及重要脏器、与周围重要血管神经关系密切、预计手术切除无法达到安全外科边界或切除后会造成重大机体功能残障甚至危及生命的高级别软组织肉瘤患者。脂肪肉瘤的术前化疗方案参照非特指型软组织肉瘤，可以选择A（多柔比星）、AI（多柔比星＋异环磷酰胺）、MAID（美司钠＋多柔比星＋异环磷酰胺＋达卡巴嗪）等。为争取降期，联合化疗的方案在术前化疗中值得推荐，但术前化疗方案需要根据患者的一般情况，对治疗的耐受性和意愿综合制订。推荐剂量为：多柔比星单药75mg/m^2，联合化疗时为60mg/m^2，每3周为1个周期，不建议增加多柔比星剂量或联合异环磷酰胺以外的其他药物；异环磷酰胺单药剂量8～12g/m^2，联合化疗时可考虑为7.5g/m^2，每3周为1个周期。术前化疗的主要优点包括：①可以使肿瘤与神经、血管、肌肉的边界清晰，降低截肢风险，提高保肢率和肢体功能；②腹膜后肉瘤的术前化疗可以减少对正常器官的切除；③提高手术切缘阴性率，降低局部复发风险；④与术前放疗联合使用时具有增敏的效果；⑤具有杀灭微小转移灶的效果；⑥很多患者因为术后并发症不能按时行辅助化疗，术前化疗可以减少这种情况对生存的影响；⑦依据术前化疗的病理缓解率可以制订后续化疗方案。

2）术后化疗：旨在消灭亚临床病灶，减少远处转移和复发的风险，提高患者的生存率。对于包含脂肪肉瘤在内的非特指型软组织肉瘤的术后化疗，Ⅰ～Ⅱ期患者可选择观察（Ⅰ级推荐），具备以下高危因素时也可考虑术后化疗：肿瘤位置深，肿瘤累及周围血管，包膜不完整或突破间室，FNCLCC分级为G_3，局部复发二次切除术等（Ⅱ级推荐）。对于Ⅲ期化疗敏感患者推荐术后化疗（Ⅰ级推荐）。化疗方案可选择A（多柔比星）、AI（多柔比星+异环磷酰胺）、EI（表柔比星+异环磷酰胺）。术后化疗建议伤口愈合后尽早开始，共完成4~6周期，但是否选择联合治疗，以及治疗疗程，还需要根据患者的具体情况及其意愿，综合制订治疗方案。

3）姑息性化疗：是指对于转移或复发不能完整切除肿瘤患者采取的化疗，其目的是为了使肿瘤缩小、稳定，以减轻症状，延长生存期，提高生活质量，其方案的制订需要因人而异。多柔比星和异环磷酰胺仍然是非特指型软组织肉瘤的基石用药。因此脂肪肉瘤的姑息性化疗的一线方案可以个体化选择A或者AI方案，而且不推荐提高化疗药物剂量。而二线治疗仍然没有公认的化疗方案，脂肪肉瘤患者可选择曲贝替定或者艾日布林。其中，艾日布林与达卡巴嗪相比，中位OS由8.4个月提高到15.6个月。曲贝替定与达卡巴嗪相比，中位PFS由1.5个月提高到4.2个月（$P<0.001$），以黏液样/圆细胞型脂肪肉瘤疗效更佳，但曲贝替定较达卡巴嗪并没有带来OS上的获益。

（4）靶向治疗：抗肿瘤靶向药物作为新的治疗手段，已成功应用于多种类型肿瘤的治疗。靶向药物相对于化疗，具有不良反应小和耐受性好的特点。在《2022年中国临床肿瘤学会（CSCO）软组织肉瘤诊疗指南》中，帕唑帕尼、安罗替尼和瑞戈非尼可以作为不可切除或晚期软组织肉瘤的二线治疗策略选择，但帕唑帕尼和瑞戈非尼不推荐用于脂肪肉瘤。

安罗替尼是一种小分子多靶点酪氨酸激酶抑制剂。继2021年ASCO会议展示安罗替尼单药作为一线治疗用于不适合化疗的晚期软组织肉瘤患者后，在2022年ASCO会议，浙江省肿瘤医院李涛教授和浙江大学医学院附属第二医院叶招明教授更新了NCT03792542临床试验最新的长期疗效和安全性数据。该临床试验联合了国内7家医院，纳入了39例于2019年4月至2021年10月就诊的局部晚期或转移性软组织肉瘤患者，所有患者接受安罗替尼12mg，每日1次，每3周14天的治疗，直到疾病进展或不可接受的毒性。病理类型包括脂肪肉瘤（$n=11$）、纤维肉瘤（$n=8$）、未分化多形性肉瘤（$n=5$）、平滑肌肉瘤（$n=4$）、滑膜肉瘤（$n=4$）、恶性外周神经鞘瘤（$n=4$）和其他（$n=3$）。截至2021-12-27中位PFS和中位OS分别为7.1个月（95% CI：5.42~8.77个月）、24.3个月（95% CI：14.9~33.7个月）。6个月时PFS率为60.0%，12个月时OS率为76.6%。37例患者符合肿瘤疗效评估条件。1例患者达到部分缓解（PR），客观缓解率（ORR）为2.7%（1/37）；30例患者达到疾病稳定（SD），疾病控制率（DCR）为83.8%（31/37）。3级不良事件发生率为33.3%，其中高血压（12.8%）、蛋白尿（7.7%）和疲劳（5.1%）发生率较高。该临床试验证实了安罗替尼在不适合化疗的局部晚期或转移性软组织肉瘤一线治疗中的良好抗肿瘤活性和耐受性，有望使安罗替尼成为不适合化疗的软组织肉瘤患者的一线治疗选择。

除了安罗替尼单药治疗，安罗替尼联合化疗也取得了一定进展。复旦大学中山医院周宇红教授开展了一项临床试验，纳入了33例局部晚期或转移性软组织肉瘤患者，所有患者接受安罗替尼联合表柔比星6个周期的治疗，然后单独使用安罗替尼，直至患者进展或无法耐受。结果显示，从2019年6月到2020年8月，在符合疗效评价的30例患者中平滑肌肉瘤10例、纤维肉瘤8例、去分化脂肪肉瘤5例、滑膜肉瘤4例、未分化多形性肉瘤2例、上皮样肉瘤1例，12周PFR、6个月PFR、ORR、DCR分别为70%、53.8%、13.3%、80%。中位PFS为11.5个月（95% CI：5.0–NA），中位OS尚未达到。主要的不良反应为Ⅲ～Ⅳ级中性粒细胞减少症（8/30，26.7%），其中发热性中性粒细胞减少症7例（7/30，23.3%），且没有观察到心脏相关不良反应。

（5）其他

1）脂肪肉瘤在基因上具有较高的异质性，即使病理和临床分期相同的患者，其对治疗的反应以及后期预后不尽相同。当前研究结果提示脂肪肉瘤患者在总体生存期上并不能较好获益于传统治疗，而且对患者预后的预测仍是临床工作中的一大难点。随着当前基因组学技术的飞速发展，部分研究通过基因检测发现某些基因或蛋白可作为脂肪肉瘤诊断、预后以及药物治疗敏感性指标。如选择性细胞周期蛋白依赖性激酶4（CDK4）的基因在90%的高分化脂肪肉瘤和去分化脂肪肉瘤中存在扩增，提示这部分患者有可能从CDK4/6抑制剂中获益。有部分患者可能对MDM2-P53抑制剂有效。目前针对这2种治疗靶点的临床实验正在进行当中。

2）临床试验。最新的NCCN软组织肉瘤诊疗指南（2022.V2）在显著位置上强调了临床试验的重要性："NCCN确信对于任何癌症患者来说最佳治疗存在于临床试验之中，特别鼓励患者参与临床试验（NCCN believes that the best management for any patient with cancer is in a clinical trial.Participation in clinical trials is especially encouraged）"。

（病例提供者：刘昊天　廖智超　天津医科大学肿瘤医院）

（点评专家：杨吉龙　天津医科大学肿瘤医院）

参考文献

[1]Wallander K, Öfverholm I, Boye K, et al.Sarcoma care in the era of precision medicine[J].J Intern Med, 2023.doi: 10.1111/joim.13717.

[2]Wilson MP, Haidey J, Murad MH, et al.Diagnostic accuracy of CT and MR features for detecting atypical lipomatous tumors and malignant liposarcomas: a systematic review and meta-analysis[J].Eur Radiol, 2023.doi: 10.1007/s00330-023-09916-2.

[3]Tien PC, Chen X, Elzey BD, et al.Notch signaling regulates a metabolic switch through inhibiting PGC-1α and mitochondrial biogenesis in dedifferentiated liposarcoma[J].Oncogene, 2023, 42（34）: 2521-2535.doi: 10.1038/s41388-023-02768-6.

[4]Selby LV, Clark EC, Liebner DA, et al.Adjuvant Palbociclib May be Associated with Delayed Recurrence in Completely Resected Retroperitoneal Liposarcoma: Results of a Single-Institution Retrospective Cohort Study[J].Ann Surg Oncol, 2023.doi: 10.1245/s10434-023-13692-0.

[5]Radaelli S, Baia M, Drohan A, et al.Six Surgical Stages in the Resection of Primary Right Retroperitoneal Liposarcoma: A Standardized Comprehensive Approach[J].Ann Surg Oncol, 2023.doi: 10.1245/s10434-023-13660-8.

[6]Zhou MY, Bui NQ, Charville GW, et al.Treatment of De-Differentiated Liposarcoma in the Era of Immunotherapy[J].Int J Mol Sci, 2023, 24（11）: 9571.doi: 10.3390/ijms24119571.

[7]Porrello G, Cannella R, Randazzo A, et al.CT and MR Imaging of Retroperitoneal Sarcomas: A Practical Guide for the Radiologist[J].Cancers（Basel）, 2023, 15（11）: 2985.doi: 10.3390/cancers15112985.

[8]Sanfilippo R, Hindi N, Cruz Jurado J, et al.Effectiveness and Safety of Trabectedin and Radiotherapy for Patients With Myxoid Liposarcoma: A Nonrandomized Clinical Trial[J].JAMA Oncol, 2023, 9（5）: 656-663.doi: 10.1001/jamaoncol.2023.0056.

[9]Sudjai N, Siriwanarangsun P, Lektrakul N, et al.Tumor-to-bone distance and radiomic features on MRI distinguish intramuscular lipomas from well-differentiated liposarcomas[J].J Orthop Surg Res, 2023, 18（1）: 255.doi: 10.1186/s13018-023-03718-4.

[10]Natella R, Varriano G, Brunese MC, et al.Increasing differential diagnosis between lipoma and liposarcoma through radiomics: a narrative review[J].Explor Target Antitumor Ther, 2023, 4（3）: 498-510.doi: 10.37349/etat.2023.00147.

[11]Ho TP.Myxoid Liposarcoma: How to Stage and Follow[J].Curr Treat Options Oncol, 2023, 24（4）: 292-299.doi: 10.1007/s11864-023-01064-5.

[12]Nassif EF, Keung EZ, Thirasastr P, et al.Myxoid Liposarcomas: Systemic Treatment Options[J].Curr Treat Options Oncol, 2023, 24（4）: 274-291.doi: 10.1007/s11864-023-01057-4.

[13] Kiełbowski K, Ruszel N, Skrzyniarz SA, et al.Clinicopathological Features of Intrathoracic Liposarcoma-A Systematic Review with an Illustrative Case[J].J Clin Med, 2022, 11（24）：7353.doi：10.3390/jcm11247353.

[14] Traweek RS, Cope BM, Roland CL, et al.Targeting the MDM2-p53 pathway in dedifferentiated liposarcoma[J].Front Oncol, 2022, 12：1006959.doi：10.3389/fonc.2022.1006959.

[15] Cojocaru E, Napolitano A, Fisher C, et al.What's the latest with investigational drugs for soft tissue sarcoma? [J].Expert Opin Investig Drugs, 2022, 31（11）：1239-1253.doi：10.1080/13543784.2022.2152324.

[16] Resag A, Toffanin G, Benešová I, et al.The Immune Contexture of Liposarcoma and Its Clinical Implications[J].Cancers（Basel）, 2022, 14（19）：4578.doi：10.3390/cancers14194578.

[17] Song Z, Lu L, Gao Z, et al.Immunotherapy for liposarcoma：emerging opportunities and challenges[J].Future Oncol, 2022, 18（30）：3449-3461.doi：10.2217/fon-2021-1549.

[18] Kantidakis G, Litière S, Neven A, et al.New benchmarks to design clinical trials with advanced or metastatic liposarcoma or synovial sarcoma patients：An EORTC-Soft Tissue and Bone Sarcoma Group（STBSG）meta-analysis based on a literature review for soft-tissue sarcomas[J].Eur J Cancer, 2022, 174：261-276.doi：10.1016/j.ejca.2022.07.010.

[19] Yee EJ, Stewart CL, Clay MR, et al.Lipoma and Its Doppelganger：The Atypical Lipomatous Tumor/Well-Differentiated Liposarcoma[J].Surg Clin North Am, 2022, 102（4）：637-656.doi：10.1016/j.suc.2022.04.006.

[20] Casadei L, de Faria FCC, Lopez-Aguiar A, et al.Targetable Pathways in the Treatment of Retroperitoneal Liposarcoma[J].Cancers（Basel）, 2022, 14（6）：1362.doi：10.3390/cancers14061362.

[21] Thirasastr P, Somaiah N.Overview of systemic therapy options in liposarcoma, with a focus on the activity of selinexor, a selective inhibitor of nuclear export in dedifferentiated liposarcoma[J].Ther Adv Med Oncol, 2022, 14：17588359221081073.doi：10.1177/17588359221081073.

[22] Nishio J, Nakayama S, Nabeshima K, et al.Biology and Management of Dedifferentiated Liposarcoma：State of the Art and Perspectives[J].J Clin Med, 2021, 10（15）：3230.doi：10.3390/jcm10153230.

[23] Kilpatrick SE.Dedifferentiated Liposarcoma：A Comprehensive Historical Review With Proposed Evidence-based Guidelines Regarding a Diagnosis in Need of Further Clarification[J].Adv Anat Pathol, 2021, 28（6）：426-438.doi：10.1097/PAP.0000000000000314.

[24] Tfayli Y, Baydoun A, Naja AS, et al.Management of myxoid liposarcoma of the extremity[J].Oncol Lett, 2021, 22（2）：596.doi：10.3892/ol.2021.12857.

[25] Lu J, Wood D, Ingley E, et al.Update on genomic and molecular landscapes of well-differentiated liposarcoma and dedifferentiated liposarcoma[J].Mol Biol Rep, 2021, 48（4）：

3637-3647.doi：10.1007/s11033-021-06362-5.

[26]Chamberlain F，Benson C，Thway K，et al.Pharmacotherapy for liposarcoma：current and emerging synthetic treatments[J].Future Oncol，2021，17（20）：2659-2670.doi：10.2217/fon-2020-1092.

[27]Sciot R.MDM2 Amplified Sarcomas：A Literature Review[J].Diagnostics（Basel），2021，11（3）：496.doi：10.3390/diagnostics11030496.

[28]Saifuddin A，Andrei V，Rajakulasingam R，et al.Magnetic resonance imaging of trunk and extremity myxoid liposarcoma：diagnosis, staging, and response to treatment[J].Skeletal Radiol，2021，50（10）：1963-1980.doi：10.1007/s00256-021-03769-w.

[29]Haddox CL，Riedel RF.Recent advances in the understanding and management of liposarcoma[J].Fac Rev，2021，10：1.doi：10.12703/r/10-1.

[30]Assi T，Kattan J，Rassy E，et al.Targeting CDK4（cyclin-dependent kinase）amplification in liposarcoma：A comprehensive review[J].Crit Rev Oncol Hematol，2020，153：103029.doi：10.1016/j.critrevonc.2020.103029.

[31]Gahvari Z，Parkes A.Dedifferentiated Liposarcoma：Systemic Therapy Options[J].Curr Treat Options Oncol，2020，21（2）：15.doi：10.1007/s11864-020-0705-7.

[32]Yang L，Chen S，Luo P，et al.Liposarcoma：Advances in Cellular and Molecular Genetics Alterations and Corresponding Clinical Treatment[J].J Cancer，2020，11（1）：100-107.doi：10.7150/jca.36380.

[33]Thway K.Well-differentiated liposarcoma and dedifferentiated liposarcoma：An updated review[J].Semin Diagn Pathol，2019，36（2）：112-121.doi：10.1053/j.semdp.2019.02.006.

病例2 横纹肌肉瘤

一、病历摘要

（一）基本资料

患者战某，男性，32岁，因"发现左颈部肿物1个月余，伴局部压痛及局部皮温升高"入院。

现病史：患者2021年1月无意中发现左颈部一大小约2cm×2cm肿物，无压痛，未治疗。2021年2月底进食后发现肿物较前明显增大，且伴局部压痛及局部皮温升高，就诊于天津医科大学某医院，行抗感染治疗，局部压痛及皮温高较前缓解。患者为求进一步治疗就诊于我院门诊。查颈部彩超（2021-03-25）：①左颈部多发异常肿大淋巴结——可疑淋巴结类肿物，可试行穿刺活检；②右颌下多发肿大淋巴结——考虑炎性可能性大。为进一步明确病理类型，2021-03-29行颈部淋巴结穿刺活检，病理回报：（左上颈针吸活检）转移性恶性肿瘤，结合免疫组化为转移性胚胎性横纹肌肉瘤伴有神经内分泌表型（病例2图1）。为进一步明确全身情况，进一步行PET-CT（2021-04-13）：①左侧颈血管间隙、左颈深、颌下、中下颈及锁骨上下区多发结节，PET显示异常放射性浓聚，考虑为恶性：淋巴结转移？恶性淋巴瘤？请结合活检；②鼻咽左后壁略增高，PET显像可见较高放射性浓聚，提示代谢较高，请结合镜检；③右颈部多发小结节，PET显像部分可见放射性浓聚，考虑为淋巴结炎性反应性增生可能性大，部分不除外恶性，密切观察（病例2图2）。2021-04-21进一步行颈+胸CT：左颌下、左颈深及左锁骨上下多发肿大淋巴结。患者为进一步治疗2021-04-25收住骨软科住院治疗，患者自发病以来二便正常，体重较前减轻约4kg。

既往史：既往体健，否认结核病、肝炎病史。否认高血压、冠心病、结核病病史，否认白血病等恶性病史，否认食物药物过敏史。否认手术及外伤史。否认输血史。

个人史：生于原籍，久居本地，无冶游史，无吸烟饮酒史。

家族史：否认家族性遗传病。

婚姻史：已婚，家人体健。

(二) 专科检查

左颈部可触及多发肿大淋巴结，最大约3cm×3cm，边界欠清，活动度固定。右颈部可触及多发肿大淋巴结，最大约2cm×2cm，边界尚清，活动度固定。局部无明显压痛。局部皮温及色泽正常。无吞咽困难。

(三) 辅助检查

辅助检查见现病史颈部彩超、颈部穿刺活检病理（病例2图1）、PET-CT相关内容（病例2图2）。

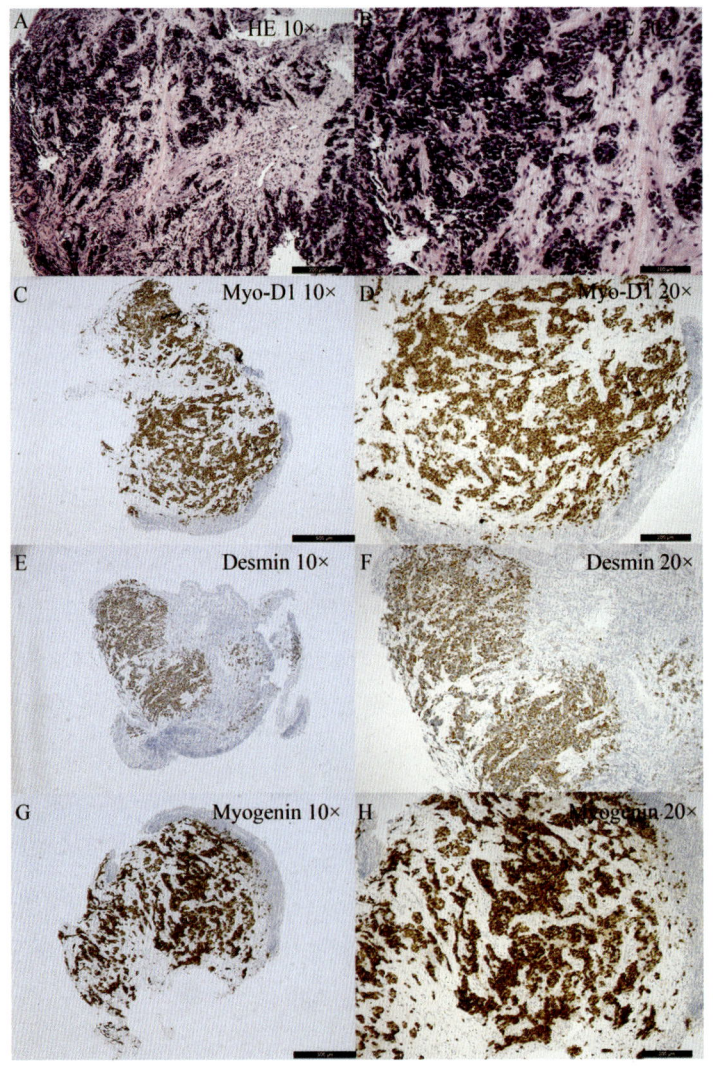

病例2图1　穿刺病理回报转移性胚胎性横纹肌肉瘤

病例2 横纹肌肉瘤

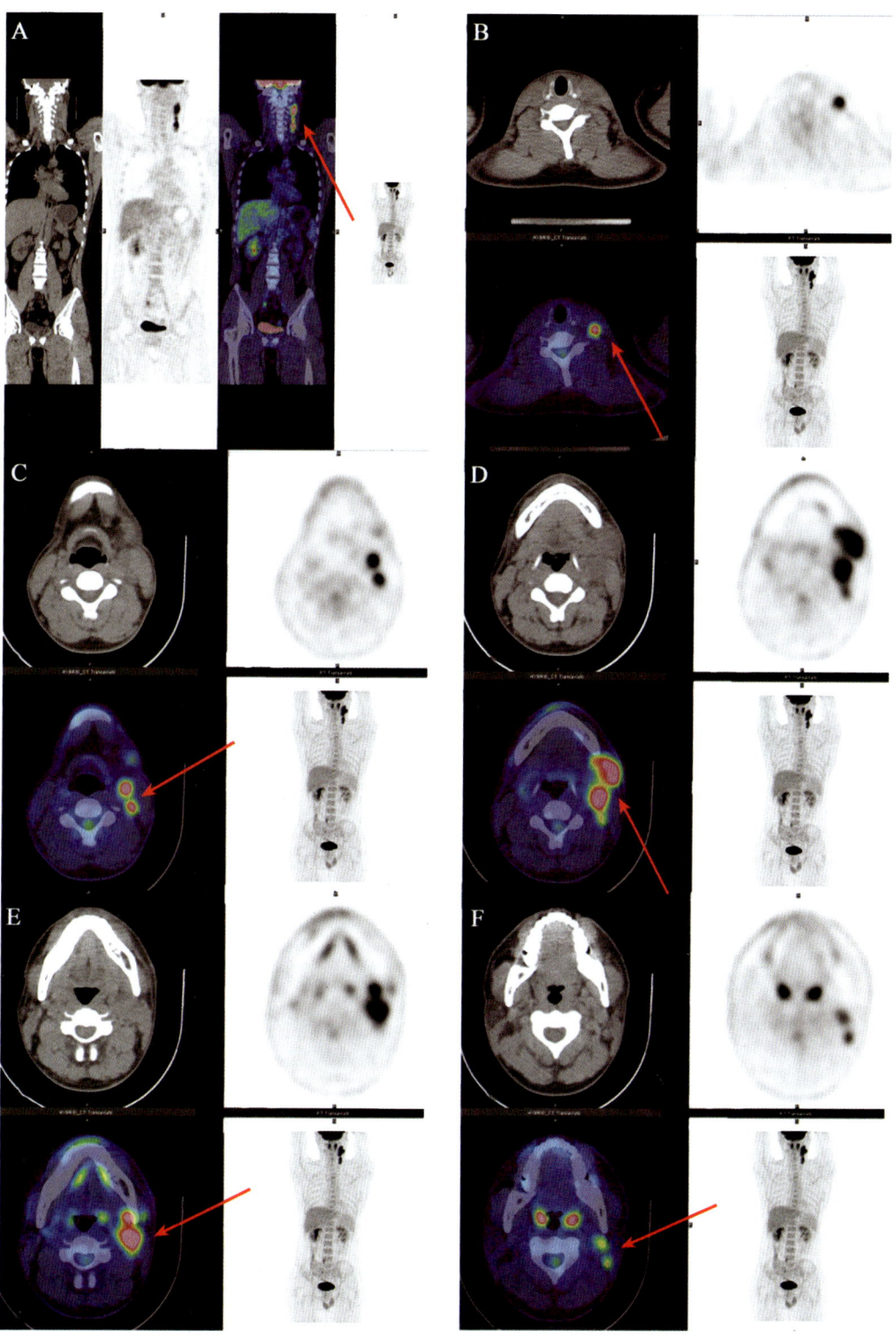

病例2图2　PET-CT可见左侧颈血管间隙、左颈深、颌下、中下颈多发结节

二、诊疗经过

患者2021-04-25第一次住院，入院后完善相关检查，为进一步明确病理类型，2021-04-26行鼻咽部穿刺活检，病理回报：（鼻咽顶左半咬检）见少许异型细胞巢，结合免疫组化符合胚胎性横纹肌肉瘤。结合两次病理穿刺活检结果，诊断为鼻咽横纹肌肉瘤、淋巴结转移。除外化疗禁忌证后，于2021-04-26至2021-05-02行化疗，具体方案为环磷酰胺1g d1＋吡柔比星50mg d1～d2＋长春新碱2mg d1＋恩度30mg d1～d7，同时辅以保肝、止吐、保护心脏、护胃、预防膀胱毒性等对症支持治疗。患者化疗过程顺利，复查血常规及肝功能未见明显异常，顺利出院。

患者第一次化疗后左颈部及右颈部可触及淋巴结缩小，分别为3cm×2cm、2cm×1cm。于2021-05-18第二次住院，完善血常规、肝肾功能等相关化验检查后行化疗，具体方案为异环磷酰胺2g d1～d5＋依托泊苷0.1g d1～d5，同时辅以护胃、护肝、止吐、预防膀胱毒性等对症支持治疗。复查血常规及肝功能未见明显异常。

2021-05-25查颈部＋鼻咽颅底MRI：双颈区多发淋巴结肿大，较大者短径约1cm（病例2图3），较前明显缩小。

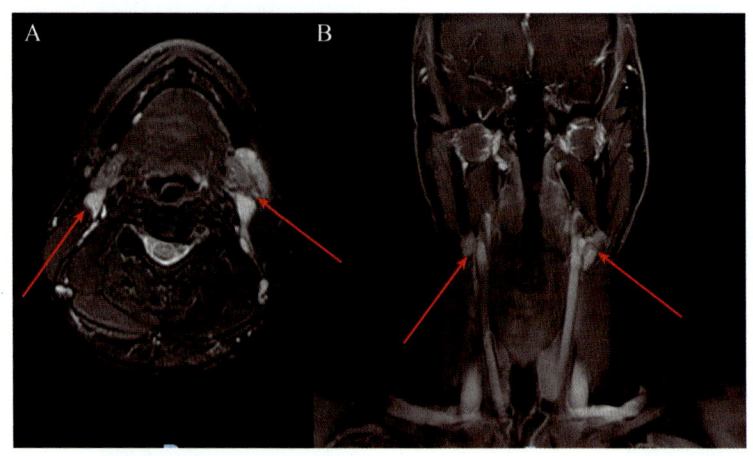

病例2图3　2021-05-25 MRI示双颈部可见多发淋巴结肿大

2021-06-07为行化疗第三次住院。入院后完善相关检查，排除化疗相关禁忌后行化疗，具体方案为吡柔比星50mg d1～d2＋长春新碱2mg d1＋环磷酰胺1g d1，复查肝功能：丙氨酸氨基转移酶（ALT）81U/L，天门冬氨酸氨基转移酶55U/L。患者化疗后肝功能轻度异常，予口服双环醇护肝，顺利出院。

2021-06-25为行化疗第四次住院。入院后完善相关检查，排除化疗相关禁忌后行化疗，具体方案为异环磷酰胺2g d1～d5＋依托泊苷0.1g d1～d5，复查血常规：白细胞$2.26×10^9$/L，予硫培非格司亭升白治疗，肝功能未见明显异常。同时嘱患者出院后隔日复查血常规及肝功能。

2021-07-19颈部MRI：与2021-05-25 MRI比较，双颈部分淋巴结较前稍增大，部分较前有所缩小，较大者短径约1.1cm（病例2图4）。总体与4月份病变相比较，为PR状态。

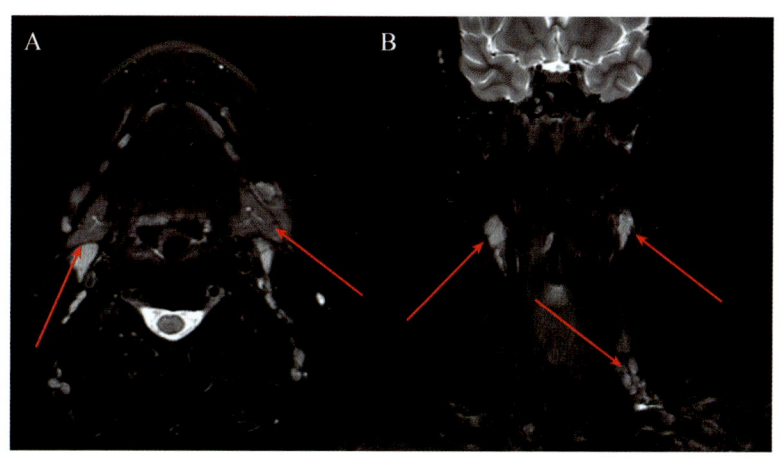

病例2图4　2021-07-19复查MRI可见颈部淋巴结稳定

2021-07-29为行化疗第五次住院。入院后完善相关检查，排除化疗相关禁忌后行化疗，具体方案为吡柔比星50mg d1~d2＋长春新碱2mg d1＋环磷酰胺1g d1，复查血常规及肝功能未见明显异常。

2021-08-19为行化疗第六次住院。入院后完善相关检查，排除化疗相关禁忌后行化疗，具体方案为异环磷酰胺2g d1~d5＋依托泊苷0.1g d1~d5＋恩度，复查血常规及肝功能未见明显异常。

2021-08-31为进一步控制局部病灶于放疗科开始行放疗，放疗计划：PGTV/PGTVnd 7260cGy/33f；PTV1 6006cGy/33f；PTV2 5096cGy/28f。放疗期间于2021-09-17联合化疗，具体方案同前，第一次化疗后出现重度骨髓抑制，对症处理后恢复正常，2021-10出院。总体病变评估为SD。

后患者于外院进一步治疗，于2022年11月去世。

三、病例点评

本例中患者以"左颈部肿物"为首发症状而就诊。首先就诊于外院，因有"红、肿、热、痛"的类似感染的表现而考虑感染，以抗感染为主要治疗手段。后就诊于我院，颈部彩超提示肿物为肿大的淋巴结，遂行淋巴结穿刺，病理回报转移性胚胎性横纹肌肉瘤。为进一步评估患者全身及具体转移状况进一步行PET-CT，结果回报为颈部多发淋巴结转移。但此时患者原发灶仍不明确。患者收住我院后，为明确具体原发灶部位，且PET-CT考虑鼻咽部左后壁增厚，不除外肿瘤原发于鼻咽部，遂行鼻咽部穿刺活检，病理考虑胚胎型横纹肌肉瘤，由此正式确认了患者诊断为鼻咽部横纹肌肉瘤伴颈部多发淋巴结转移，而头颈部也正是胚胎型横纹肌肉瘤最常见的部位。患者肿瘤部位特殊，且已出现转移，无手术机会，此时全身治疗如化疗是最佳治疗方式。患者化疗后可触及颈部淋巴结缩小，后继续化疗并定期复查。为进一步控制病变而加做放疗。2021-09-27末次化疗后出现重度骨髓抑制。对于化疗患者而言，最常见的不良反应为骨髓抑制和肝功能异常。当患者出现骨髓抑制时，可出现血红蛋白、白细胞及血小板三系降低，要根据患者情况及血常规结果及时给予抗感染、升白、补充血小板等对症处理。本例患者在积极升白等各项对症治疗后，白细胞、血红蛋白及血小板回升。一般而言化疗可进行4~6个周期，在本院化疗结束后，患者选择到外院进一步治疗。后患者病情仍持续进展，最终死亡。本例患者以转移灶为首发症状，预后不佳。

四、疾病介绍

（一）疾病概述

横纹肌肉瘤可发生于任何年龄，在儿童及青少年中是较常见的一种软组织恶性肿瘤，大约占儿童软组织肉瘤的一半，在儿童颅外实体瘤中占第3位，仅次于神经母细胞瘤和肾母细胞瘤，然而在成人中比较少见，只占成人软组织肉瘤的3%。横纹肌肉瘤的总发病率为每百万名年龄<20岁的人中约有4.5名患者。欧洲的横纹肌肉瘤发病率与美国相似。例如，瑞典2016年的一份研究报告显示，每百万名年龄<15岁的人中，每年约有4.9名横纹肌肉瘤患者。而亚洲地区的发病率似乎较低，据报道，在日本、印度和中国人群中，每百万人中仅有2例患者。

根2020年WHO第5版软组织肉瘤的最新分类，横纹肌肉瘤可分为四种主要的类型：胚胎型横纹肌肉瘤、腺泡型横纹肌肉瘤、多形性横纹肌肉瘤，以及梭形细胞/硬化性横纹肌肉瘤四类。其中，胚胎型横纹肌肉瘤和腺泡状横纹肌肉瘤是儿童最常见的横纹肌肉瘤亚型。胚胎型横纹肌肉瘤最常发生于头颈部，包括眼窝，或泌尿生殖部位；腺泡型横纹肌肉瘤通常发生于四肢部位，小部分发生于头颈部或躯干。胚胎性横纹肌肉瘤占大多数，预后良好，而腺泡型横纹肌肉瘤由于具有转移和复发的倾向，预后较胚胎型差，在临床上更具侵袭性。而多形性横纹肌肉瘤主要见于成年男性。

因为横纹肌肉瘤的发病率较低,因此确定其发病危险因素仍具有一定挑战性,但仍有一些文献报道了相关的遗传因素及环境因素。一些文献报道了患有某些遗传疾病的儿童更易患横纹肌肉瘤,例如,患有Li-Fraumeni综合征(肿瘤抑制基因TP53体系突变)、Ⅰ型神经纤维瘤病(NF1基因缺失)、Costello综合征(HRAS突变)、Noonan综合征(激活MAPK通路的体系突变)、Beckwith-Wiedemann综合征和DICER1综合征(DICER1体系突变)的患者更易患横纹肌肉瘤。同时,一些关于横纹肌肉瘤的流行病学研究显示出生缺陷、产前X线暴露、妊娠期阴道出血、一级亲属患病也是横纹肌肉瘤发病的文献因素。

在过去的几十年里,儿童横纹肌肉瘤患者的5年总生存率不断提高,现已超过70%,但这种提高通常仅限于低危和中危横纹肌肉瘤患者,而晚期或转移性患者的治愈率并未取得显著进展。在成人中预后依然很差,总体5年生存率仅为20%～40%。15%～25%的横纹肌肉瘤患者在诊断时已有转移病灶,而转移性横纹肌肉瘤患者的长期无病生存期<20%。横纹肌肉瘤的标准治疗包括化疗、放疗和外科切除。尽管大多数局限性横纹肌肉瘤患者可以治愈,但转移性或复发性横纹肌肉瘤患者的预后较差。

(二)诊断与治疗

1. 诊断

(1)临床表现:横纹肌肉瘤源自未分化的多能干细胞或特有的胚胎肌肉组织,因此可发生于全身任何部位,包括无横纹肌的解剖部位如鼻腔鼻窦、腹盆腔脏器等,其临床表现取决于肿瘤的原发部位。横纹肌肉瘤最好发的部位为头颈部(占40%),泌尿生殖道(占25%),以及四肢(占20%)。横纹肌肉瘤诊断时15%～25%发生远处转移,其中肺是最常见的转移部位,占40%～45%;其次是骨髓转移,占20%～30%,骨转移占10%。淋巴结转移也很常见。

头颈部的横纹肌肉瘤可分为三个区域,分别为脑膜旁、眼眶及非眼眶非脑膜旁区域。脑膜旁区域是指原发部位在中耳-乳突、鼻腔、鼻窦、鼻咽、颞下窝、翼腭、咽旁区等区域,以及其他距离颅骨1.5cm以内病灶,占头颈部横纹肌肉瘤的50%,早期不易发现,而且很难完全切除。可表现为鼻腔或者外耳道出现脓血性分泌物,耳道或鼻腔阻塞,或者吞咽困难。症状可能会被误认为是上呼吸道慢性炎症。出现颅神经系统症状或其他神经系统症状,提示颅底或中枢神经系统侵犯,需要立即行影像学检查。眼眶横纹肌肉瘤占头颈部横纹肌肉瘤的25%,预后相对良好,此部位的肿瘤早期容易出现症状,如眼球突出、伴眼球固定、一侧眼睑增厚、眶周出血或斜视等。

泌尿生殖道:最常见于膀胱和前列腺,占30%～50%。膀胱肿瘤倾向于向腔内生长，多在膀胱三角区内或附近，偏向于局限，以血尿、尿路梗阻并尿中偶有黏液血性成分为主要表现。前列腺肿瘤常出现巨大骨盆内肿物，常早期转移至肺部。肿瘤也可发生于睾丸旁或女性生殖道。

四肢和躯干：患者可出现肢体局部肿胀和包块，可也出现红肿及触痛表现。肿瘤相对较大，也可累及临近胸腰段脊柱，但局部淋巴结蔓延少见。

（2）影像学表现

1）超声：作为一种常规检查，被用于儿童局部软组织肿块、区域淋巴结的初步评估和随访监测，是评估儿童睾丸旁横纹肌肉瘤的首选成像方式。横纹肌肉瘤的超声声像图无特异性，表现为不均匀低至中等回声，出血、钙化罕见，肿瘤血流信号丰富。超声提供的信息有限，约15%的横纹肌肉瘤患儿在诊断时已有远处转移，因此，CT和MRI对原发部位及播散病变的进一步成像至关重要。

2）CT：肿瘤原发部位通常行增强CT扫描来辅助诊断瘤灶大小及局部软组织、骨骼侵犯情况，以及用来评估治疗反应。胸部CT及腹部CT平扫可用来判定有无肺部及肝脏的转移。CT平扫表现为等或稍低于肌肉密度，主要其富含黏液成分所致，增强扫描可见较多肿瘤血管，出血、坏死及钙化罕见。

3）MRI：可确定原发病灶以及对周围邻近组织器官的侵犯情况，尤其适用于眶周、脑膜旁及脊柱旁区域的肿瘤。平扫表现为T_2WI高信号，T_1WI等或稍低信号，出血及钙化少见。

（3）病理检查：肿瘤大体上主要表现为鱼肉样或菜花样肿块，较大者可侵犯周围组织，造成组织粘连。光学显微镜下见肿瘤细胞形态多样，由小圆细胞构成，HE染色后，细胞呈短梭形，排列较稀疏，细胞质呈伊红色，核圆形及卵圆形，核仁明显，核分裂多见。免疫组化染色示SMA（+）、Myo-D1（+）、Myogenin（+）、CD99（+）、Vimentin（+），提示肿瘤来源于横纹肌，其中Myo-D1和Myogenin为横纹肌的特异性标志物，对确诊横纹肌肉瘤非常重要。在不同病例中，Myogenin和Myo-D1的阳性程度不尽相同，可表现为弥漫强阳性，亦可呈局灶阳性，有时阳性细胞可以非常少，但只要有肯定的阳性表达，即支持横纹肌肉瘤的诊断。

1）胚胎型横纹肌肉瘤：组织学上，肿瘤细胞比较丰富，在典型病例中可以同时出现细胞密度低和高的区域，间质疏松、黏液样变。肿瘤细胞形态多样，胞质稀少，核通常较小，深染，核分裂象易见。可见多少不等横纹肌母细胞，胞质增多，红染，呈蝌蚪样、梭形、带状等形态。当活检标本数量有限，尤其是致密区肿瘤细胞排列密集，易误诊为腺泡型横纹肌肉瘤。Myogenin局灶表达提示为胚胎型横纹肌肉瘤，分子检测可进一步确诊。葡萄状横纹肌肉瘤是胚胎型横纹肌肉瘤一个特殊的亚型,好发于膀胱、阴道、鼻腔、鼻窦和胆道等空腔脏器。肉眼检查呈息肉状或葡萄状。镜下出现特征性的"形成层"。当继发感染大量急慢性炎性细胞浸润时,可能掩盖肿瘤细胞,需注意勿误诊为炎性病变。

2)腺泡型横纹肌肉瘤:组织学上,瘤细胞呈圆形、卵圆形或小多边形,胞质少,核分裂象易见,排列成巢状或弥漫成片,细胞间排列松散,易附着于或沿纤维间隔排列,形成特征性的腺泡状结构。"腺泡"中央可出现横纹肌母细胞及多核细胞。实体型横纹肌肉瘤为腺泡型横纹肌肉瘤特殊的亚型,"腺泡"结构不明显或缺乏。此时尤需与儿童期其他小圆细胞肿瘤如神经母细胞瘤、淋巴瘤等相鉴别。少数情况下瘤细胞胞质透明。除经典的横纹肌肉瘤外,部分病例可同时混有胚胎型横纹肌肉瘤及腺泡型横纹肌肉瘤成分。部分腺泡型软组织肉瘤中存在染色体易位t(2;13)(q35;q14)或t(1;13)(q36;q14)。这两种易位分别形成了相应的融合基因PAX3-FKHR和PAX7-FKHR,可通过荧光原位杂交检查(FISH)进行检测。其中,PAX3-FKHR融合蛋白与预后不良相关。

3)多形性横纹肌肉瘤:组织学上,多形性横纹肌肉瘤呈多形性肉瘤形态,常由异型性显著的大圆形细胞、多边形细胞和梭形细胞混合组成。多数病例中可见胞质深嗜伊红色的多形性横纹肌母细胞,对多形性横纹肌肉瘤具有诊断意义。需要强调的是,多形性横纹肌母细胞在不同病例中分布不同、数量不等,大多数病例中呈灶性或散在分布,容易被忽视,少数病例中难以找见甚至缺如。因此,仔细寻找特征性的多形性横纹肌母细胞非常关键。部分多形性横纹肌肉瘤以梭形细胞成分为主,梭形细胞呈长条束状或席纹状排列,于梭形细胞背景之中可见散在分布的多形性横纹肌母细胞,类似于平滑肌肉瘤、未分化多形性肉瘤或恶性蝾螈瘤(伴横纹肌样分化的恶性外周神经鞘瘤)。

4)梭形细胞/硬化性横纹肌肉瘤:组织学上,梭形细胞横纹肌肉瘤形态多样,可表现为温和的梭形细胞增生,伴嗜酸性纤维胞质,有明显的边界;或排列成"鱼骨样"交叉状长束;肿瘤内可见横纹肌母细胞。其他的形态还可类似于纤维肉瘤、平滑肌肉瘤或恶性外周神经鞘膜瘤等。硬化性横纹肌肉瘤显示肿瘤细胞分布于具有广泛嗜伊红色至嗜碱性的透明样变性的基质中,这些基质占40%~70%,肿瘤细胞呈圆形、卵圆形或梭形,排列方式多样,可呈小巢、单兵排列、假腺样等,有些可呈腺泡状结构,类似假血管样结构;有些硬化区域类似骨肉瘤。

(4)鉴别诊断

1)尤文肉瘤:通常表现为软组织包块,特别是发生于头颈部、四肢的横纹肌肉瘤需注意与尤文肉瘤鉴别,组织病理检查及FISH检查有助于鉴别诊断。

2）神经母细胞瘤：发生于腹盆腔、颈部的横纹肌肉瘤需注意与神经母细胞瘤鉴别，可结合肿瘤标志物神经元特异性烯醇化酶（NSE）、尿3-甲氧基4-羟基苦杏仁酸/香草扁桃酸（HVA/VMA）辅助诊断。

3）白血病：有骨髓侵犯的横纹肌肉瘤需注意与白血病相鉴别，骨髓肿瘤细胞免疫分型、骨髓活检病理检查有助于诊断。

4）淋巴瘤：特别是腺泡型横纹肌肉瘤有时可误诊为淋巴瘤，需要病理会诊明确诊断。

5）其他软组织肉瘤：如纤维肉瘤、平滑肌肉瘤、恶性外周神经鞘瘤、滑膜肉瘤等，需要通过病理诊断鉴别。

2．临床分期　分期方法包括横纹肌肉瘤TNM治疗前临床分期和美国横纹肌肉瘤研究组（IRS）术后–病理分期，两种分期方法相结合。

（1）TNM治疗前临床分期（病例2表1）

病例2表1　TNM治疗前临床分期

分期	原发部位	肿瘤浸润	肿瘤最大径（cm）	淋巴结	远处转移
1	预后良好的位置	T_1 或 T_2	≤5 或 >5	N_0、N_1、N_X	M_0
2	预后不良的位置	T_1 或 T_2	≤5	N_0、N_X	M_0
3	预后不良的位置	T_1 或 T_2	≤5 或 >5	N_0、N_1、NX	M_0
4	预后良好和不良的位置	T_1 或 T_2	≤5 或 >5	N_0、N_1	M_1

注：T_1：肿瘤局限于原发解剖部位；T_2：肿瘤超出原发解剖部位，侵犯邻近器官或组织；N_0：无区域淋巴结转移；N_1：有区域淋巴结转移；N_X：区域淋巴结转移不详；M_0：无远处转移；M_1：有远处转移。

预后良好的位置是指眼眶、头颈（除外脑膜旁区域）、胆道、非肾脏、膀胱和前列腺区泌尿生殖道；预后不良的位置是指膀胱和前列腺、肢体、脑膜，其他部位包括背部、腹膜后、盆腔、会阴部/肛周、胃肠道和肝脏。

（2）横纹肌肉瘤IRS术后—病理分期（病例2表2）

病例2表2　横纹肌肉瘤IRS术后—病理分期

分组	临床特征
I	局限性病变，肿瘤完全切除，且病理证实已完全切除，无区域淋巴结转移（除了头颈部病灶外，需要淋巴结活检或切除以证实无区域性淋巴结受累） ⅠA：肿瘤局限于原发肌肉或原发器官 ⅠB：肿瘤侵犯至原发肌肉或器官以外的邻近组织，如穿过筋膜层

续表

分组	临床特征
Ⅱ	肉眼所见肿瘤完全切除，肿瘤已有局部浸润或区域淋巴结转移 Ⅱa：肉眼所见肿瘤完全切除，但镜下有残留，区域淋巴结无转移 Ⅱb：肉眼所见肿瘤完全切除，镜下无残留，但区域淋巴结转移 Ⅱc：肉眼所见肿瘤完全切除，镜下有残留，区域淋巴结有转移
Ⅲ	肿瘤未完全切除或仅活检取样，肉眼有残留肿瘤 Ⅲa：仅做活检取样 Ⅲb：肉眼所见肿瘤大部分被切除，但肉眼有明显残留肿瘤
Ⅳ	有远处转移，肺、肝、骨、骨髓、脑、远处肌肉或淋巴结转移（脑脊液细胞学检查阳性，胸腔积液或腹腔积液以及胸膜或腹膜有瘤灶种植等）

注：局部浸润指肿瘤浸润或侵犯原发部位邻近的组织。区域淋巴结转移指肿瘤迁移至原发部位引流区的淋巴结。远处转移指肿瘤进入血液循环转移至身体其他部位。

3. 危险度分组　胚胎型和腺泡型横纹肌肉瘤依据病理类型、TNM分期和IRS分组，将危险度分为低危组、中危组、高危组以及中枢侵犯组，以便分层治疗（病例2表3）。

病例2表3　胚胎型和腺泡型横纹肌肉瘤危险度分组

危险组	病理亚型	TNM 分期	IRS 分期
低危	胚胎型	1	Ⅰ~Ⅲ
低危	胚胎型	2~3	Ⅰ~Ⅱ
中危	胚胎型	2~3	Ⅲ
中危	腺泡型	1~3	Ⅰ~Ⅲ
高危	胚胎型、腺泡型	4	Ⅳ
中枢侵犯组	胚胎型、腺泡型	同时伴有颅内转移扩散、脑脊液阳性、颅底侵犯或者颅神经麻痹中任意一项	

此外，有条件的单位可对腺泡型横纹肌肉瘤常规进行FOXO1融合基因检测，并结合年龄进行危险分度（病例2表4）。

病例2表4　FOXO1腺泡型横纹肌肉瘤融合基因检测与危险度分组

危险组	FOXO1 融合基因及年龄	TNM 分期	IRS 分组
低危	融合基因阴性	1~2	Ⅰ~Ⅱ
		1（仅眼眶）	Ⅲ

续表

危险组	FOXO1 融合基因及年龄	TNM 分期	IRS 分组
	融合基因阳性	1～3	Ⅰ～Ⅲ
中危	融合基因阴性	3	Ⅰ～Ⅱ
		1～3（1期眼眶除外）	Ⅲ
	融合基因阴性且＜10岁	4	Ⅳ
高危	融合基因阴性且＞10岁	4	Ⅳ
	融合基因阳性	4	Ⅳ
中枢侵犯	任何基因状态及年龄	同时伴有颅内转移扩散、脑脊液阳性、颅底侵犯或者颅神经麻痹中任意一项	

4．治疗 横纹肌肉瘤患者对化疗、放疗敏感，但单一治疗效果差，均应接受化疗、手术、放疗的综合性治疗。美国于1972年成立横纹肌肉瘤协作组（intergroup rhabdomyosarcoma study group，IRSG），通过更好的分期、危险度分组、改进的局部治疗及更好的支持治疗，患者总体生存率已从IRS-Ⅰ（国际横纹肌肉瘤协作组Ⅰ代临床研究）时的55%上升到了IRS-Ⅳ时的71%。欧洲儿童软组织肉瘤研究组（european paediatric soft tissue sarcoma study group，EpSSG）也制定了RMS指南EpSSG-RMS-2005与EpSSG-RMS-MET 2008来指导治疗。为提高我国横纹肌肉瘤诊治水平，根据中国儿童及青少年横纹肌肉瘤协作组的研究结果，相关学会制定了《中国儿童及青少年横纹肌肉瘤诊疗建议（CCCG-RMS-2016）》，为各临床中心提供了治疗依据。

（1）手术：手术切除是横纹肌肉瘤局部治疗的基石，同时对手术切除的标本进行病理检查也是确定横纹肌肉瘤的诊断的关键。横纹肌肉瘤手术原则是，对于位于可以完全切除的部位的肿瘤，应在不损伤器官功能及不严重致畸的情况下行肿瘤全切。若手术可能严重影响器官功能或致畸，则可先予化疗使肿瘤缩小后，再次评估是否采取手术。对于病初不能切除肿瘤的患者，在化疗后再行手术治疗，可明显减少手术切除范围，减少放疗剂量，并降低远处转移的概率。头颈部肿瘤，手术可能影响器官功能或毁容时，不建议广泛切除。发生于眼眶的横纹肌肉瘤，放化疗疗效不劣于手术，可首选放化疗。睾丸旁横纹肌肉瘤推荐的手术方式为经腹股沟睾丸及精索切除术。

（2）化疗：横纹肌肉瘤的标准化疗方案在北美包括长春新碱、放线菌素D（又名更生霉素）和环磷酰胺（VAC），而在欧洲包括异环磷酰胺、长春新碱和放线菌素D（VAI）。在一项比较VAC和VAI方案的随机试验中，未观察到临床疗效的显著差异。此外，虽然阿霉素已被广泛用于治疗软组织肉瘤，但其在横纹肌肉瘤中的作用仍有争议。欧洲儿科软组织肉瘤研究组进行了一项研究，在该研究中，484例横纹肌肉瘤患者被随机分配到VAI组和VAI联合阿霉素组。VAI组和VAI联合阿霉素组的3年EFS率分别为63%和68%（$P=0.33$）。严重不良事件，包括白细胞减少、贫血、血小板减少、胃肠道紊乱和感染，在VAI联合阿霉素组中更为常见。此外，在VAI联合阿霉素组中，报告了两例与治疗相关的死亡。基于这些结果，在标准化疗方案中加入阿霉素并不能显著改善横纹肌肉瘤患者的预后。因此，横纹肌肉瘤的化疗方案应以VAC或VAI方案为基础，加用阿霉素对横纹肌肉瘤患者几乎没有益处。另一项研究表明，在标准化疗的基础上增加维持化疗可以改善高危横纹肌肉瘤患者的预后。

而根据《2022年中国临床肿瘤学会（CSCO）软组织肉瘤诊疗指南》，横纹肌肉瘤的具体化疗方案需要根据其具体病理类型而定。

多形性横纹肌肉瘤属于对化疗中度敏感的横纹肌肉瘤，其化疗方案参考非特指型软组织肉瘤，具体方案可以选择A（多柔比星）、AI（多柔比星＋异环磷酰胺）、MAID（美司钠＋多柔比星＋异环磷酰胺＋达卡巴嗪）等。

胚胎型横纹肌肉瘤和腺泡型横纹肌肉瘤属于对化疗高度敏感的横纹肌肉瘤，不同危险分度的化疗方案如下：①低危：VAC（长春新碱＋更生霉素＋环磷酰胺）或VA（长春新碱＋更生霉素）；②中危：VAC（长春新碱＋更生霉素＋环磷酰胺）或VAC（长春新碱＋更生霉素＋环磷酰胺）/VI（长春新碱＋伊立替康）交替或VDC（长春新碱＋多柔比星＋环磷酰胺）/IE（异环磷酰胺＋依托泊苷）交替；③高危：VAC（长春新碱＋更生霉素＋环磷酰胺）/VI（长春新碱＋伊立替康）交替或VDC（长春新碱＋多柔比星＋环磷酰胺）/IE（异环磷酰胺＋依托泊苷）交替；④中枢侵犯：VAI（长春新碱＋更生霉素＋异环磷酰胺）/VACa（长春新碱＋更生霉素＋卡铂）/VDE（长春新碱＋多柔比星＋依托泊苷）/VDI（长春新碱＋多柔比星＋异环磷酰胺）交替。此外，腺泡型横纹肌肉瘤中70%～80%存在13号染色体的FOXO1基因与2号染色体的PAX7或1号染色体的PAX3基因转位，形成融合基因PAX3-FKHR或PAX7-FKHR，其OS和EFS差，远处转移率高，而FOXO1融合基因阴性患者的预后和胚胎型横纹肌肉瘤类似。因此推荐有条件的单位对腺泡型横纹肌肉瘤常规进行FOXO1融合基因检测，以根据危险度确定化疗方案。

梭形细胞/硬化性横纹肌肉瘤是非多形性横纹肌肉瘤中的罕见类型，目前并无标准化疗方案推荐，可参考胚胎型横纹肌肉瘤和腺泡型横纹肌肉瘤化疗方案，但需明确化疗敏感性，并且其预后比胚胎型横纹肌肉瘤和腺泡型横纹肌肉瘤要差。

对于转移的非多形性横纹肌肉瘤患者，化疗方案应按照高危组选择VAC/VI/VDC/

IE交替，有部分化疗效果好但仍存在病灶残留者也可积极选择手术或放疗等局部治疗。二线化疗可选方案包括：环磷酰胺+托泊替康、长春瑞滨、环磷酰胺+长春瑞滨、吉西他滨+多西紫杉醇、多柔比星+异环磷酰胺及卡铂+依托泊苷等。

目前关于成人横纹肌肉瘤的研究报道较少。意大利米兰国家癌症研究所通过对171例成人横纹肌肉瘤的随访发现，如果成人横纹肌肉瘤患者按照儿童横纹肌肉瘤方案化疗，能取得与儿童相似的疗效。因此，成人非多形性横纹肌肉瘤的化疗证据主要来源于儿童横纹肌肉瘤的研究。对于肿块巨大或累及重要脏器和结构、无法完整切除的患者，可在行活检术明确诊断后予以术前化疗。其化疗方案同样需要根据病理类型、是否存在FOXO1融合基因、年龄、TNM分期和IRS分组、是否中枢受累等因素进行危险度分级来选择。

（3）放疗：也是用于横纹肌肉瘤患者的标准治疗。横纹肌肉瘤对放疗也较敏感，特别是手术暴露困难和重要功能区无法完全切除的部位，放疗具有独特的优势。根据肿瘤部位、大小、组织学类型、淋巴结转移、转移灶和手术切缘情况，将横纹肌肉瘤患者分为低、中、高危组。胚胎型横纹肌肉瘤IRS-Ⅰ期不做放疗，Ⅱ~Ⅳ期则须放疗。腺泡型横纹肌肉瘤易有局部复发，故Ⅰ期也做放疗。放疗剂量根据风险确定。低风险的横纹肌肉瘤患者，肿瘤切除手术切缘阳性，需要36Gy的放射剂量，而淋巴结阳性的患者需要41.4Gy，肿瘤残留的患者需要50.4Gy。同时需要注意的是，放疗可以诱发各种并发症，如因正常组织损伤而引起的皮炎和继发性恶性肿瘤；因此，对于患有恶性肿瘤的儿童患者，治疗的长期安全性至关重要。而调强放射治疗（IMRT）和质子放射治疗（RT）已经开始应用于横纹肌肉瘤患者。

（4）免疫治疗：与此同时，随着精准医学的发展，免疫治疗也被提上了日程。就免疫治疗而言，只有少数临床研究报道了免疫检查点抑制剂对横纹肌肉瘤患者的疗效，在这些研究中，免疫检查点抑制剂似乎对横纹肌肉瘤患者几乎没有临床益处。由于样本人群较小，需要对大量研究患者进行下一步研究，以评估免疫检查点抑制剂的疗效。

（病例提供者：邢汝维　赵　纲　天津医科大学肿瘤医院）

（点评专家：杨　蕴　天津医科大学肿瘤医院）

参考文献

[1]Bisogno G，Jenney M，Bergeron C，et al.European paediatric Soft tissue sarcoma Study Group.

Addition of dose-intensified doxorubicin to standard chemotherapy for rhabdomyosarcoma（EpSSG RMS 2005）：a multicentre, open-label, randomised controlled, phase 3 trial[J]. Lancet Oncol, 2018, 19（8）：1061-1071.doi：10.1016/S1470-2045（18）30337-1.

[2]Bisogno G, De Salvo GL, Bergeron C, et al.European paediatric Soft tissue sarcoma Study Group.Vinorelbine and continuous low-dose cyclophosphamide as maintenance chemotherapy in patients with high-risk rhabdomyosarcoma（RMS 2005）：a multicentre, open-label, randomised, phase 3 trial[J].Lancet Oncol, 2019, 20（11）：1566-1575.doi：10.1016/S1470-2045（19）30617-5.

[3]Lychou SE, Gustafsson GG, Ljungman GE.Higher rates of metastatic disease may explain the declining trend in Swedish paediatric rhabdomyosarcoma survival rates[J].Acta Paediatr, 2016, 105（1）：74-81.doi：10.1111/apa.13172.

[4]Miwa S, Yamamoto N, Hayashi K, et al.Recent Advances and Challenges in the Treatment of Rhabdomyosarcoma[J].Cancers（Basel）, 2020, 12（7）：1758.doi：10.3390/cancers12071758.

[5]Chen C, Dorado Garcia H, Scheer M, et al.Current and Future Treatment Strategies for Rhabdomyosarcoma[J].Front Oncol, 2019, 9：1458.doi：10.3389/fonc.2019.01458.

[6]Stiller CA, Parkin DM.International variations in the incidence of childhood soft-tissue sarcomas[J].Paediatr Perinat Epidemiol, 1994, 8（1）：107-119.doi：10.1111/j.1365-3016.1994.tb00439.x.

[7]Crist WM, Anderson JR, Meza JL, et al.Intergroup rhabdomyosarcoma study-IV：results for patients with nonmetastatic disease[J].J Clin Oncol, 2001, 19（12）：3091-3102.doi：10.1200/JCO.2001.19.12.3091.

[8]Selim O, Song C, Kumar A, et al.A review of the therapeutic potential of histone deacetylase inhibitors in rhabdomyosarcoma[J].Front Oncol, 2023, 13：1244035.doi：10.3389/fonc.2023.1244035.

[9]Freycon C, Lupo PJ, Witkowski L, et al.A systematic review of the prevalence of pathogenic or likely pathogenic germline variants in individuals with FOXO1 fusion-positive rhabdomyosarcoma[J].Pediatr Blood Cancer, 2023, e30651.doi：10.1002/pbc.30651.

[10]Totadri S, Bansal D, Donaldson SS, et al.Common queries in managing rhabdomyosarcoma in low- and middle-income countries：An Indo-North American collaboration[J].Pediatr Blood Cancer, 2023, e30616.doi：10.1002/pbc.30616.

[11]Bisogno G, Minard-Colin V, Jenney M, et al.Maintenance Chemotherapy for Patients with Rhabdomyosarcoma[J].Cancers（Basel）, 2023, 15（15）：4012.doi：10.3390/cancers15154012.

[12]Schoot RA, van Ewijk R, von Witzleben AA, et al.INternational Soft Tissue saRcoma ConsorTium（INSTRuCT）consensus statement：Imaging recommendations for the management of rhabdomyosarcoma[J].Eur J Radiol, 2023, 166：111012.doi：10.1016/

j.ejrad.2023.111012.

[13]Yan AP, Venkatramani R, Bradley JA, et al.Clinical Characteristics, Treatment Considerations, and Outcomes of Infants with Rhabdomyosarcoma[J].Cancers（Basel）, 2023, 15（8）: 2296.doi: 10.3390/cancers15082296.

[14]Moura LL, Garrido BDTM, Polanco NLDH, et al.Clinical-pathologic profile of head and neck rhabdomyosarcoma in children: a systematic review[J].J Korean Assoc Oral Maxillofac Surg, 2023, 49（2）: 61-67.doi: 10.5125/jkaoms.2023.49.2.61.

[15]Lewandowski D, Szewczyk A, Radzka J, et al.The natural origins of cytostatic compounds used in rhabdomyosarcoma therapy[J].Adv Clin Exp Med, 2023.doi: 10.17219/acem/161165.

[16]Dong M, Wu J, Wu R, et al.Efficacy and safety of proton beam therapy for rhabdomyosarcoma: a systematic review and meta-analysis[J].Radiat Oncol, 2023, 18（1）: 31.doi: 10.1186/s13014-023-02223-6.

[17]Sparber-Sauer M, Ferrari A, Spunt SL, et al.The significance of margins in pediatric Non-Rhabdomyosarcoma soft tissue sarcomas: Consensus on surgical margin definition harmonization from the INternational Soft Tissue SaRcoma ConsorTium（INSTRuCT）[J].Cancer Med, 2023, 12（10）: 11719-11730.doi: 10.1002/cam4.5671.

[18]Nunes MM, da Costa AAS, Tavares TS, et al.Rhabdomyosarcoma of the oral cavity in children aged 0-2years: A scoping review[J].J Oral Pathol Med, 2023, 52（6）: 468-475.doi: 10.1111/jop.13411.

[19]Terwisscha van Scheltinga S, Rogers T, Smeulders N, et al.Developments in the Surgical Approach to Staging and Resection of Rhabdomyosarcoma[J].Cancers（Basel）, 2023, 15（2）: 449.doi: 10.3390/cancers15020449.

[20]PDQ Pediatric Treatment Editorial Board.Childhood Rhabdomyosarcoma Treatment（PDQ®）: Health Professional Version, 2023 Jan 10.In: PDQ Cancer Information Summaries [Internet] [J].Bethesda（MD）: National Cancer Institute（US）, 2002.

[21]Ferrari A, Gatz SA, Minard-Colin V, et al.Shedding a Light on the Challenges of Adolescents and Young Adults with Rhabdomyosarcoma[J].Cancers（Basel）, 2022, 14（24）: 6060.doi: 10.3390/cancers14246060.

[22]Pomella S, Porrazzo A, Cassandri M, et al.Translational Implications for Radiosensitizing Strategies in Rhabdomyosarcoma[J].Int J Mol Sci, 2022, 23（21）: 13281.doi: 10.3390/ijms232113281.

[23]Camero S, Cassandri M, Pomella S, et al.Radioresistance in rhabdomyosarcomas: Much more than a question of dose[J].Front Oncol, 2022, 12: 1016894.doi: 10.3389/fonc.2022.1016894.

[24]Yechieli RL, Mandeville HC, Hiniker SM, et al.Rhabdomyosarcoma[J].Pediatr Blood Cancer, 2021, 68（Suppl 2）: e28254.doi: 10.1002/pbc.28254.

[25]Raney RB, Anderson JR, Barr FG, et al.Rhabdomyosarcoma and undifferentiated sarcoma

in the first two decades of life: a selective review of intergroup rhabdomyosarcoma study group experience and rationale for Intergroup Rhabdomyosarcoma Study V[J].J Pediatr Hematol Oncol, 2001, 23（4）: 215-220.doi: 10.1097/00043426-200105000-00008.

[26]Pacenta HL, Allen-Rhoades W, Langenau D, et al.Prioritization of Novel Agents for Patients with Rhabdomyosarcoma: A Report from the Children's Oncology Group（COG）New Agents for Rhabdomyosarcoma Task Force[J].J Clin Med, 2021, 10（7）: 1416.doi: 10.3390/jcm10071416.

[27]Skapek SX, Ferrari A, Gupta AA, et al.Rhabdomyosarcoma[J].Nat Rev Dis Primers, 2019, 5（1）: 1.doi: 10.1038/s41572-018-0051-2.

[28]Hettmer S, Linardic CM, Kelsey A, et al.Molecular testing of rhabdomyosarcoma in clinical trials to improve risk stratification and outcome: A consensus view from European paediatric Soft tissue sarcoma Study Group, Children's Oncology Group and Cooperative Weichteilsarkom-Studiengruppe[J].Eur J Cancer, 2022, 172: 367-386.doi: 10.1016/j.ejca.2022.05.036.

[29]Crane JN, Xue W, Qumseya A, et al.Clinical group and modified TNM stage for rhabdomyosarcoma: A review from the Children's Oncology Group[J].Pediatr Blood Cancer, 2022, 69（6）: e29644.doi: 10.1002/pbc.29644.

[30]Makimoto A.Optimizing Rhabdomyosarcoma Treatment in Adolescents and Young Adults[J]. Cancers（Basel）, 2022, 14（9）: 2270.doi: 10.3390/cancers14092270.

[31]Haduong JH, Heske CM, Allen-Rhoades W, et al.An update on rhabdomyosarcoma risk stratification and the rationale for current and future Children's Oncology Group clinical trials. Pediatr Blood Cancer, 2022, 69（4）: e29511.doi: 10.1002/pbc.29511.

[32]Fan R, Parham DM, Wang LL.An Integrative Morphologic and Molecular Approach for Diagnosis and Subclassification of Rhabdomyosarcoma[J].Arch Pathol Lab Med, 2022, 146（8）: 953-959.doi: 10.5858/arpa.2021-0183-RA.

[33]Agaram NP.Evolving classification of rhabdomyosarcoma[J].Histopathology, 2022, 80（1）: 98-108.doi: 10.1111/his.14449.

[34]Rijs Z, Jeremiasse B, Shifai N, et al.Introducing Fluorescence-Guided Surgery for Pediatric Ewing, Osteo-, and Rhabdomyosarcomas: A Literature Review[J].Biomedicines, 2021, 9（10）: 1388.doi: 10.3390/biomedicines9101388.

[35]Giannikopoulos P, Parham DM.Rhabdomyosarcoma: How Advanced Molecular Methods Are Shaping the Diagnostic and Therapeutic Paradigm[J].Pediatr Dev Pathol, 2021, 24（5）: 395-404.doi: 10.1177/10935266211013621.

病例3 腺泡状软组织肉瘤

例一：右大腿腺泡状软组织肉瘤

一、病历摘要

（一）基本资料

患者张某，男性，29岁，因"右大腿上段前外侧肌肉内肿物"入院。

现病史：患者2002年左右无明显诱因发现右大腿前外侧肿物，约4cm大小，未进行进一步诊疗，肿物缓慢增大。2006年就诊于当地医院行手术治疗，未明确病理，术后患者诉仍有局部肿胀，可及一肿物，逐渐增大，活动正常，未就诊。2012年10月就诊于当地医院，查MRI：右大腿上段前外侧肌肉内肿物——考虑恶性。患者为进一步治疗就诊于我院。

既往史：既往体健，发育正常。否认结核病、肝炎病史，否认糖尿病病史，否认白血病等恶性病史，否认食物药物过敏史。左手爆炸伤史（遗留左手第1、第2、第3、第4指部分缺如）。

个人史：生于原籍，抽烟史10年，每天10支，否认饮酒史。

家族史：否认肿瘤家族病史。

婚姻史：已婚，家人体健。

（二）专科检查

右股近端前外侧可见陈旧性手术瘢痕，右大腿上段前外侧可及肿物隆起生长，约13cm×13cm×7cm大小，质韧，边界不清楚，肿物伴有搏动，轻度压痛，下肢末梢血运、感觉好，五趾活动好。

（三）辅助检查

2012-10-05当地医院MRI：右大腿上段前外侧肌肉内肿物——考虑恶性。

二、诊疗经过

患者2012-10-08首次入院，入院完善相关检查，排除手术相关禁忌后，于2012-

10-15全身麻醉下行右大腿外侧肿物广泛切除术,手术顺利。术后病理回报:(右大腿)肿物大小约14cm×11cm×7cm,结合免疫组化考虑腺泡状软组织肉瘤,切缘(-),基底(-)(病例3图1)。因腺泡状软组织肉瘤肿瘤直径较大,且位置深在,尽管放化疗敏感性较差,术后予以MAID方案化疗,具体为:IFO(异环磷酰胺)2g d1~d5+THP(吡柔比星)30mg IV d1、40mg IV d2+DTIC(达卡巴嗪)400mg IV d1~d5+VCR(长春新碱)1mg IV d1,同时辅以止吐、增强免疫等对症支持治疗。同方案共化疗6次后停止治疗。

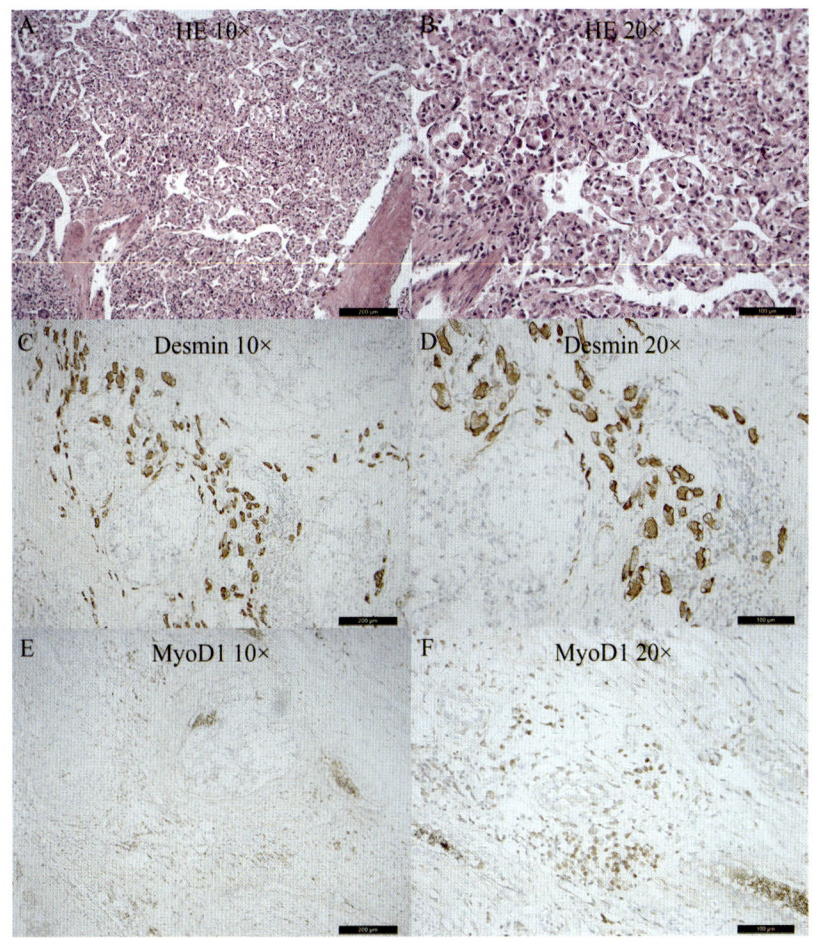

病例3图1　病理回报腺泡状软组织肉瘤

患者2015年10月出现右大腿术区近端疼痛,当地医院行MRI检查示:右股骨近端骨质破坏伴周围软组织肿物,予以对症处理。2016-01-30活动时突然出现右大腿近端剧烈疼痛伴活动受限,X平片检查提示:右股骨近端病理性骨折。2016-01-31急诊入院后予以牵引及止疼对症治疗。后为进一步治疗收入我科,完善相关检查,排除手术禁忌后，于2016-02-02行右髋关节离断术，术中过程顺利。术后病理：（右股骨近端及周围软组织）腺泡状软组织肉瘤，断端（-）。术后患者顺利出院，后患者失访。

三、病例点评

早期的腺泡状软组织肉瘤发展缓慢。患者2002年即发现右大腿肿物，2006年虽行手术治疗，但并未明确具体病理类型，为后续肿瘤复发、转移埋下了伏笔。术后患者即诉原术区肿物，后拖延至2012年才正式至医院复查，当地医院行MRI检查，考虑恶性而转至我院就诊，但此时已延误了治疗的最佳时机。患者于我院住院后行手术治疗及化疗，但仍出现远处转移及病理性骨折，最后只能行姑息性手术。本例中，或许正是由于早期发现没有及时就诊，没有明确病理导致了患者预后不佳，充分体现了"早发现、早诊断、早治疗"的三级预防原则及明确病理的重要性。

腺泡状软组织肉瘤实际上属于对化疗极不敏感的软组织肉瘤，在免疫治疗及靶向治疗尚未应用的2012年，术后放化疗是可供选择的辅助治疗手段，但效果不佳。如今对于腺泡状软组织肉瘤的患者，可使用靶向治疗（药物包括安罗替尼等）和免疫治疗及联合治疗（方案包括帕博利珠单抗、阿妥珠单抗、帕博利珠单抗联合阿昔替尼）。

例二：右大腿腺泡状软组织肉瘤肺转移

一、病历摘要

（一）基本资料

患者孙某，男性，67岁，因"右股后肿物伴破溃"入院。

现病史：患者2014年无明显诱因发现右大腿后方肿物，花生米大小，无红肿，无疼痛，未治疗。2015年开始肿物生长较快，生长至8cm×6cm大小，近半个月肿物破溃，伴血性渗出，未治疗。现为求进一步诊断治疗就诊于我院。病来饮食、睡眠可，二便正常，体重未见明显减轻。

既往史：既往体健，否认肝炎、结核等传染病史，否认高血压、冠心病、糖尿病等病史，否认食物过敏史，否认创伤，否认家族遗传病史。1987年髌骨骨折手术，2011年左胫骨平台骨折。2011年左下肢血栓，下腔静脉滤器（永久性）。

个人史：出生原籍，吸烟20支/日，饮酒2两/日。

家族史：母亲患肾癌、乳腺癌。

婚姻史：已婚，家人体健。

（二）专科检查

右股后可见一肿物，约6cm×8cm大小，凸出皮肤表面生长，肿物局部皮肤微红，肿物局部破溃，破溃面积约1cm×2cm大小，伴少量渗出，呈暗红色，肿物活动度差，皮温大致正常，边界不清。

（三）辅助检查

暂无。

二、诊疗经过

患者2016-02-15第一次入院后完善下肢平扫CT（2016-02-16）：右大腿后部皮下肿物，表面皮肤受累，考虑恶性可能性大，建议增强CT检查（病例3图2）。细菌培养结果为表皮葡萄球菌，多重耐药，考虑患者股后肿物红肿、破溃，局部感染，肺部考虑炎症，且头孢类药物过敏，给予万古霉素。

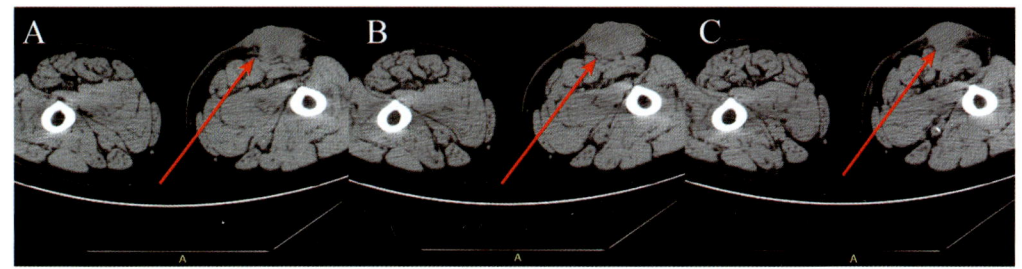

病例3图2　CT可见左大腿后方软组织肿物，侵及皮肤
（患者因大腿后方肿物破溃，俯卧位行CT）

炎症控制后，于2016-02-23全身麻醉下行右股后肿物冰冻＋广泛切除术，右腹股沟肿大淋巴结冰冻＋淋巴结清扫术，术中过程顺利，术后安返病房。术后予以补液、营养、对症支持等治疗，术后切口定期换药。术后病理结果：（右股后）恶性肿瘤，结合免疫组化支持为多形性未分化肉瘤可能性大，右腹股沟淋巴结可见转移7/8，股管（−），切缘（−），基底（−）。2016-03-15 PET-CT：①"右大腿肿物切除及腹股沟淋巴结清扫"术后，右大腿后及右腹股沟原手术区软组织略增厚，PET显像可见放射性浓聚，考虑为术后改变可能性大；②右大腿内侧皮下多发结节影，PET显像可见不同程度放射性浓聚，不除外转移，密切观察（病例3图3）。

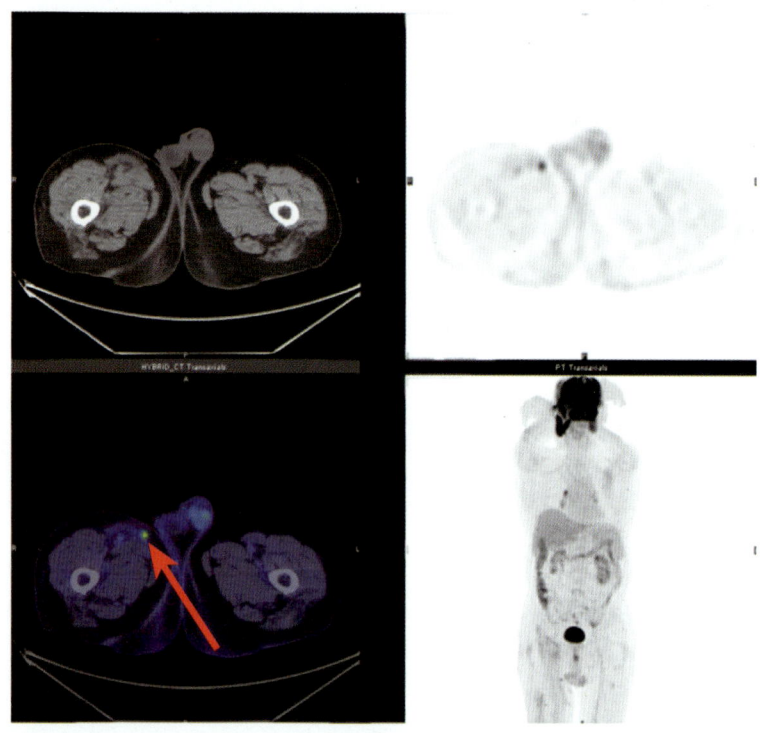

病例3图3　术后PET-CT示右大腿内侧皮下多发结节影，不除外转移

术后病理诊断明确，向患者及家属交代化疗，患者及家属知情同意，给予异环磷酰胺＋多柔比星脂质体注射液方案化疗，并给予恩度治疗，复查血常规、肝功能未见明显异常。

2016-04-11第二次入院，给予异环磷酰胺＋多柔比星脂质体注射液方案化疗，并给予恩度治疗，过程顺利，复查血常规、肝功能未见明显异常。右大腿内侧皮下多发结节无明显变化。

2016-05-09第三次入院，给予异环磷酰胺＋多柔比星脂质体注射液方案化疗，并给予恩度治疗，过程顺利，复查血常规、肝功能未见明显异常，出院休养。

2016-06-15第四次化疗后复查超声：右股内侧术区多发实性肿物——考虑转移瘤可能性大。2016-06-17复查胸部＋上腹＋盆腔CT：与2016-02-17胸部CT比较：双肺粟粒较前增多，右肺上叶结节，考虑转移瘤可能性大，双下肺实变范围较前增大，余无著变；所示右大腿皮下多发结节，请结合临床及其他检查（病例3图4）。

考虑患者化疗后仍出现转移，化疗效果不佳，改为口服靶向药物帕唑帕尼。口服靶向药物后原术区及右腹股沟术区皮下肿物未见明显好转，面积逐渐扩大，局部破溃，停用靶向药物，为求进一步诊断治疗2016-07-25第5次就诊于我院。入院完善相关检查，2016-07-25胸部＋上腹＋盆腔＋下肢CT平扫：①与2016-06-17胸腹盆CT

病例3 腺泡状软组织肉瘤

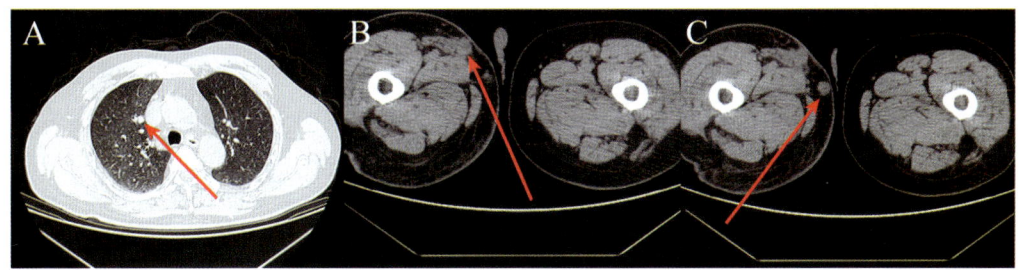

病例3图4　患者两次化疗2016-06-15后复查CT

A：右肺上叶结节，考虑转移瘤可能性大；B、C：右大腿皮下多发结节。

比较，右肺上叶小结节较前略缩小，右肺中叶及双下肺实变浸润较前有所吸收，右侧腹股沟术区软组织增厚较前明显，右侧髂脉区多发淋巴结肿大，考虑转移，其余基本同前；②"右股后肿物切除术后，右大腿上段皮肤不规则增厚，皮下及肌间多发结节，考虑复发，伴邻近肌肉受累，请结合临床（病例3图5）。同时，细菌培养结果为铜绿假单胞菌，根据细菌培养结果给予头孢唑肟治疗，经全科讨论，无手术禁忌证，于2016-08-02全身麻醉下行右股后肿物冰冻＋切检术，术中过程顺利，术后安返病房。术后病理回报：可见复发的肿瘤组织。术后继续根据细菌培养结果给予头孢唑肟治疗。术后渗出液未见明显好转，再次行细菌培养＋药敏，并根据药敏结果给予莫西沙星治疗。右下肢破溃创面每日换药，创面异味，再次行细菌培养＋药敏，

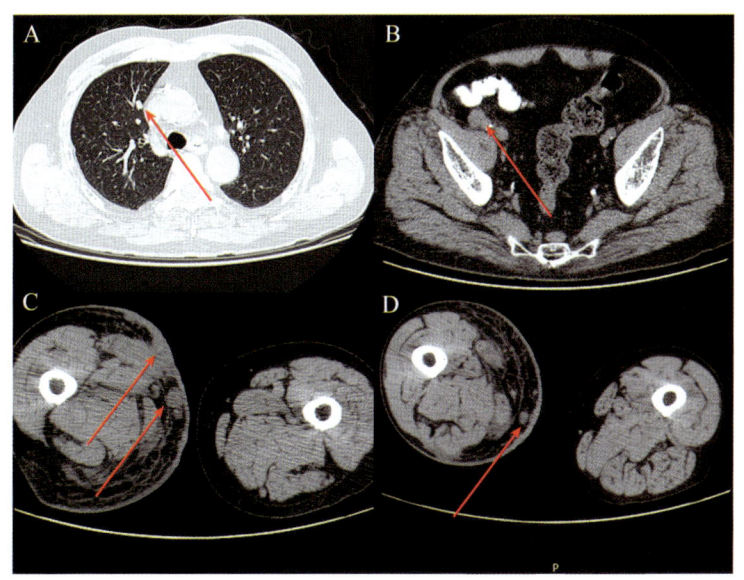

病例3图5　2016-07-25复查CT所见

A：右肺上叶小结节较前略缩小；B：右侧髂脉区淋巴结肿大，考虑转移；C、D：右大腿上段皮下及肌间多发结节。

细菌培养结果为奇异变形杆菌。根据细菌培养结果，停用莫西沙星，再次给予头孢唑肟治疗。2016-08-26复查胸部＋上腹＋盆腔＋下肢平扫CT：与2016-07-25比较，右侧腹股沟术区软组织增厚较前加重，右大腿上段皮肤增厚较前加重，皮下及肌间结节较前增大增多，腹膜后及双侧髂脉区部分淋巴结较前增大，右肺上叶小结节较前略缩小，其余基本同前（病例3图6）。

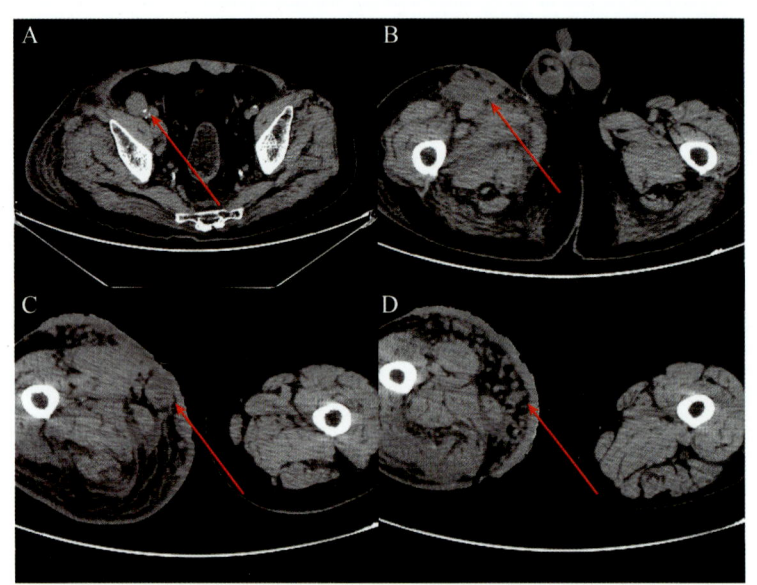

病例3图6　2016-08-26复查CT所见

A：右髂脉区结节较前增大；B～D：右大腿上段皮下及肌间结节较前增大增多。

炎症控制后，经全科讨论，无手术禁忌证，于2016-09-06全身麻醉下行右髋关节离断＋右髂脉管淋巴结清扫术，术中过程顺利，术后安返病房。并根据细菌培养结果为继续给予头孢唑肟治疗。术后切口红肿，取渗出液细菌培养结果为铜绿假单胞菌、铅黄肠球菌（D群）。请ICU会诊，根据细菌培养及药敏结果，建议给予亚胺培南及替加环素治疗，遵会诊意见，切口好转后停用抗生素。

2016-09-29复查胸部＋上腹＋盆腔平扫CT：①术后改变，术区软组织稍增厚并积气影；②髂总血管周围、双侧髂脉走形区、右侧阴囊旁及左腹股沟区多发结节，考虑转移；③与2016-08-26片相比较，双肺多发粟粒较前增多、增大，右肺上叶及左肺下叶小结节较前增大，右肺下叶多发小片状实变范围较前增大；左锁骨上下、纵隔内、腹膜后及双侧膈脚后多发淋巴结较前增大，左侧极少量胸腔积液，余无著变（病例3图7）。

病例 3 腺泡状软组织肉瘤

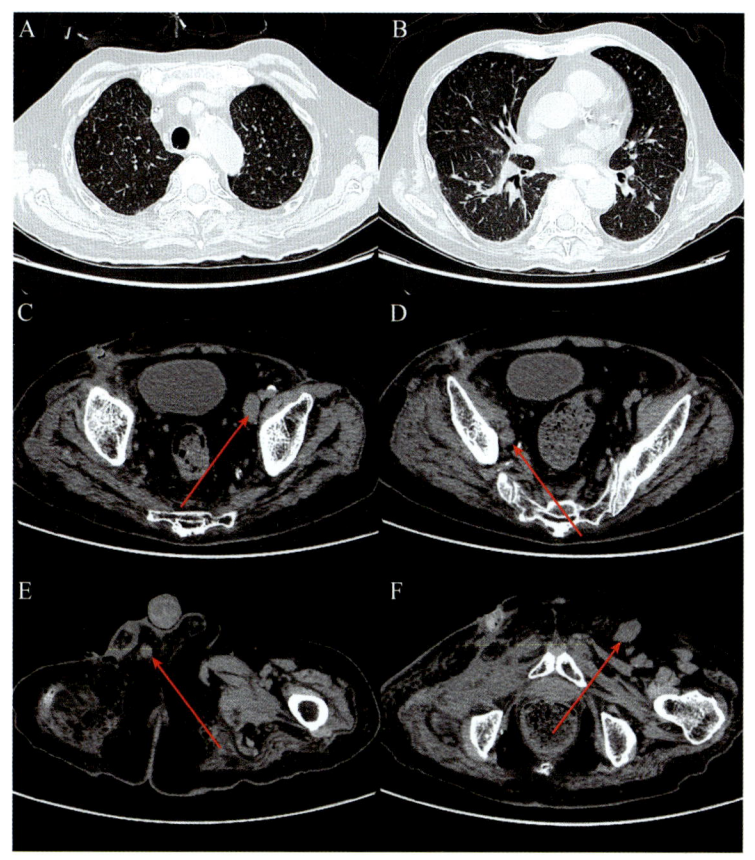

病例3图7　2016-09-29复查CT所见

A、B：双肺可见多发粟粒结节；C：左髂脉区肿大淋巴结，考虑转移；D：右髂脉区肿大淋巴结，考虑转移；E：右阴囊旁结节，考虑转移；F：左腹股沟结节，考虑转移。

　　术后切口延迟愈合，每日给予生肌膏换药，切口迁延不愈，经全科讨论，无手术禁忌证，于2016-10-07全身麻醉下行右髋关节破溃切口清创缝合术，术中过程顺利。切口渗出液细菌培养结果为铜绿假单胞菌，给予亚胺培南治疗，切口好转后停用抗生素。截肢术后1个月后病理回报：（右腿截肢标本）高级别肉瘤，结合免疫组化，考虑为腺泡状软组织肉瘤，右髂脉管周围淋巴结可见肿瘤转移11/11，软组织（+）（病例3图8）。2016-10-25复查CT：两肺间质性炎症较前明显；两肺粟粒性结节增多、增大；右肺上叶纵隔旁结节较前增大，纵隔、腹膜后淋巴结较前增大、增多；双肺下叶膨胀不全，局限实变不张；双侧胸腔积液（病例3图9）。建议使用安罗替尼及抗PD-1治疗。但患者一般状态差，胸腔积液，恶病质，放弃治疗，出院，后死亡。

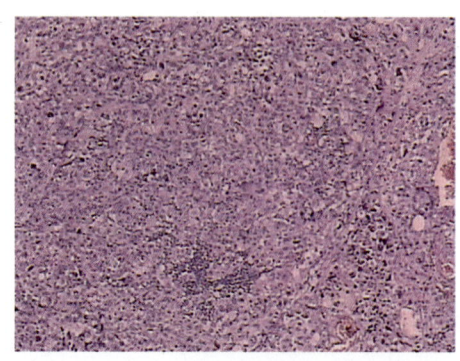

病例3图8　截肢术后病理回报腺泡状软组织肉瘤

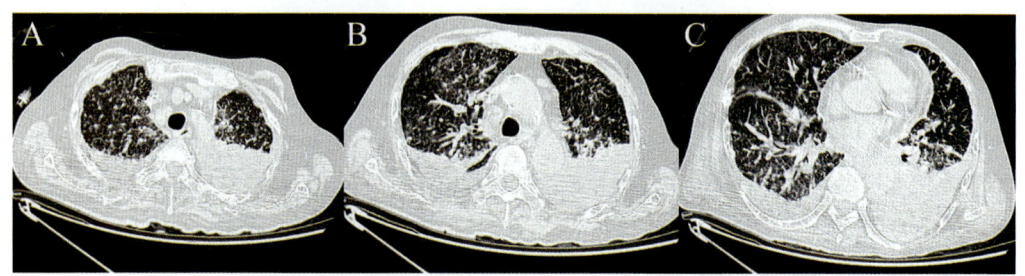

病例3图9　两肺粟粒性结节较前明显增多，伴双侧胸腔积液

三、病例点评

本例患者较为特殊，前两次手术术后病理回报未分化多形性肉瘤，末次手术术后病理回报腺泡状软组织肉瘤，存在两种可能：①在肿瘤多次复发后，病理学类型发生了改变，由未分化多形性肉瘤转变为了腺泡状软组织肉瘤；②软组织肉瘤病理类型复杂，某些情况下，不典型肿瘤的诊断较为困难，可能出现前后诊断不一致或者误诊的情况，且患者未行融合基因检测。腺泡状软组织属于对化疗极不敏感的肉瘤，本例患者出现右大腿内侧转移后，异环磷酰胺+多柔比星脂质体+恩度的化疗方案疗效有限。后患者服用帕唑帕尼但肿瘤仍控制不佳，继续出现肺转移及肿瘤复发，只能行姑息手术（右髋关节离断+右髂脉管淋巴结清扫术），但持续进展，最后只能放弃治疗。靶向治疗和抗PD-1免疫治疗可能对大多数腺泡状软组织肉瘤患者有效，但本例患者对培唑帕尼耐药，导致预后较差。

四、疾病介绍

（一）疾病概述

腺泡状软组织肉瘤（alveolar soft-part sarcoma，ASPS）是一种罕见的、独特的软组织肉瘤亚型，占所有软组织肉瘤的0.5%~1%。对1973—2014年SEER数据库检索发现，仅有267名患者患有腺泡状软组织肉瘤。腺泡状软组织肉瘤通常发生在15~35岁的年轻成年人中，30岁之前，女性较男性多见，30岁后男性较女性多见。

尽管腺泡状软组织肉瘤的自然史是惰性的，通常进展缓慢，但与其他软组织肉瘤相比，腺泡状软组织肉瘤具有更大的转移潜能。腺泡状软组织肉瘤组织来源尚不明确，其来源学说主要有3类：上皮源性、神经源性和肌源性。有学者认为腺泡状软组织肉瘤发生与横纹肌有关，但部分学者并不支持这一说法。虽然肿瘤细胞胞质表达横纹肌特异的肌调节蛋白（MyoD1），但其在腺泡状软组织肉瘤中的表达不恒定，且Desmin的阳性率也低，同时还表达神经标志物S-100和NSE等。

腺泡状软组织肉瘤最常发生于大腿或臀部的深部软组织，头颈部（如舌和眼眶），在儿童和婴儿中更为普遍。罕见的原发部位包括胃肠道、肺、膀胱、乳腺、骨和子宫。通常表现为生长缓慢、无痛的肿块，但在不同部位出现的肿瘤可观察到不同的症状，如突眼或阴道出血。最常见的转移部位依次为肺、骨和脑；与大多数肉瘤一样，淋巴结转移并不常见。

细胞遗传学上，腺泡状软组织肉瘤含有特征性的t（X；17）（11；q25）导致TFE3转录因子基因（来自Xp11）的外显子6（1型）或外显子5（2型）与17q25处的ASPSCR1（也称为ASPL）的前7个外显子融合的易位，其分子诊断也依赖于检测这种特征性易位或通过荧光原位杂交检测TFE3重排。

（二）诊断与治疗

1. 诊断

（1）临床表现：腺泡状软组织肉瘤病程较长，为一种缓慢生长的肿瘤，早期症状极不明显，故称之为"无声肿瘤"。发生于躯干及四肢者，肿块多位于深部肌肉内，位置表浅者局部皮肤可发红发热，有时触之有搏动感，或可听到杂音，少数病例可有局部骨组织侵蚀或破坏。由于生长缓慢，且无特异性症状与体征，易被临床医师和患者忽略，初诊时肿瘤体积往往较大。发生于头颈部者，因涉及重要器官结构或病变部位相对表浅，病程通常较全身短。发生于颅脑及鼻窦者，随着肿物体积的增大，可压迫周围组织而出现相应的临床症状；发生于舌体、咽喉者，早期即可影响患者的进食和语音，严重者后期可影响患者的通气功能；而发生于眼眶、颊部及颈部者，病灶多呈外生型膨胀性生长，且病变部位表浅，更容易早期发现。

腺泡状软组织肉瘤的血运丰富，瘤细胞易侵犯血管发生血道转移，转移率达50%，其最常见的转移部位为肺，其次为脑和骨等。在初次接受治疗的腺泡状软组织肉瘤患者中，Ⅳ期患者占30%~40%。

（2）影像学表现

1）超声：超声波是一种常用的、价廉、快速、无创的检查方法，适用于头颈部软组织肿瘤、血管瘤、血管畸形及囊性肿物的辅助诊断。因腺泡状软组织肉瘤富含血管，其与血管畸形及血管瘤在局部的超声检查和血管造影上可呈现出相似的特征性改变，较容易误诊。尤其是发生在舌体和面颊部者，更需要结合病史加以鉴别。从发病始点来看，血管瘤和血管畸形通常在出生后不久即可表现出相应的症状。因此，当后天出现的软组织肿瘤，通过初步的超声检查能够证明其血管丰富，而结合病史及临床表现无法确诊为血管瘤或血管畸形时，需要考虑腺泡状软组织肉瘤的可能性。

2）CT：图像不仅能够较好地显示软组织病变，当病变与骨组织关系密切时，其更具诊断价值。在CT检查中，腺泡状软组织肉瘤也可表现出与血管瘤相似的特征。不同的是，绝大多数腺泡状软组织肉瘤患者的CT图像上可以看到肿物外周对比增强以及中央液化坏死的现象。而且，发生于头颈部的腺泡状软组织肉瘤有累及颅骨及颌骨的报道。由于病变具有一定的侵袭性及恶性倾向，可引起骨皮质变薄和破坏，并且肿瘤周围无法见到良性病变所特有的骨膜反应及新骨形成。因此，如果CT可见肿物外周对比增强以及中央液化坏死，并且伴有侵袭性骨破坏，则可进一步考虑腺泡状软组织肉瘤的可能性，但尚需与浆细胞瘤、尤文肉瘤、未分化多形性肉瘤等与之类似的具有骨组织侵袭性的肿瘤相鉴别。

3）MRI：具有一定的特征性表现：T_1WI图像上为等信号或稍高信号影，T_2WI图像上为高信号影、且呈不均匀强化，绝大多数病灶内甚至病灶周边可呈现显著的流空效应，且异构对比度增强明显，是腺泡状软组织肉瘤的特征性影像学表现。这是由于腺泡状软组织肉瘤中血供丰富，且病灶内及病灶周围富于动脉结构，因此其流空效应较血管瘤更明显。磁共振图像上腺泡状软组织肉瘤与血管瘤、血管畸形的另一鉴别要点是：腺泡状软组织肉瘤病灶的血管结构间存在大量的软组织结构，这是血管瘤、血管畸形不具备的特点。此外，透明细胞瘤、转移性黑色素瘤、脂肪瘤和涉及出血的软组织肿瘤在MRI图像上也可表现出高信号，但在这些肿瘤中无法看到流空效应。

（3）病理检查：肉眼观，通常为黄白色、类球形或分叶状结节，部分肿瘤呈"蘑菇征"，质地较软，剖面多灰白，部分病灶中央可见液化坏死，周边可见假性包膜。低倍镜下可见特征性的器官样结构，肿瘤细胞被宽窄不等的纤维性间隔分割成多结节状，肿瘤细胞呈腺泡状或片状、巢状排列，腺泡间血窦丰富。高倍镜下肿瘤细胞大而圆形，大小和形状较一致，胞质丰富、嗜酸性、细颗粒状；可见空泡状核，核仁明显，核异型不明显，核分裂象罕见。

腺泡状软组织肉瘤的最终确诊还是要依靠免疫组织化学染色结果。腺泡状软组织肉瘤细胞的免疫组织化学标志物包括：Des、Myo-D1、Vim、S-100、HMB-45、MelanA、CK8/18、CEA、CD34、CD68、CD147、NSE、EMA、CgA、Syn、Ki-67等，这些标志物在不同患者中的表现有所差异，但Des、Myo-D1、Vim、CD34、CD68、CD147大多呈阳性，S-100、HMB-45、MelanA、NSE大多为阴性。免疫组织化学染色结果有助于剔除具有特征性阳性染色的肿瘤。

此外，腺泡状软组织肉瘤中存在t（x；17）（p11.2；q25）染色体易位，这种非平衡易位使位于Xp11.2上的TFE3转录因子基因与位于17q25上的ASPL基因产生ASPL-TFE3融合基因，介导细胞异常增殖，导致肿瘤发生，在肿瘤细胞膜上可检测到，并且有异常融合蛋白的表达，这在ASPS中具有高度的特异性。因此，TFE3免疫组化和ASPL-TFE3融合基因的表达，对腺泡状软组织肉瘤的诊断具有重要的检测作用。但需要注意的是，初次切除的标本TFE3免疫表型呈强阳性，但复发时可能显示弱阳性。另外TFE3免疫表型呈阳性或有TFE3基因易位的肿瘤除腺泡状软组织肉瘤，还可见于Xp11.2易位/TFE3基因融合相关性肾癌、TFE3易位相关性上皮样血管内皮瘤、伴TFE3基因融合的血管周上皮样细胞肿瘤（PEComa）、颗粒细胞瘤、软组织透明细胞肉瘤及恶性黑色素瘤等，因此诊断时不能仅凭TFE3免疫组化的结果。

（4）鉴别诊断：腺泡状软组织肉瘤应与以下肿瘤鉴别。

1）腺泡状横纹肌肉瘤：属于小圆细胞恶性肿瘤。腺泡状软组织肉瘤形成的腺泡状结构与腺泡状横纹肌肉瘤相似，但腺泡状横纹肌肉瘤的瘤细胞呈嗜伊红色的大多边形上皮样细胞，腺泡之间为裂隙状或血窦样毛细血管网，70%～80%的病例瘤细胞胞质内可见PAS阳性的针状或棒状结晶物，血管内常见瘤栓。可呈腺泡状排列，但腺泡之间为纤维血管间隔，缺乏血窦，瘤细胞表达Desmin、Myo-D1、MSA等肌源性标志物。

2）颗粒细胞瘤：该肿瘤体积较小，亦无明显腺泡状结构，无毛细血管网的间质结构，瘤细胞小，无异型性，S-100阳性，PAS染色阴性，目前基本认为其来源于施万细胞。

3）血管内皮瘤：瘤组织内遍布多数不规则的血管网，管壁衬覆明显异型的内皮细胞。

4）副神经节瘤：几乎不发生在四肢，多发生在头颈部和腹腔，常见于老年人，该肿瘤的组织形态可见器官样、腺泡样结构，胞质细颗粒状，细胞巢的周围绕以嗜碱性的梭形支持细胞，与腺泡状软组织肉瘤具有相似的形态。免疫表型CgA、Syn阳性表达，支持细胞表达S-100，PAS染色胞质内无棒状结晶体。

5）转移性肾细胞癌：肾脏可见原发性病灶，癌细胞呈腺泡状、乳头状及管状排列，间质可见丰富的血窦，PAS染色胞质内无棒状结晶体。肿瘤细胞表达TFE3、CK、EMA、CD10、RCC及PAX2。

6）软组织透明细胞肉瘤：本病好发于四肢远端深部软组织，可见腺泡状结构，胞质可嗜酸，可局灶表达CK，表达S-100、HMB45、Melan-A，且（t 12；22）发生易位。

2. 肿瘤分级及分期　腺泡状软组织肉瘤尚无特定的分级和分期系统，分级采用法国癌症中心联盟肉瘤学组（FNCLCC）制定的分级系统，分期可参考软组织肉瘤常用的SSS分期系统和AJCC分期系统，可参考病例1中的相关内容。

3. 治疗　腺泡状软组织肉瘤患者总体预后差，5年生存率仅约20%。腺泡状软组织肉瘤的治疗多采用病灶广泛切除术，辅助放化疗均无显著疗效。

（1）手术：目前，同其他软组织肉瘤一样，早期发现、广泛切除仍是治疗腺泡状软组织肉瘤的关键。肿瘤完整切除后较少复发，但腺泡状软组织肉瘤血供极其丰富，病理学检查往往可以发现粗大的血管，因此极易发生血性转移，其中，肺是最常见的转移部位。据统计，腺泡状软组织肉瘤的转移率为66.7%～72.0%。多次复发、已发生重要器官的转移或不能完整切除肿瘤的患者预后较差，常死于肺、脑及骨转移。

肿瘤大小也是一个预后因素。在一项研究中，肿瘤直径小于50mm的患者，5年、10年和15年生存率分别为72%、65%和65%，优于肿瘤直径大于50mm的患者（分别为46%、9%和0）。

（2）放疗：虽然对腺泡状软组织肉瘤患者来说，手术是最佳治疗方案，但病灶部位特殊者，为保证相应器官的功能甚至是患者生命而无法彻底切除时，辅助性放疗就成为控制残余病变甚至是复发灶的有效方法。针对头颈部腺泡状软组织肉瘤，尤其是病变于颅脑、眼眶及鼻窦等处者，病灶的切除以及切除后的修复重建相对困难。因此，辅助性放疗相较于单纯手术能够更好地控制病情。

（3）化疗：然而不幸的是，腺泡状软组织肉瘤属于对化疗极不敏感的肉瘤，传统的以蒽环类药物为基础的化疗在很大程度上对腺泡状软组织肉瘤患者来说是无效的，其有效率低于10%，这为其后续治疗带来了困难。一项纳入了68例腺泡状软组织肉瘤的回顾性分析显示，完全缓解（CR）患者占4%，部分缓解（PR）患者占3%，疾病稳定（SD）占41%，疾病进展（PD）患者占51%。因此，除临床试验外，不推荐辅助化疗。《2022年中国临床肿瘤学会（CSCO）软组织肉瘤诊疗指南》也并未推荐腺泡状软组织肉瘤患者化疗。

（4）靶向治疗：腺泡状软组织肉瘤对传统化疗耐药，手术可提高患者生存率和缓解率，但术后可能出现复发，且部分患者确诊时已发生转移。因此探索包括靶向治疗、免疫治疗在内的新型治疗策略意义重大，特别对晚期患者而言。

与其他软组织肉瘤亚型相比，腺泡状软组织肉瘤通常表现出对VEGFR为主的酪氨酸激酶抑制剂（TKI）的敏感性。帕唑帕尼、舒尼替尼、克唑替尼、安罗替尼等酪氨酸激酶抑制剂在腺泡状软组织肉瘤中显示出了可喜的疗效。其中，NCCN指南和CSCO指南均推荐帕唑帕尼、舒尼替尼用于治疗腺泡状软组织肉瘤。此外，根据《2022年中国临床肿瘤学会（CSCO）软组织肉瘤诊疗指南》，推荐安罗替尼用于晚期或不可切除腺泡状软组织肉瘤的一线治疗（Ⅰ级推荐），且腺泡状软组织肉瘤是安罗替尼用于一线软组织肉瘤治疗的唯一病理亚型。

安罗替尼是一种可口服的多靶点TKI，能有效地抑制VEGFR、PDGFR、KIT等激酶，具有抗肿瘤血管生成和抑制肿瘤生长的作用。一项安罗替尼和安慰剂随机对照、双盲、多中心Ⅱb期临床研究，在腺泡状软组织肉瘤亚组分析中，显示出安罗替尼对腺泡状软组织肉瘤效果较为显著，安罗替尼组和安慰剂组PFS时间分别为18.23个月和3个月，延长了15个月。

帕唑帕尼是一种特异性靶向血管生成和肿瘤增殖相关受体的小分子TKI，作为多靶点抗血管生成剂，能有效地抑制VEGFR、PDGFR和KIT，抑制谱与舒尼替尼相似。一项纳入了30例接受帕唑帕尼治疗的腺泡状软组织肉瘤研究显示，在可进行疗效评价的29例患者中，1例完全缓解，7例部分缓解，17例疾病稳定，仅有4例出现疾病进展。在中位随访期为19个月时，中位无进展生存期为13.6个月。

舒尼替尼是一种口服多靶点小分子酪氨酸激酶抑制剂，其作用靶点包括VEGFR（VEGFR-1、VEGFR-2和VEGFR-3）、PDGFR（PDGFR-α和PDGFR-β）、KIT、CSF-1R等。在一项研究中，15例转移性腺泡状软组织肉瘤患者接受了舒尼替尼治疗，其中6例部分缓解，8例疾病稳定，1例疾病进展，中位无进展生存期19个月，中位总生存56个月，5年生存率49%。2010年一项回顾性分析就舒尼替尼在9例ASPS中的疗效进行评价，其中5例患者出现PR，3例SD，1例PD，中位PFS为17个月。另一项舒尼替尼治疗腺泡状软组织肉瘤的研究表明，使用舒尼替尼3个月后，5例患者中2例出现PR，1例为SD，1例患者在12个月后仍有效果，且舒尼替尼可能通过PDGFR和RET相关机制在腺泡状软组织肉瘤中产生抗肿瘤活性。

（5）免疫治疗：近年来，随着基础免疫学和肿瘤生物学的迅速发展，肿瘤免疫治疗已然成为继手术、放疗、化疗三大常规肿瘤治疗之外另一种重要的治疗方式。

2017年发表的一项针对晚期软组织肉瘤免疫治疗的单中心、Ⅰ期篮式试验发现，帕博利珠单抗对腺泡状软组织肉瘤的疗效较好，4例腺泡状软组织肉瘤患者中

2例达到PR，2例SD。另一项atezolizumab（阿特珠单抗）治疗转移性腺泡状软组织肉瘤的单臂、Ⅱ期研究中，中期分析显示，19例可评价的患者中，8例获得PR，ORR为42%。

在一项单中心、单臂、Ⅱ期研究中，探索了阿昔替尼联合帕博利珠单抗在既往至少一线治疗失败的进展期或转移性软组织肉瘤中的疗效。研究共入组了33例患者，其中包括12例腺泡状软组织肉瘤。所有可评价患者总体的ORR为26.7%，总体的PFS为4.7个月。亚组分析显示，非腺泡状软组织肉瘤患者组的中位PFS为3.0个月，腺泡状软组织肉瘤亚组的ORR为54.5%，中位PFS为12.4个月。阿昔替尼联合帕博利珠单抗对于腺泡状软组织肉瘤的作用更为突出。

《2022年中国临床肿瘤学会（CSCO）软组织肉瘤诊疗指南》对于晚期或不可切除的腺泡状软组织肉瘤有三种推荐免疫治疗方案：帕博利珠单抗（二线治疗）、阿特珠单抗（一线/二线治疗）和帕博利珠单抗联合阿昔替尼。

总体来说，因为腺泡状软组织肉瘤的罕见性，目前对其的研究主要集中于病例报道或小样本研究，因此需要系统、大型的研究来进一步建立规范的治疗模式。

（病例提供者：滕　胜　郭　燕　天津医科大学肿瘤医院）

（点评专家：赵　军　天津医科大学肿瘤医院）

参考文献

[1]Lin YK，Wu PK，Chen CF，et al.Alveolar soft part sarcoma：Clinical presentation，treatment，and outcome in a series of 13 patients[J].J Chin Med Assoc，2018，81（8）：735-741.doi：10.1016/j.jcma.2018.01.006.

[2]Ogose A，Yazawa Y，Ueda T，et al.Japanese Musculoskeletal Oncology Group.Alveolar soft part sarcoma in Japan：multi-institutional study of 57 patients from the Japanese Musculoskeletal Oncology Group[J].Oncology，2003，65（1）：7-13.doi：10.1159/000071199.

[3]Ladanyi M，Lui MY，Antonescu CR，et al.The der（17）t（X；17）（p11；q25）of human alveolar soft part sarcoma fuses the TFE3 transcription factor gene to ASPL，a novel gene at 17q25[J].Oncogene，2001，20（1）：48-57.doi：10.1038/sj.onc.1204074.

[4]Jaber OI，Kirby PA.Alveolar Soft Part Sarcoma[J].Arch Pathol Lab Med，2015，139（11）：1459-1462.doi：10.5858/arpa.2014-0385-RS.

[5]Paoluzzi L，Maki RG.Diagnosis，Prognosis，and Treatment of Alveolar Soft-Part Sarcoma：A Review[J].JAMA Oncol，2019，5（2）：254-260.doi：10.1001/jamaoncol.2018.4490.

[6]Chang X，Li Y，Xue X，et al.The current management of alveolar soft part sarcomas[J].

Medicine(Baltimore), 2021, 100(31): e26805.doi: 10.1097/MD.0000000000026805.

[7]Stacchiotti S, Mir O, Le Cesne A, et al.Activity of Pazopanib and Trabectedin in Advanced Alveolar Soft Part Sarcoma[J].Oncologist, 2018, 23(1): 62-70.doi: 10.1634/theoncologist.2017-0161.

[8]Flores RJ, Harrison DJ, Federman NC, et al.Alveolar soft part sarcoma in children and young adults: A report of 69 cases[J].Pediatr Blood Cancer, 2018, 65(5): e26953.doi: 10.1002/pbc.26953.

[9]Reichardt P, Lindner T, Pink D, et al.Chemotherapy in alveolar soft part sarcomas.What do we know? [J].Eur J Cancer, 2003, 39(11): 1511-1516.doi: 10.1016/s0959-8049(03)00264-8.

[10]Bergsma EJ, Elgawly M, Mancuso D, et al.Atezolizumab as the First Systemic Therapy Approved for Alveolar Soft Part Sarcoma[J].Ann Pharmacother, 2023, 10600280231187421.doi: 10.1177/10600280231187421.

[11]Albarrán V, Villamayor ML, Pozas J, et al.Current Landscape of Immunotherapy for Advanced Sarcoma[J].Cancers(Basel), 2023, 15(8): 2287.doi: 10.3390/cancers15082287.

[12]Zhang Y, Wang Y, Wang H, et al.Alveolar soft part sarcoma in childhood and adolescence: Report of three cases and review of literature[J].Front Pediatr, 2022, 10: 937112.doi: 10.3389/fped.2022.937112.

[13]Singh N, Gupta P, Misra S, et al.Alveolar soft part sarcoma: A case report and review of the literature[J].Cytopathology, 2022, 33(5): 622-627.doi: 10.1111/cyt.13134.

[14]Lim JX, Karlsson B, Pang A, et al.Stereotactic radiosurgery in alveolar soft part sarcoma brain metastases: Case series and literature review[J].J Clin Neurosci, 2021, 93: 227-230.doi: 10.1016/j.jocn.2021.09.002.

[15]O'Sullivan Coyne G, Naqash AR, Sankaran H, et al.Advances in the management of alveolar soft part sarcoma[J].Curr Probl Cancer, 2021, 45(4): 100775.doi: 10.1016/j.currproblcancer.2021.100775.

[16]Zhu MMT, Shenasa E, Nielsen TO.Sarcomas: Immune biomarker expression and checkpoint inhibitor trials[J].Cancer Treat Rev, 2020, 91: 102115.doi: 10.1016/j.ctrv.2020.102115.

[17]Ayodele O, Razak ARA.Immunotherapy in soft-tissue sarcoma[J].Curr Oncol, 2020, 27(Suppl 1): 17-23.doi: 10.3747/co.27.5407.

[18]Wang Y, Du B, Yang M, et al.Paediatric orbital alveolar soft part sarcoma recurrence during long-term follow-up: a report of 3 cases and a review of the literature[J].BMC Ophthalmol, 2020, 20(1): 60.doi: 10.1186/s12886-020-1312-x.

[19]Soheilifar MH, Taheri RA, Zolfaghari Emameh R, et al.Molecular Landscape in Alveolar Soft Part Sarcoma: Implications for Molecular Targeted Therapy[J].Biomed Pharmacother, 2018, 103: 889-896.doi: 10.1016/j.biopha.2018.04.117.

[20] Saluja K, Thomas J, Zhang S, et al.Malignant perivascular epithelioid cell tumor of the oropharynx with strong TFE3 expression mimicking alveolar soft part sarcoma: a case report and review of the literature[J].Hum Pathol, 2018, 76: 149-155.doi: 10.1016/j.humpath.2017.11.016.

[21] Wang Y, Cui J, Yan X, et al.Alveolar soft part sarcoma with multiple brain and lung metastases in pregnancy: A case report and literature review[J].Medicine (Baltimore), 2017, 96 (46): e8790.doi: 10.1097/MD.0000000000008790.

[22] Zhao C, Gao X, Yang J, et al.Surgical management and outcome of spinal alveolar soft part sarcoma (ASPA): a case series of five patients and literature review[J].World J Surg Oncol, 2017, 15 (1): 39.doi: 10.1186/s12957-017-1112-9.

[23] Randazzo MJ, Thawani JP, Manur R, et al.Metastatic Alveolar Soft Part Sarcoma of the Spinal Cord: A Case Report and Review of Literature[J].World Neurosurg, 2017, 103: 953.e1-953.e5.doi: 10.1016/j.wneu.2017.04.100.

[24] Paillard C, Coulomb A, Helfre S, et al.Le sarcome alvéolaire des parties molles de l'enfant et l'adolescent[Alveolar soft part sarcoma in pediatric patients][J].Bull Cancer, 2015, 102 (9): 792-798.French.doi: 10.1016/j.bulcan.2015.05.004.

[25] Chen J, Chen X, Wang Y, et al.Imaging Findings and Histologic Appearances of Alveolar Soft Part Sarcoma in the Prostate: A Case Report and Review of the Literature[J].Clin Genitourin Cancer, 2015, 13 (4): e315-e319.doi: 10.1016/j.clgc.2014.12.016.

[26] Jabbour MN, Seoud M, Al-Ahmadie H, et al.ASPL-TFE3 translocation in vulvovaginal alveolar soft part sarcoma[J].Int J Gynecol Pathol, 2014, 33 (3): 263-267.doi: 10.1097/PGP.0b013e318290407c.

[27] Babar MS, Qadri HM, Tabassam A, et al.Primary intracranial alveolar soft part sarcoma in a 22 years old female: a rare case report with literature review[J].J Pak Med Assoc, 2023, 73 (5): 1123-1126.doi: 10.47391/JPMA.6925.

[28] Wang X, Yu J, Fan X, et al.A case report and literature review on nephrogenic alveolar soft part sarcoma: clinicopathological manifestations and genetic features[J].BMC Urol, 2023, 23 (1): 17.doi: 10.1186/s12894-023-01182-0.

[29] Moreno Tellez C, Leyfman Y, D'Angelo SP, et al.Immunotherapy in Sarcoma: Where Do Things Stand? [J].Surg Oncol Clin N Am, 2022, 31 (3): 381-397.doi: 10.1016/j.soc.2022.03.004.

[30] Dermarkarian CR, Duckwiler G, Thompson LDR, et al.Retro-orbital alveolar soft-part sarcoma in a 76-year-old female: case report and review of the literature[J].Can J Ophthalmol, 2022, 57 (6): e208-e210.doi: 10.1016/j.jcjo.2022.03.007.

[31] Kerrison WGJ, Lee ATJ, Thway K, et al.Current Status and Future Directions of Immunotherapies in Soft Tissue Sarcomas[J].Biomedicines, 2022, 10 (3): 573.doi: 10.3390/biomedicines10030573.

病例 4 恶性外周神经鞘瘤

例一：右大腿恶性外周神经鞘瘤伴双肺转移

一、病历摘要

（一）基本资料

患者段某，女性，55岁，因"右大腿软组织肿物"入院。

现病史：患者2018年右大腿拉伤后出现肿物，鸡蛋大小，自行按摩、针灸治疗，肿物间断缩小。后再次出现疼痛，2019-02-18行MRI检查提示：右大腿软组织肿物，考虑恶性，穿刺活检病理回报：梭形细胞肉瘤。2019-03-07 CT检查提示：①两肺多发结节，考虑转移瘤；②右侧大腿软组织内肿物，大小约12cm×9cm，增强检查强化不均匀，考虑恶性，肉瘤可能性大。

既往史：既往体健，否认结核病、肝炎病史，有糖尿病病史，否认白血病等恶性病史，否认食物、药物过敏史，有甲状腺癌手术史。

个人史：生于原籍，不抽烟，不饮酒。

家族史：无。

婚姻史：已婚，爱人体健。

（二）专科检查

右大腿前侧可及巨大肿物，约12cm×10cm，质韧，边界不清，活动差，轻压痛，下肢末梢血运感觉可。

（三）辅助检查

外院穿刺病理：梭形细胞肉瘤。本院病理会诊回报：（右股四头肌）梭形细胞肉瘤，结合免疫组化及FISH检测结果符合恶性外周神经鞘瘤（病例4图1）。

2019-03-07 CT检查提示：①两肺多发结节，考虑转移瘤。较大者位于右下肺脊柱旁，大小约1.8cm×1.7cm（病例4图2A，病例4图2B）；②右侧大腿软组织内肿物，大小约12cm×9cm，增强检查强化不均匀，考虑恶性，肉瘤可能性大（病例4图2C）。

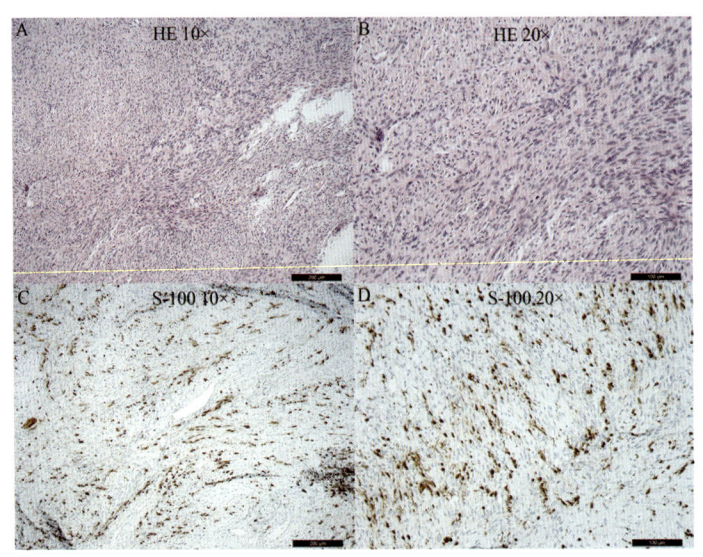

病例4图1　病理诊断为恶性外周神经鞘瘤

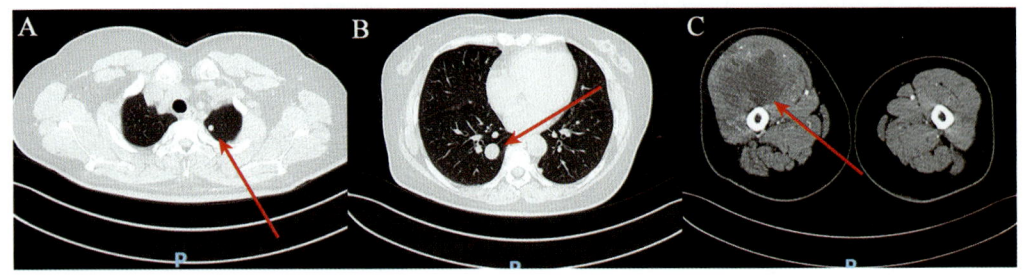

病例4图2　患者初诊CT检查

A：左上肺转移瘤；B：右下肺脊柱旁可见大小约1.8cm×1.7cm转移瘤；C：右侧大腿软组织内肿物。

二、诊疗经过

入院后考虑恶性外周神经鞘瘤伴双肺转移，于2019-03-10第一次入院，予AI＋恩度方案化疗，2019-03-17复查血常规示：白细胞计数$1.82×10^9$/L，中性粒细胞绝对值$1.23×10^9$/L，患者白细胞低下，予升白治疗。2019-03-21再次复查血常规及C-反应蛋白：C-反应蛋白71.6mg/L，白细胞计数$0.26×10^9$/L，中性粒细胞绝对值$0.02×10^9$/L。患者化疗后严重骨髓抑制，当天第二次入院，予积极抗感染、补血等纠正骨髓抑制治疗，并每日复查血常规。2019-03-22复查血常规：白细胞计数$0.36×10^9$/L，中性粒细胞绝对值$0.01×10^9$/L。2019-03-23复查血常规：白细胞计数$0.47×10^9$/L，中性粒细胞绝对值$0.05×10^9$/L。2019-03-24复查血常规：白细胞计数$1.55×10^9$/L，中性粒细胞绝对值$0.71×10^9$/L。2019-03-25复查血常规：白细胞计数

$3.98×10^9$/L，中性粒细胞绝对值$3.03×10^9$/L。患者积极治疗后复查血常规提示基本恢复正常，2019-03-25顺利出院。出院后继续定期复查血常规，2019-04-03血常规：白细胞计数$13.73×10^9$/L，中性粒细胞绝对值$12.27×10^9$/L。

2019-04-06为行化疗第三次入院，血常规示：白细胞计数$10.45×10^9$/L，中性粒细胞绝对值$8.75×10^9$/L。未见明显化疗禁忌证，予AI＋恩度方案化疗，2019-04-14复查血常规：白细胞计数$11.65×10^9$/L，中性粒细胞绝对值$10.78×10^9$/L，血常规未见明显骨髓抑制，2019-04-15顺利出院。后患者再次出现骨髓抑制，对症处理后好转。

2019-05-15化疗2周期后复查CT：与2019-03-07 CT片比较，右侧大腿肿物较前减小，由原来的12cm×9cm到现在大小约7.7cm×6.3cm，右侧髂脉区部分淋巴结略增大，两肺部分结节较前减小，原右下肺脊柱旁结节由原来的1.8cm×1.7cm到现在的0.8cm×0.7cm（病例4图3）。患者CT提示大腿肿物及肺结节较前减小，化疗治疗有效。

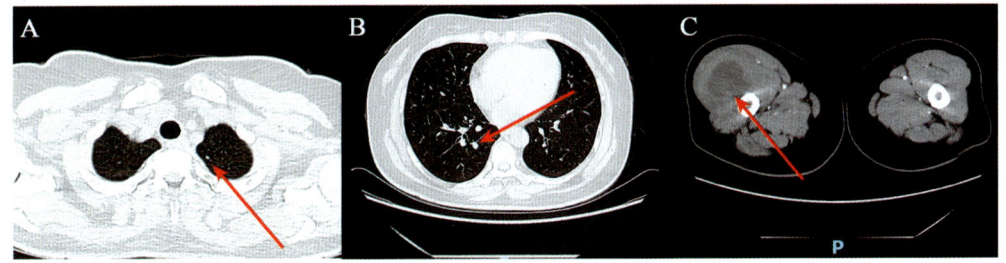

病例4图3 肺部转移灶及大腿病灶化疗两周期后复查CT结果

A：左上肺转移灶较前减小；B：右下肺脊柱旁转移灶较前减小；C：右侧大腿肿物较前减小。

2019-05-21、2019-06-23患者第三、四次AI＋恩度化疗后于2019-07-25再次复查CT：与2019-05-15 CT片比较，右肺多发小结节部分有所减小，原右下肺脊柱旁肿物现大小0.6cm×0.5cm，右侧大腿肿物较前减小，大小约4.3cm×3.3cm。患者四次化疗后，肿物持续减小（病例4图4）。

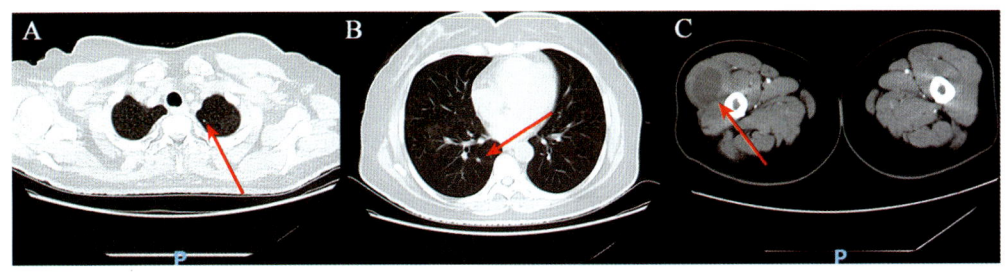

病例4图4 肺部转移灶及大腿病灶化疗四周期后复查CT结果

A：左上肺转移灶持续减小；B：右下肺脊柱旁转移灶持续减小；C：右侧大腿肿物持续减小。

2019-07-30患者为求大腿部位病变的姑息性手术治疗再次入院。入院后积极完善相关检查，排除手术相关禁忌后，于2019-08-05全身麻醉下行右大腿肿物冰冻+广泛切除术，术中冰冻病理回报：右大腿组织结合病史考虑为恶性外周神经鞘瘤（MPNST）。术后病理回报：结合病史符合恶性外周神经鞘瘤。

2019-09-03术后行异环磷酰胺+多柔比星脂质体+恩度化疗，化疗过程中患者白细胞持续较低，与对症支持治疗后复查血常规恢复正常。终止化疗，服用安罗替尼。

2019-10-24复查CT：与2019-07-25 CT比较，右大腿肿物术后改变，右肺部分结节较前略增大，原右下肺脊柱旁结节0.6cm×0.5cm（病例4图5A）。仍继续服用安罗替尼，但未规律复查。

2020-02-13 CT：右肺部分结节较前增大，原右下肺脊柱旁结节大小约4.2cm×4.0cm（病例4图5B）。停止服用安罗替尼。拒绝其他治疗。

2020-04-28 CT：右下肺脊柱旁结节较前增大，大小约4.8cm×4.3cm（病例4图5C）。

2020-05-28 CT：右下肺脊柱旁肿物较前增大，大小约5.6cm×5.2cm（病例4图5D）。

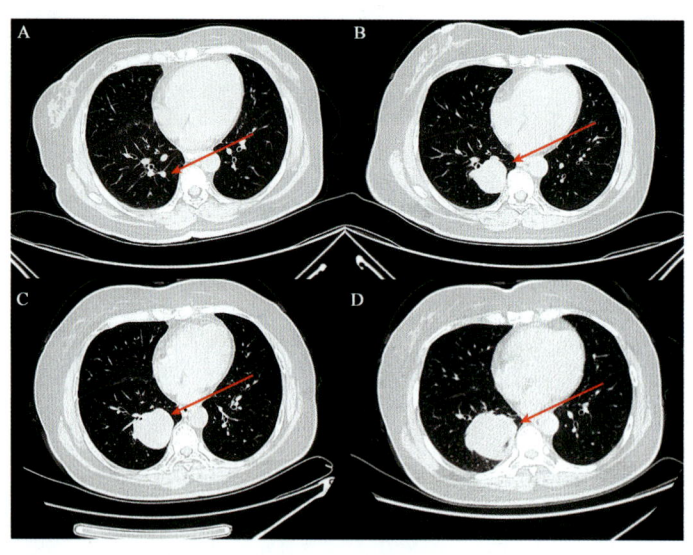

病例4图5　术后多次复查胸部CT结果

A：2019-10-24首次复查，右下肺脊柱旁结节较前增大；B：2020-02-13复查CT示右下肺脊柱旁结节较前继续增大；C：2020-04-28复查CT示：右下肺脊柱旁转移灶持续增大；D：2020-05-28复查CT示右下肺脊柱旁转移灶增大明显。

患者右大腿恶性外周神经鞘瘤术后肺转移，转移结节较前增大，化疗疗效不佳，安罗替尼耐药。分别于2020-06-03及2020-06-24于外院行信迪利单抗+贝伐珠单抗治疗，病情控制不佳，于2020年12月因全身转移去世。

三、病例点评

患者主因"右大腿肿物"就诊，外院穿刺活检经我院病理会诊后考虑恶性外周神经鞘瘤，且出现肿物后1年余才正式就诊，就诊时查胸部CT提示双肺多发结节，已属晚期。考虑到恶性外周神经鞘瘤恶性程度高，且患者肿瘤直径大、已出现双肺转移，单纯局部手术治疗患者获益有限，所以首先给予患者全身化疗。化疗期间患者出现骨髓抑制，予抗感染、升白等对症处理。经4次化疗后，患者肺部转移灶及右侧大腿原发灶均缩小，证明化疗有效。大腿病变手术治疗术后病理证实为恶性外周神经鞘瘤，术后维持原方案化疗，但很快出现耐药。给予安罗替尼、信迪利单抗＋贝伐珠单抗联合治疗等仍然进展，后患者死亡。本例患者一开始即为晚期，预后不佳。

例二：左大腿恶性外周神经鞘瘤术后全身多发转移

一、病历摘要

（一）基本资料

患者马某，女性，40岁，因"无明显诱因发现左大腿根部肿物"入院。

现病史：患者2018年1月无明显诱因发现左大腿根部肿物，拳头大小，固定，边界欠清楚，无疼痛及放射痛，后予我院门诊就诊行超声检查结果回报左腹股沟区软组织实性肿物，行穿刺活检结果回报梭形细胞肿瘤。自发现肿物以来患者饮食、睡眠、大小便均可，体重无明显变化。

既往史：否认高血压、糖尿病、冠心病病史，否认肝炎、结核病史及接触史。否认食物及药物过敏史。

个人史：生于原籍，未到过疫区，无毒物接触史。无特殊嗜好。

家族史：无肿瘤家族史。

婚姻史：已婚，爱人体健。

（二）专科检查

左大腿根部可见一肿物，拳头大小，质韧，固定，无压痛及放射痛。

（三）辅助检查

超声检查结果：左腹股沟区软组织实性肿物。穿刺活检：梭形细胞肿瘤，倾向交界性或低度恶性，穿刺组织局限，建议完整切除后进一步明确诊断。免疫组化：SMA（-），Desmin（-），S-100（散在+），CD34（-），CD99（-），Ki-67（15%+），B-catenin（灶+）。

二、诊疗经过

患者2018-02-22第一次入院，完善相关检查，于2018-02-26在全身麻醉下行左大腿根部肿物广泛切除+软组织扩创修复术，术中过程顺利，术后安返病房，术后恢复良好。术后病理回报：（左大腿根部）梭形细胞肿瘤，结合免疫组化及FISH检测支持为恶性外周神经鞘膜瘤（病例4图6）。免疫组化：CD34（-），SMA（-），Desmin（-），S-100（部分+），Ki-67（30%-40%+），Vim（+），STAT6（-），B-catenin（胞质弱+），CD99（弱+），BCL-2（+），CD57（-），SOX-10（部分+），HMB45（-），Melan-A（-），nestin（部分+），TLE1（散在弱+），CK-pan（-），EMA（-）。FISH检测：SS18基因未见异常分离。

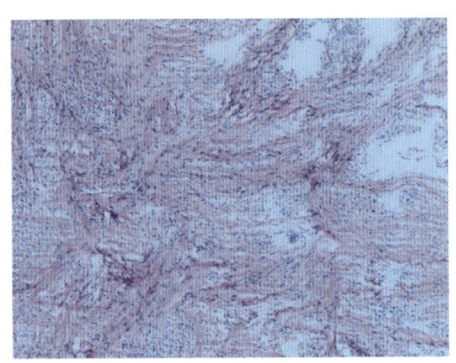

病例4图6　术后病理回报恶性外周神经鞘瘤

2018-06-06第二次入院，完善相关检查，排除化疗禁忌后，给予THP方案化疗一周期，期间给予对症支持治疗，过程顺利。

2018-07-10患者第三次入院，入院后完善相关检查，排除化疗禁忌后，给予AI方案化疗一周期，期间给予对症支持治疗，过程顺利。化疗4周期后于2018年10月停止治疗。

2018年12月发现左乳肿物，于2019-01-10在局部麻醉下行左乳肿物区段切除术，术中冰冻：不除外间叶源性肿瘤，请待石蜡。术后病理回报：（左乳腺）梭形细胞肿瘤伴间质黏液变性，结合左大腿肿物病理切片，考虑转移性软组织肉瘤。

为排除全身有无其他转移灶，2019-02-20行PET-CT检查，PET-CT回报：①"左大腿根部恶性神经鞘膜瘤"术后，术区皮下脂肪层浑浊，未见明显结节及肿物影，PET显像未见异常放射浓聚，呈术后改变；②左乳多发致密影，PET显示异常放射性浓聚，符合转移；③左侧胸膜多发增厚，PET显示异常放射性浓聚，考虑为转移；④胰体、尾部增粗，PET显示异常放射性浓聚，考虑为转移可能性大，邻近胃壁可疑受累，请结合增强CT检查；⑤胰头钩突前、左侧膈脚后多发结节，PET显示异常放射性浓聚，考虑为淋巴结转移；⑥右髂骨、左耻骨及双侧股骨多发骨质破坏，PET显示异常放射性浓聚，考虑为转移，左侧闭孔外肌受累（病例4图7）。

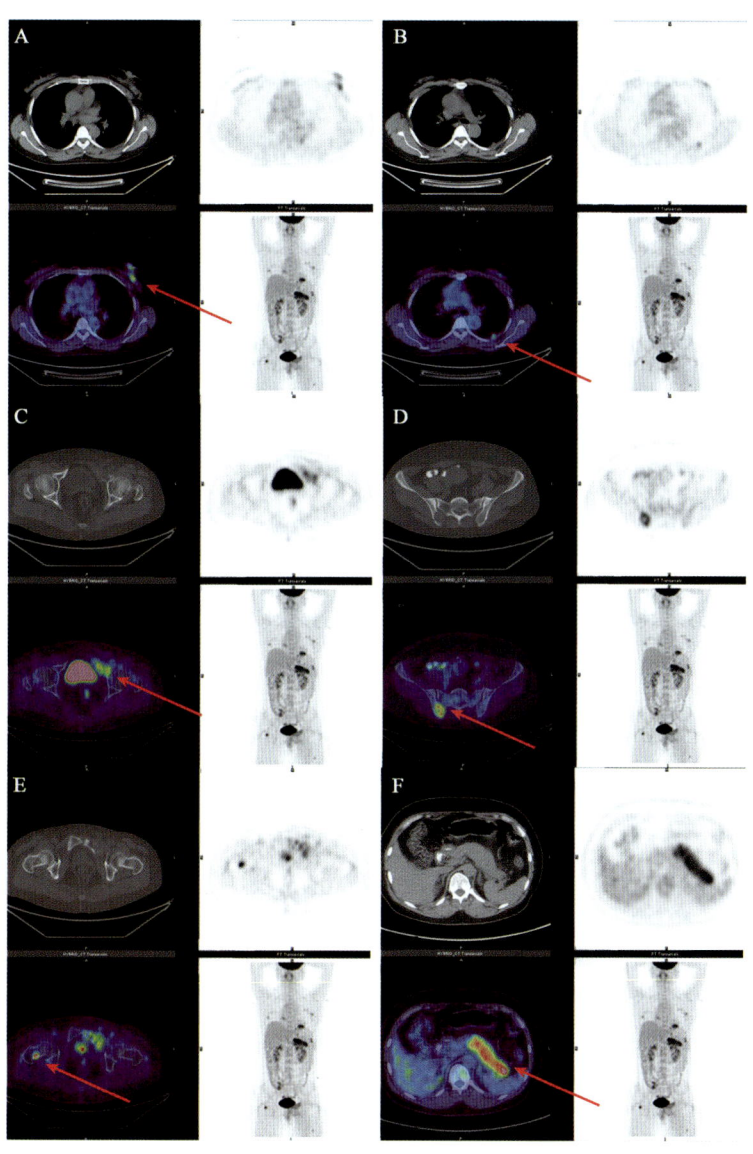

病例4图7　PET-CT检查

A：左乳异常放射性浓聚，考虑转移；B：左侧胸膜异常放射性浓聚，考虑转移；C：左侧耻骨骨质破坏，异常放射性浓聚，考虑转移；D：右髂骨骨质破坏，异常放射性浓聚，考虑转移；E：右股骨骨质破坏，异常放射性浓聚，考虑转移；F：胰腺多发异常放射性浓聚，考虑转移。

患者于2019年2~4月行阿帕替尼+抗PD-1的临床实验治疗3周期后,评估治疗效果。2019-04-18胸部+盆腔平扫CT：与2019-02-20 PET-CT片比较：左侧胸膜增厚减轻,左侧膈胸膜肿物缩小,右侧髂骨骨质破坏区软组织影范围略增大,余无著变（病例4图8）。

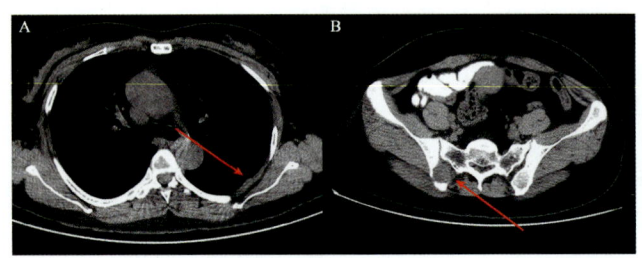

病例4图8　免疫治疗3周期后复查CT评估疗效

A：左侧胸膜肿物缩小；B：右侧髂骨骨质破坏区软组织影范围略增大。

患者接受阿帕替尼+抗PD-1的临床实验治疗病变稳定,继续原方案治疗,于2019-04-30、2019-05-20、2019-06-10、2019-07-05接受治疗。

2019-07-10复查胸部+上腹+盆腔+下肢CT平扫：①与2019-04-18胸部及盆腔片比较：左耻骨周围软组织肿物较前略增大；余未见明显变化；②与2019-02-20 PET-CT片比较：胰腺肿物较前增大、增多,建议强化CT检查；其余基本同前；③右股骨骨质破坏范围较前增大（病例4图9）。经评估为病变进展（PD）,终止治疗。后患者死于胰腺转移相关并发症。

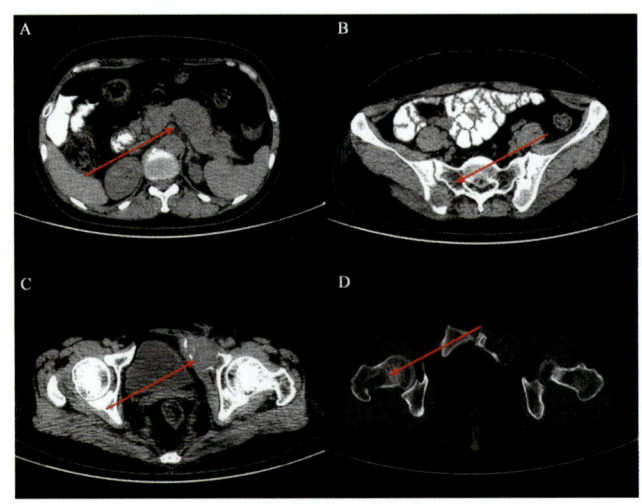

病例4图9　2019-7-10复查CT结果

A：胰腺肿物较前增大；B：右髂骨骨质破坏区软组织肿物较前无明显变化；C：左耻骨周围软组织肿物较前增大；D：右股骨骨质破坏范围较前增大。

三、病例点评

恶性外周神经鞘瘤临床症状相较于其他软组织肉瘤无特异性,早期患者常因无意中发现软组织肿物而就诊,本例患者即属于此种情况。2022 CSCO软组织诊疗指南推荐治疗前先行穿刺活检,进一步明确病理后再行下一步治疗。本例穿刺活检结果回报倾向交界性或低度恶性,但术后病理回报为恶性外周神经鞘瘤,其中"SS18基因未见异常分离"排除了滑膜肉瘤可能。由此可见穿刺病理和术后病理有存在不一致的可能,临床上应予注意,以最终术后大病理为准。恶性外周神经鞘瘤属于对化疗中度敏感的软组织肉瘤,其化疗方案可参考非特指型软组织肉瘤的A(多柔比星)、AI(多柔比星+异环磷酰胺)、MAID(美司钠+多柔比星+异环磷酰胺+达卡巴嗪)。本例患者术后不到1年辅助化疗结束不久即发生乳腺等多部位转移,预示本例患者预后不佳。在PET-CT提示全身多发转移后,行阿帕替尼+抗PD-1免疫治疗后仍然继续进展,最终死于胰腺并发症。

四、疾病介绍

(一)疾病概述

恶性外周神经鞘瘤(malignant peripheral nerve sheath tumor,MPNST)是一种神经源性的肿瘤,主要是指起源于外周神经分支或外周神经纤维鞘的恶性肿瘤,是一种来自于周围神经的低分化梭形细胞肉瘤,但是需除外来源于神经外膜或者外周神经血管系统的肿瘤。在普通人群中的发病率约为十万分之一,占所有软组织肉瘤的5%~10%,包括恶性蝾螈瘤及上皮样恶性外周神经鞘瘤2个特殊亚型。恶性蝾螈瘤系指MPNST伴横纹肌分化,是一种极少见的恶性外周神经鞘瘤,占全部MPNST的5%,有文献报道其5年生存率大约只有12%。上皮样MPNST是指肿瘤细胞具有上皮样分化特点的MPNST,仅仅不到5%属于此种类型。

在2002年及2007年出版的WHO神经系统肿瘤分类中该类肿瘤均归于颅神经及脊神经肿瘤,ICD-O编码为9540/3,包括原来的神经肉瘤、神经纤维肉瘤、恶性施万细胞瘤及恶性神经鞘瘤统称为MPNST。后WHO于2013年将MPNST归类于软组织肿瘤,属Ⅲ~Ⅳ级,通常被认为是高级别肉瘤。按其组织发生主要分为3类:约50%继发于NF1(Ⅰ型神经纤维瘤病),且约10%的NF1患者会发生恶变;约40%呈散发性;约10%发生于其他肿瘤放疗后。据报道,放疗诱导的MPNST在所有接受放疗的患者中发病风险率为0.006%,多发生于乳腺癌或淋巴瘤放疗后,从放射至发生MPNST的潜伏时间从9~26年不等,有学者预测最短时间为1~6个月,中位潜伏期为15~16年。散发性MPNST的中位年龄为30～60岁，NF1型MPNST的中位年龄为20～40岁。临床上多出现无痛性肿块，也常表现为肿块局部疼痛或因肿块压迫致远侧肢体麻木感或放射性痛，多沿主要神经干出现疼痛。其病程长短不一，可在2个月至20年不等，肿瘤发生部位见于四肢、躯干、头颈部，其中大腿、臀部、锁骨上区多见，个别病例可发生于肝脏、心脏、肾、前列腺等处。神经干受累最多见坐骨神经，呈浸润性生长并可包绕神经干，有些肿瘤进展迅速可表现为局部温度高甚至红肿破溃。NF1患者发生恶性外周神经鞘瘤时肿瘤常有快速的增长，此时应警惕神经纤维瘤的恶性变。

MPNST恶性程度高，当前的治疗以根治性手术为主要治疗手段，术后常采取化疗或者放疗的方法进行进一步治疗，但由于其敏感性较差，治疗效果并不十分理想，加之MPNST固有的侵袭性和转移性以及对于该疾病早期诊断、预防及风险预测的不完善，因此患者整体生存率低，局部复发率、转移率均高，且由于是神经来源，往往伴随着神经功能障碍，对患者生命及生活质量均造成极大的危害，5年生存率为35%～60%。

（二）诊断与治疗

1. 诊断　与其他软组织肉瘤类似，所有疑似MPNST的患者标准诊断步骤应包括病史采集、体检、原发肿瘤部位的影像学检查，以及区域和全身影像学检查，然后进行活检（首选穿刺活检）获得组织学诊断，完成MPNST的分期诊断和分型诊断。

（1）临床表现：MPNST可发生在任何年龄，主要发生于成年人，年龄多在20～50岁，无明显性别倾向。NF1相关的MPNST约占所有患者的50%，发病平均年龄比散发性患者年轻10～15岁。

恶性外周神经鞘瘤的临床表现往往与肿瘤的发生部位和进展速度有关。临床表现无特异性，多出现无痛性肿块，也常表现为肿块局部疼痛或因肿块压迫致远侧肢体麻木感或放射性痛，多沿主要神经干出现疼痛。其病程长短不一，可在2个月至20年不等，可发生于身体各处，主要沿主神经根发生，如坐骨神经、臂丛神经和股神经，最常发生在四肢（45%～59%），其次是躯干（17%～34%）、头颈部（19%～24%），也有极少数原发于骨骼、脊柱旁、肺部、纵隔、腹膜后、心脏、乳腺等少见部位。有些肿瘤进展迅速可表现为局部温度高甚至红肿破溃。也有些患者可能无症状，仅在影像学检查时偶然发现。对于NF1患者，出现新的神经纤维瘤、原肿块迅速增大或出现持续性疼痛通等症状常是NF1恶变的重要信号。

（2）影像学表现

1）超声：彩色多普勒超声能明确肿瘤的位置、大小、形态、与周围组织的关系。对于末梢神经干肿瘤，在检查瘤体形态、轮廓、大小及内部回声后，可选取肿瘤的长轴切面，应用局部放大功能，在瘤体的两端寻找有无与神经相延续的声像图，高频超声可以清晰显示肿物与神经纤维相连，从而确定肿物的来源。但总体而言，当肿瘤较大、位置较深、发生于腹、盆腔或肿瘤起源神经过细时，肿瘤与神经相连的声像图显示率较低，需要与周围组织来源的肿瘤相鉴别，应详细询问病史及观察体征，必要时超声引导下穿刺活检诊断。

2）CT：平扫图像特点以密度不均匀、内可见点状钙化灶为主；增强扫描图像示强化不均匀，呈渐进延迟强化。此外，CT见瘤体巨大、囊变、坏死多发并伴淋巴结转移，可作为恶性外周神经鞘瘤的诊断依据。

3）MRI：肿瘤浸润并沿神经根、干扩展呈多结节融合或纺锤形，表现为受累神经结节样、团块状或串珠样增粗，常累及多条神经根。肿瘤MRI信号上除了与其他恶性肿瘤共同表现一样都为T_1WI和T_2WI混杂信号外，肿块还可以坏死、出血，边界不清，破坏周围骨质、侵犯周围软组织等。典型的征象为多结节融合或纺锤状，肿块内的部分结节仍可见大小不一"靶环"。与周围良性的神经纤维瘤相比，T_2WI上其相对特征性的"小靶环"在MPNST上变为大"靶环"，表现为中央的等、稍低信号靶心增大，周围高信号靶环变小甚至消失，提示肿块实质性成分增多，细胞增殖密集，黏液细胞稀疏部分减少。增强扫描这些实性部分强化明显。

（3）病理检查：肉眼观，表面呈结节状或分叶状，一般无包膜，偶有不完整包膜，质硬或较软，切面灰白色鱼肉状，有出血、坏死，也可见黏液样物质或含有粉红色液体。镜下，大部分的MPNST组织学表现为高级别肉瘤形态，仅有10%～15%的MPNST呈低级别改变。肿瘤成分包括恶性神经鞘细胞和神经膜细胞，瘤细胞核呈卵圆或梭形，有些为多边形，大小不一，有明显异型，有时见巨核或多核，核有丝分裂象多见。瘤细胞浸润性生长，排列成交织条索状，有时呈羽毛状、漩涡状，偶呈栅栏状或网状结构，伴有出血和坏死灶。MPNST无特异性的免疫组化标志物，诊断非常困难，目前研究较多的及特异性较高的免疫组化指标是S-100，50%～70%的MPNST肿瘤细胞程度不等地表达S-100，常为局灶性，总的来说，恶性程度越高、瘤细胞分化越原始，S-100的表达率越低。不表达S-100的患者预后通常较差。除S-100外，可程度不等地表达SOX10，偶可局灶性表达CK8和CK18，但不表达CK7和CK19。

恶性蝾螈瘤是MPNST的另一少见亚型，于1932年首次报道，发现该肿瘤部分可向横纹肌方向分化，此现象与两栖类动物蝾螈的正常神经一样，因此命名为"蝾螈瘤"，并沿用至今，约占MPNST的5%。肿瘤内除了恶性外周神经鞘瘤细胞成分外，还伴有横纹肌肉瘤分化区域，细胞形态不规则，细胞质丰富，嗜酸性强，可见病理性核分裂。免疫组织化学检查提示，该肿瘤具有神经鞘膜细胞和横纹肌细胞两种细胞分化特点。

上皮样MPNST是另一种少见亚型，该肿瘤部分或大部分是由多形性、胞质嗜酸的上皮样细胞构成。肿瘤细胞较丰富，排列密集，上皮样细胞区域与梭形区域常常混杂存在。肿瘤细胞多呈巢状、片状排列，细胞核通常大而圆，可出现明显的核仁，类似于黑色素瘤样改变；间质内血管周细胞及内皮细胞可呈现上皮样细胞形态。

（4）鉴别诊断

1）神经鞘瘤：包膜完整，边界清楚，多沿神经走行，90%的神经鞘瘤可在肿块旁发现伴行的神经，肿瘤易出现坏死、出血和囊变、钙化，邻近骨质无溶骨性骨质破坏，若位于脊柱旁可伴有椎间孔扩大，瘤周多无水肿，CT或MRI增强后较小者多强化均匀，较大者强化不均。

2）神经纤维瘤：多为肌间隙内无包膜梭形、类圆形或哑铃状肿块，沿神经分布，MRI的T_2WI上可出现"靶征"，增强扫描呈轻度至中度强化；当肿瘤沿着神经生长，受该神经支配的远端肌肉有时可出现萎缩征象；合并多发神经纤维瘤者，肿瘤增大、实性部分增多、密度或信号不均、典型"靶征"消失者往往提示其恶变，同时对于有过神经纤维瘤手术史和神经纤维瘤病的患者，肿块反复复发者恶变的可能性亦较大，需进一步活检或手术切除。

3）其他肉瘤类型：在病理上，最接近MPNST的肿瘤是滑膜肉瘤，特别是其单相型滑膜肉瘤。虽然滑膜肉瘤和MPNST都可以显示腺体分化，但MPNST倾向于显示类似于肠上皮的腺体，并且频繁发生内分泌分化，而滑膜肉瘤通常伴有腔内嗜酸性粒细胞坏死的碎屑。S-100表达可见于两种肿瘤中，但在滑膜肉瘤中未见CD34表达。而在基因层面上，SS18-SSX1或SS18-SSX2基因融合通常由特征性X-18异位所致，这些基因融合仅发生于滑膜肉瘤，在对于MPNST的细胞遗传学中未发现特定的染色体重排。

2. 肿瘤分级　当前对于MPNST分级的实用方法是将肿瘤分为低等级（约15%）和高等级（约85%）两种。通常低等级MPNST主要应用于从神经纤维瘤前体转变而来的较不明显的间变性肿瘤的分级。此外，法国癌症中心联合会（french federation of cancer centers sarcoma group，FNCLCC）分级系统是国际公认的软组织肉瘤通用的分级系统（可参考病例1中的相关内容）。在MPNST中，FNCLCC 1级对应于低级MPNST，通常出现在NF1神经纤维瘤转变中，而高度多形性或具有不同分化、高有丝分裂率和坏死的MPNST则被认定为FNCLCC 3级。

3. 肿瘤分期　恶性外周神经鞘瘤尚无特定的分期系统，可参考软组织肉瘤常用的SSS分期系统和AJCC分期系统（参考病例1中的相关内容）。

4. 治疗　目前国内外尚没有专门针对MPNST治疗的共识或指南，在治疗策略上多借鉴美国国立综合癌症网络（national comprehensive cancer network，NCCN）定期更新发布的软组织肉瘤诊疗指南、欧洲医学肿瘤学会（european society of medical oncology，ESMO）定期更新发布的相关肉瘤诊疗指南、中国临床肿瘤学会（chinese society of clinical oncology，CSCO）发布的软组织肉瘤诊疗指南和一些国内外相关的肉瘤诊疗共识等。在治疗前需完善影像学检查和一些必要的生化检查，尤其是MRI检查，要仔细判断肿瘤的大小、位置、毗邻关系、有无转移等，尽早完成临床分期，并据此结合患者的一般状况来制订个体化、规范化的多学科参与的治疗方案。

根据《2022年中国临床肿瘤学会（CSCO）软组织肉瘤诊疗指南》，包括MPNST在内，在对软组织肉瘤治疗前，强烈建议先进行活检，即使临床和影像学都提示非常典型的软组织肉瘤，也需活检确诊。并且活检前一定要先完成必要的影像学检查和分析，因为没有遵循适当的活检程序可能导致不良的治疗效果。对于活检方式，首选穿刺活检，穿刺点必须包括在最终手术的切口范围内，便于最终手术时能够切除穿刺道。切开活检可获得更多的标本，利于诊断，但存在肿瘤污染范围大，以及对再次手术的要求比带芯穿刺活检高等缺点，另外费用也相对较高。当病变较小、位于浅层，手术可完整切除病灶且切除后不会造成重大功能障碍，也可考虑切除活检。

对于恶性外周神经鞘瘤的治疗，主要包括以下几种治疗方式：

（1）手术：与大多数软组织肉瘤相同，广泛切除术为局部MPNST的首选治疗方法，手术的最终目的是肿瘤的完全切除并取得切缘阴性。由于肿瘤累及神经，为达到手术切缘阴性，手术时常需将侵犯的神经一并切除，这会导致相应的神经功能障碍。此外，肿瘤的可切除性不仅取决于肿瘤的大小及生长部位，也取决于肿瘤的神经侵犯范围。对位于如头颈部、胸腔、腹腔及盆腔等脏器的MPNST，由于靠近重要器官、血管和神经，扩大切除范围有限，很难获得真正意义上的扩大切除，而对于肿瘤较大、部位较深及存在远处转移灶的患者，也不能实现肿瘤的完整切除。此外，对于不同分期的软组织肉瘤患者，应采取不同的手术策略，包括具体的手术方式及是否联合放疗、化疗等。

（2）放疗：与大多数高级别肢体肉瘤相同，放疗能减少MPNST患者的局部复发，改善术后的局部控制率，常与手术联合使用，可作为一种辅助或新辅助手段用于术前、术中及术后。

1）术前放疗：有几个优点：首先，由于不需要覆盖整个手术区域，因此放疗范围可以更小，从而降低了正常组织的接受剂量。其次，术前放疗可以减少晚期并发症发生的风险。此外，术前放疗可缩小肿瘤体积，增加肿瘤的手术切除率，使手术切除简化并降低了复发风险。最后，术前肿瘤区域有更好的氧含量和血管形成，以确保放疗可以获得更好的效果。但同时应注意的是，术前放疗发生伤口并发症的风险相对较高，因此放疗后距离手术的间隔时间至少为3~6周，此外，术前放疗也可导致用于诊断的组织减少。术前放疗后拟进行广泛切除前，建议再次进行分期检查，以避免漏诊在此期间可能出现的远处转移。

2）术中放疗：当预期在手术切除时切缘距离肿瘤太近或可能出现镜下残留时，可在手术室内行术中放疗。相较于术后放疗，术中放疗可减少对周围组织损伤以及照射的总体剂量。此外，术中将后装管理置于术野，术后围术期装载放射性物质的治疗对于切缘太近或阳性的患者也是一种选择，这种放疗被称为插植放疗。

3）术后放疗：与其他软组织肉瘤类似，术后放疗对于降低恶性外周神经鞘瘤的局部复发率有着积极意义。国外多项研究均表明，术后辅助放疗可明显提高局部控制率。而放疗能否提高患者的总生存仍有争议。应注意的是由于术后放疗的靶区范围大、剂量高、晚期并发症发生率较高，包括纤维化、关节僵硬、水肿和骨折，而这些晚期毒性大多是不可逆的。

（3）化疗：MPNST属于对化疗中度敏感的软组织肉瘤，化疗方案参照软组织肉瘤，阿霉素类药物联合异环磷酰胺是化疗方案的基石用药，也是一线治疗，而针对MPNST的二线治疗尚没有公认的化疗方案。化疗也可分为术前新辅助化疗、术后辅助化疗以及姑息性化疗。

1）术前新辅助化疗：主要用于肿瘤巨大、累及重要脏器、与周围重要血管神经关系密切、预计手术切除无法达到安全外科边界或切除后会造成重大机体功能残障甚至危及生命的患者，而一期手术可以达到安全外科边界下完整切除的患者不推荐术前化疗。术前化疗具有以下优点：①可以使肿瘤与神经、血管、肌肉的边界清晰，降低截肢风险，提高保肢率和肢体功能；②提高手术切缘阴性率，降低局部复发风险；③与术前放疗联合使用时具有增敏的效果；④具有杀灭微小转移灶的效果；⑤很多患者因为术后并发症不能按时行辅助化疗，术前化疗可以减少这种情况对生存的影响；⑥依据术前化疗的病理缓解率可以制订后续化疗方案。对于MPNST患者，术前化疗方案可以选择：A（多柔比星）、AI（多柔比星＋异环磷酰胺）、MAID（美司钠＋多柔比星＋异环磷酰胺＋达卡巴嗪），为争取降期，推荐联合化疗的方案，但术前化疗方案需要根据患者的一般情况，对治疗的耐受性和意愿综合制订。推荐剂量为：多柔比星单药75mg/m²，联合化疗时为60mg/m²，每3周为1个周期，不建议增加多柔比星剂量或联合异环磷酰胺以外的其他药物；异环磷酰胺单药剂量8~12g/m^2，联合化疗时可考虑为7.5g/m^2，每3周为1个周期。

2）术后化疗：建议伤口愈合后尽早开始，共完成4~6周期，但是否选择联合治疗，以及治疗疗程需要根据患者的具体情况及其意愿，综合制订治疗方案。化疗方案可以选择：A（多柔比星）、AI（多柔比星＋异环磷酰胺）。

3）姑息性化疗：是指对于转移或复发不能完整切除肿瘤患者采取的化疗，其目的是为了使肿瘤缩小稳定，以减轻症状，延长生存期，提高生活质量，方案的制订需要因人而异。化疗方案同样为A（多柔比星）、AI（多柔比星＋异环磷酰胺）。而MPNST的二线治疗则没有公认的化疗方案。

（4）靶向治疗：靶向药物相对于化疗，具有不良反应小和耐受性好的特点。已有多种药物应用于晚期或不可切除软组织肉瘤的治疗。目前尚无专门针对MPNST患者靶向药物的临床试验，因此MPNST可参考其他软组织肉瘤的靶向治疗。

安罗替尼作为广谱抗血管治疗靶向药物，可作为单药用于软组织肉瘤的二线治疗，作为一线用药的临床试验也取得了积极进展。此外，安罗替尼还可以联合化疗及免疫治疗，具体详见病例1靶向治疗部分。

（5）免疫治疗：近年来在肿瘤微环境中，关于程序性死亡受体（PD-1）及其配体（PD-L1）的免疫治疗方式在各种癌症中取得了突破性的进展，尤其在恶性黑色素瘤中。目前单独针对MPNST的免疫治疗的临床试验非常少，且大多正在招募中（病例4表1）。

病例4表1　MPNST开展的一些免疫治疗临床试验

药物	作用靶点	试验设计	人数	结果	临床试验编号
Pembrolizumab	PD-1	Ⅱ期在MPNST	18名	正在进行中	NCT02691026
Nivolumab Ipilimumab	PD-1 CTLA-4	Ⅱ期	—	正在进行中	NCT02834013
Nivolumab Ipilimumab	PD-1 CTLA-4	Ⅰ期在MPNST	18名	拟行开展	NCT04465643

（病例提供者：杨吉龙　郭　燕　天津医科大学肿瘤医院）

（点评专家：杨　蕴　天津医科大学肿瘤医院）

参考文献

[1]Durbin AD，Ki DH，He S，et al.Malignant Peripheral Nerve Sheath Tumors[J].Adv Exp Med Biol，2016，916：495-530.doi：10.1007/978-3-319-30654-4_22.

[2]Paudel SN，Hutzen B，Cripe TP.The quest for effective immunotherapies against malignant peripheral nerve sheath tumors：Is there hope？[J].Mol Ther Oncolytics，2023，30：227-237.doi：10.1016/j.omto.2023.07.008.

[3]Kuhn E，Natacci F，Corbo M，et al.The Contribution of Oxidative Stress to NF1-Altered Tumors[J].Antioxidants（Basel），2023，12（8）：1557.doi：10.3390/antiox12081557.

[4]Jiang C，McKay RM，Lee SY，et al.Cutaneous Neurofibroma Heterogeneity：Factors that Influence Tumor Burden in Neurofibromatosis Type 1[J].J Invest Dermatol，2023，143（8）：1369-1377.doi：10.1016/j.jid.2022.12.027.

[5]Poplausky D，Young JN，Tai H，et al.Dermatologic Manifestations of Neurofibromatosis Type 1 and Emerging Treatments[J].Cancers（Basel），2023，15（10）：2770.doi：10.3390/cancers15102770.

[6]Pellerino A，Verdijk RM，Nichelli L，et al.Diagnosis and Treatment of Peripheral and Cranial Nerve Tumors with Expert Recommendations：An EUropean Network for RAre CANcers（EURACAN）Initiative[J].Cancers（Basel），2023，15（7）：1930.doi：10.3390/cancers15071930.

[7]Yao C，Zhou H，Dong Y，et al.Malignant Peripheral Nerve Sheath Tumors：Latest Concepts in Disease Pathogenesis and Clinical Management[J].Cancers（Basel），2023，15（4）：1077.doi：10.3390/cancers15041077.

[8]Donaldson EK，Winter JM，Chandler RM，et al.Malignant Peripheral Nerve Sheath Tumors of the Brachial Plexus：A Single-Center Experience on Diagnosis，Management，and Outcomes[J].Ann Plast Surg，2023，90（4）：339-342.doi：10.1097/SAP.0000000000003462.

[9]Kotch C，Brosius SN，De Raedt T，et al.Updates in the Management of Central and Peripheral Nervous System Tumors among Patients with Neurofibromatosis Type 1 and Neurofibromatosis Type 2[J].Pediatr Neurosurg，2023.doi：10.1159/000529507.

[10]Ge LL，Xing MY，Zhang HB，et al.Neurofibroma Development in Neurofibromatosis Type 1：Insights from Cellular Origin and Schwann Cell Lineage Development[J].Cancers（Basel），2022，14（18）：4513.doi：10.3390/cancers14184513.

[11]de Blank PMK，Gross AM，Akshintala S，et al.MEK inhibitors for neurofibromatosis type 1 manifestations：Clinical evidence and consensus[J].Neuro Oncol，2022，24（11）：1845-1856.doi：10.1093/neuonc/noac165.

[12]Liu J，Huang JN，Wang MH，et al.Image-Based Differentiation of Benign and Malignant

Peripheral Nerve Sheath Tumors in Neurofibromatosis Type 1[J].Front Oncol，2022，12：898971.doi：10.3389/fonc.2022.898971.

[13]González-Muñoz T，Kim A，Ratner N，et al.The Need for New Treatments Targeting MPNST：The Potential of Strategies Combining MEK Inhibitors with Antiangiogenic Agents[J].Clin Cancer Res，2022，28（15）：3185-3195.doi：10.1158/1078-0432.CCR-21-3760.

[14]Somatilaka BN，Sadek A，McKay RM，et al.Malignant peripheral nerve sheath tumor：models，biology，and translation.Oncogene，2022，41（17）：2405-2421.doi：10.1038/s41388-022-02290-1.

[15]Knight SWE，Knight TE，Santiago T，et al.Malignant Peripheral Nerve Sheath Tumors-A Comprehensive Review of Pathophysiology，Diagnosis，and Multidisciplinary Management[J].Children（Basel），2022，9（1）：38.doi：10.3390/children9010038.

[16]Sanchez LD，Bui A，Klesse LJ.Targeted Therapies for the Neurofibromatoses.Cancers（Basel）[J]，2021，13（23）：6032.doi：10.3390/cancers13236032.

[17]Mohamad T，Plante C，Brosseau JP.Toward Understanding the Mechanisms of Malignant Peripheral Nerve Sheath Tumor Development[J].Int J Mol Sci，2021，22（16）：8620.doi：10.3390/ijms22168620.

[18]Hassan A，Pestana RC，Parkes A.Systemic Options for Malignant Peripheral Nerve Sheath Tumors[J].Curr Treat Options Oncol，2021，22（4）：33.doi：10.1007/s11864-021-00830-7.

[19]Belakhoua SM，Rodriguez FJ.Diagnostic Pathology of Tumors of Peripheral Nerve[J].Neurosurgery，2021，88（3）：443-456.doi：10.1093/neuros/nyab021.

[20]Prudner BC，Ball T，Rathore R，et al.Diagnosis and management of malignant peripheral nerve sheath tumors：Current practice and future perspectives[J].Neurooncol Adv，2019，2（Suppl 1）：i40-i49.doi：10.1093/noajnl/vdz047.

[21]Lemberg KM，Wang J，Pratilas CA.From Genes to-Omics：The Evolving Molecular Landscape of Malignant Peripheral Nerve Sheath Tumor[J].Genes（Basel），2020，11（6）：691.doi：10.3390/genes11060691.

[22]Martin E，Flucke UE，Coert JH，et al.Treatment of malignant peripheral nerve sheath tumors in pediatric NF1 disease[J].Childs Nerv Syst，2020，36（10）：2453-2462.doi：10.1007/s00381-020-04687-3.

[23]Williams KB，Largaespada DA.New Model Systems and the Development of Targeted Therapies for the Treatment of Neurofibromatosis Type 1-Associated Malignant Peripheral Nerve Sheath Tumors[J].Genes（Basel），2020，11（5）：477.doi：10.3390/genes11050477.

[24]Meyer A，Billings SD.What's new in nerve sheath tumors[J].Virchows Arch，2020，476（1）：65-80.doi：10.1007/s00428-019-02671-0.

[25]Korfhage J，Lombard DB.Malignant Peripheral Nerve Sheath Tumors：From Epigenome to Bedside[J].Mol Cancer Res，2019，17（7）：1417-1428.doi：10.1158/1541-7786.MCR-19-0147.

[26]Garozzo D.Peripheral nerve tumors in neurofibromatosis 1: An overview on management and indications for surgical treatment in our experience[J].Neurol India, 2019, 67 (Supplement): S38-S44.doi: 10.4103/0028-3886.250697.

[27]Widemann BC, Italiano A.Biology and Management of Undifferentiated Pleomorphic Sarcoma, Myxofibrosarcoma, and Malignant Peripheral Nerve Sheath Tumors: State of the Art and Perspectives[J].J Clin Oncol, 2018, 36 (2): 160-167.doi: 10.1200/JCO.2017.75.3467.

[28]Brohl AS, Kahen E, Yoder SJ, et al.The genomic landscape of malignant peripheral nerve sheath tumors: diverse drivers of Ras pathway activation[J].Sci Rep, 2017, 7 (1): 14992. doi: 10.1038/s41598-017-15183-1.

[29]Brennan B.Malignant peripheral nerve sheath tumor: The need to get it right first time around[J]. Pediatr Blood Cancer, 2018, 65 (2).doi: 10.1002/pbc.26852.

[30]Evans DGR, Salvador H, Chang VY, et al.Cancer and Central Nervous System Tumor Surveillance in Pediatric Neurofibromatosis 1[J].Clin Cancer Res, 2017, 23 (12): e46-e53. doi: 10.1158/1078-0432.CCR-17-0589.

[31]Staedtke V, Bai RY, Blakeley JO.Cancer of the Peripheral Nerve in Neurofibromatosis Type 1[J].Neurotherapeutics, 2017, 14 (2): 298-306.doi: 10.1007/s13311-017-0518-y.

[32]James AW, Shurell E, Singh A, et al.Malignant Peripheral Nerve Sheath Tumor[J].Surg Oncol Clin N Am, 2016, 25 (4): 789-802.doi: 10.1016/j.soc.2016.05.009.

病例5 平滑肌肉瘤

例一：子宫平滑肌肉瘤术后左髂窝及肺转移

一、病历摘要

（一）基本资料

患者郭某，女性，50岁，因"子宫平滑肌肉瘤术后"入院。

现病史：患者2018-11-19因"子宫肿物"于天津医科大学某医院行子宫及双侧附件手术切除，术后病理：子宫平滑肌肉瘤，伤口愈合良好。后出现肺部感染，予以抗感染治疗后缓解。术后行化疗，方案包括：多柔比星、异环磷酰胺和顺铂方案，化疗不良反应明显。2019年3月发现左腹部疼痛，行PET-CT检查提示：左髂窝紧贴盆壁肿物，考虑转移，左肺上叶软组织密度结节。于2019-03-26行左髂窝肿物切除术，术后病理：左髂窝平滑肌肉瘤。术后伤口愈合良好。现患者为进一步治疗就诊于我院。

既往史：既往体健，否认结核病、肝炎病史，否认糖尿病病史，否认白血病等恶性病史，否认食物药物过敏史。

个人史：生于原籍，不抽烟，不饮酒。

家族史：无。

婚姻史：已婚，家人体健。

（二）专科检查

腹壁可见原手术切口，伤口愈合良好，术区未及明显肿物。

（三）辅助检查

天津医科大学某医院术后病理回报：子宫平滑肌肉瘤、左髂窝平滑肌肉瘤。PET-CT：左肺上叶软组织密度结节。

二、诊疗经过

患者2019-04-22第一次住院，入院后完善相关检查，诊断为子宫平滑肌肉瘤、髂窝软组织转移、左肺结节 肺转移？分期为Ⅳ期。排除化疗禁忌后行GT（吉西他滨联合紫杉醇）＋恩度方案化疗，复查血常规、肝功能未见明显异常，顺利出院。

患者2019-05-21第二次住院，行GT＋恩度方案化疗，复查血常规、肝功能未见明显异常，顺利出院。

2019-05-23胸部CT：左肺上叶类圆形结节，边缘规整，与胸壁相贴，大小为2.1cm×1.9cm（病例5图1）。与既往PET-CT比较病变稳定。后再给予同样化疗方案2次。

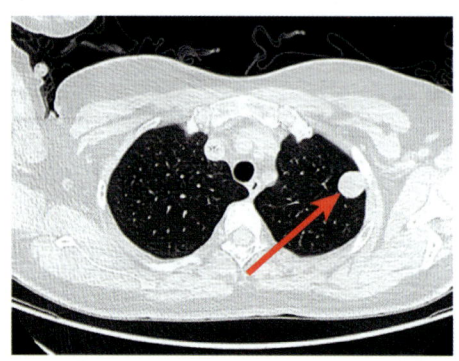

病例5图1　胸部CT可见左肺上叶与胸壁相贴的类圆形结节

2019-09-03化疗4次后复查CT：左肺上叶类圆形结节较前增大，大小为3.2cm×2.8cm（病例5图2），较前增大。

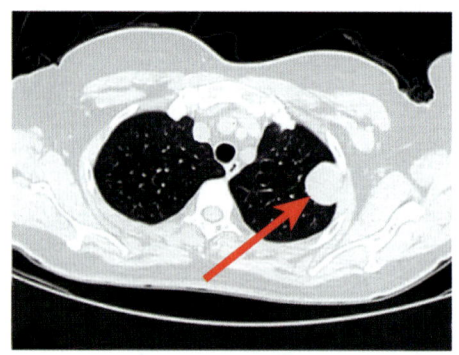

病例5图2　复查左肺上叶类圆形结节较前增大

患者复查胸部CT提示左肺上叶转移灶增大，考虑化疗效果不佳。综合评估患者病情进展情况后，向患者及家属告知可试行其他治疗方式，如艾日布林或者曲贝替定等方案化疗及靶向、免疫治疗及参加临床实验等，患者及家属商议后表示同意进行临床实验，行阿帕替尼500mg qd＋卡瑞利珠单抗200mg Q3W治疗。2019-09-13入院行阿帕替尼＋卡瑞丽珠单抗治疗，过程顺利。后继续于2019-09-30、2019-10-21、2019-11-11、2019-12-12、2019-12-23、2020-01-13分别入院行阿帕替尼＋卡瑞丽珠单抗临床实验治疗。

2020-02-25我院复查胸部CT：与2019-09-03片相比较，左肺上叶不规则结节较前明显减小，大小约1.3cm×0.7cm（病例5图3）。患者复查CT示左肺上叶结节缩小，考虑临床实验治疗有效，嘱患者继续于外院每3周行1次治疗。患者未遵医嘱。

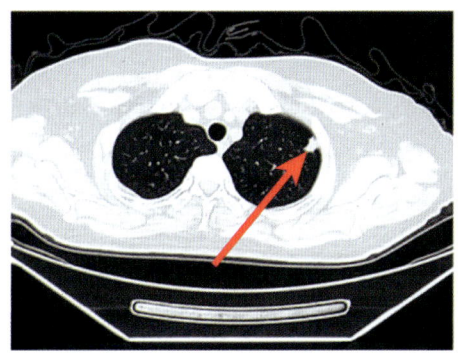

病例5图3　患者免疫治疗后左肺上叶不规则结节较前明显减小

2020-04-08复查腹部彩超示：盆腔及左侧髂脉管区多发实性肿物——考虑转移瘤，最大7.8cm×7.7cm×5.8cm。患者腹部超声提示病情进展，为进一步治疗，2020-04-15再次入院。入院完善完善相关检查，予以替莫唑胺联合贝伐珠单抗治疗。复查血常规、肝功能未见明显异常，顺利出院。

2020-04-27复查上腹＋盆腔CT：盆腔内可见多发低及稍低密度肿物及结节影，部分增强后密度不均，较大者位于左髂脉区，大小约7.9cm×6.3cm，包绕相邻血管，边界欠清楚，与左侧髂腰肌分不开，相邻输尿管下段显示不清，其上方输尿管上中段积水扩张；左髂脉区多发肿大淋巴结影，较大者短径约1.9cm（病例5图4）。建议艾日布林或者曲贝替定方案化疗、介入治疗、安罗替尼治疗、靶向联合化疗等，患者拒绝，后失访。

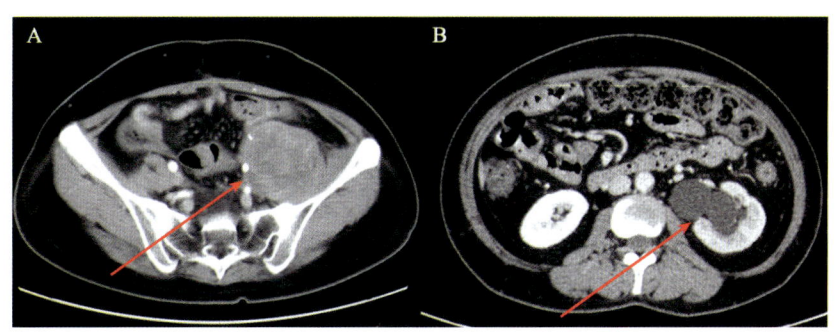

病例5图4　2020-04-27复查上腹＋盆腔CT所见

A：左髂脉区可见巨大软组织肿物；B：肿物压迫致左输尿管上中段积水扩张。

三、病例点评

患者主因"子宫平滑肌肉瘤术后"入院,入院时已出现远处转移,单纯手术疗效不佳。为减少肿瘤进一步播散,选择化疗控制病情进展。此前在外院治疗期间,已使用异环磷酰胺+阿霉素(多柔比星)的一线治疗方案,但患者仍出现转移,因此采用二线化疗方案(吉西他滨联合紫杉醇)。此外,平滑肌肉瘤的其他二线化疗方案还可以选择吉西他滨联合达卡巴嗪,或者艾日布林及曲贝替定。二线化疗方案治疗期间复查胸部CT,结果提示肺转移灶增大,提示二线化疗疗效仍不佳,所以向患者及家属沟通后,试行靶向+免疫治疗(阿帕替尼+卡瑞丽珠单抗)控制肿瘤进展。在7次治疗后,再次复查胸部CT,可见转移灶结节较前明显减小,靶向+免疫治疗对本例患者取得了较好的疗效。后复查腹部彩超提示盆腔出现新发转移灶,患者已无法再从临床实验的靶免联合中获益,改用替莫唑胺联合贝伐珠单抗联合治疗。再次复查上腹及盆腔CT,可见盆腔转移灶未见明显减小,且包绕相邻血管,失去手术机会,同时压迫相邻输尿管下段,导致输尿管中上段输尿管积水扩张。本例患者预后较差。

例二:右大腿平滑肌肉瘤初诊即双肺多发转移

一、病历摘要

(一)基本资料

患者李某,男性,57岁,因"右大腿肿物"入院。

现病史:患者2019年4月无明显诱因出现右大腿肿物,约鸡蛋大小,无疼痛,活动正常,未予治疗,后自觉肿物生长迅速,2019-08-27我院门诊行B超检查提示:右大腿内侧皮下软组织内可见一14cm×11cm×13cm实性低回声区,界不清,不规则,内部回声不均匀,可见强回声钙化,今为进一步治疗入院。自发病来,无间断咳嗽,无咯血,无肝区疼痛,无血尿、无黄疸、无黑便和其他不适。精神饮食佳,夜间睡眠可,二便正常,体重无减轻。

既往史:既往体健,否认结核病、肝炎病史,否认糖尿病病史,否认白血病等恶性病史,否认食药物过敏史。有脑血栓史,有高血压病史(口服药物)。

个人史:生于原籍,不抽烟、少量饮酒。

家族史:无。

婚姻史：已婚，家人体健。

（二）专科检查

右大腿近端前内侧可及巨大肿物，直径约15cm，质韧，边界不清，活动差，压痛明显，右下肢可及凹陷性水肿，右下肢轻度跛行，感觉正常。

（三）辅助检查

辅助检查见2019-08-27我院门诊B超检查。

二、诊疗经过

2019-08-30入院完善检查，首先行穿刺活检，针吸病理回报：（右大腿针吸活检）高级别肉瘤，肿瘤细胞具有多形性伴肿瘤性坏死，结合免疫组化结果倾向平滑肌肉瘤，穿刺组织局限，必要时切检进一步明确诊断；免疫组化：Desmin（部分+），Myogenin（-），Myo-D1（-），S-100（-），SMA（+），Ki-67（70%+）（病例5图5）。

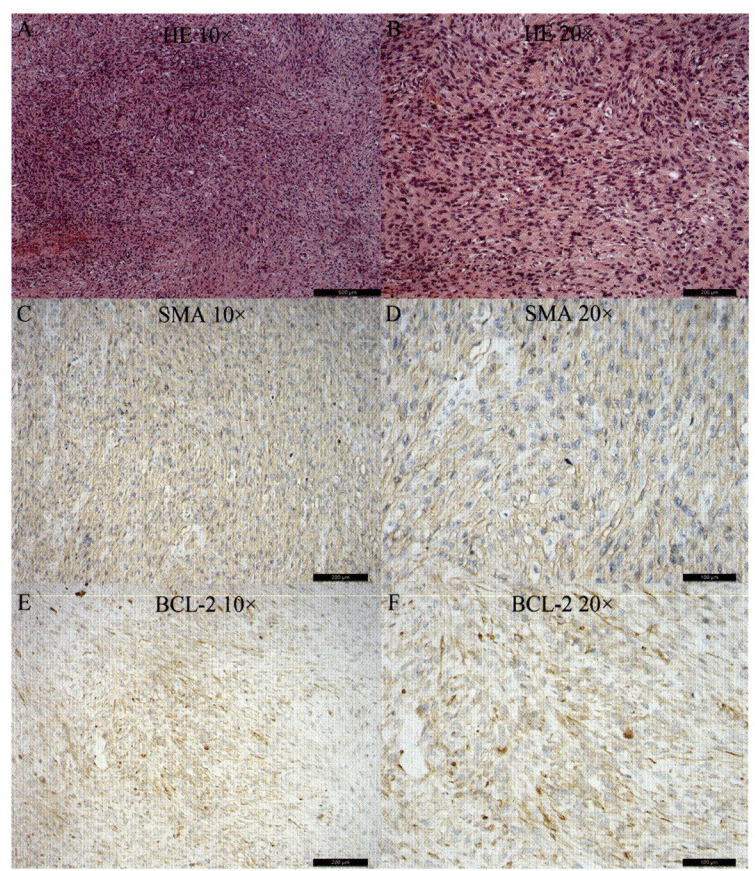

病例5图5　术后病理回报考虑平滑肌肉瘤

下肢强化CT（2019-09-06）：右大腿中部巨大软组织肿物并邻近右股骨骨破坏，考虑恶性，建议结合临床（病例5图6）。胸部平扫CT（2019-09-13）：双肺内多发结节，考虑转移瘤，请结合临床病史及其他检查（病例5图7）。

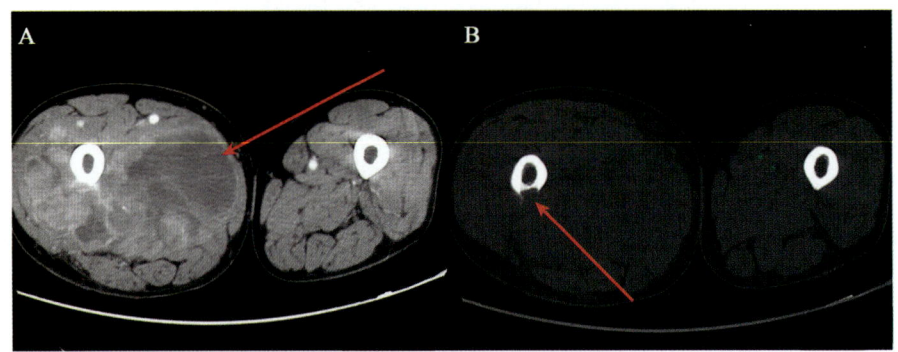

病例5图6　术前强化CT检查

A：软组织窗可见右大腿巨大软组织肿物；B：骨窗可见右股骨骨质破坏。

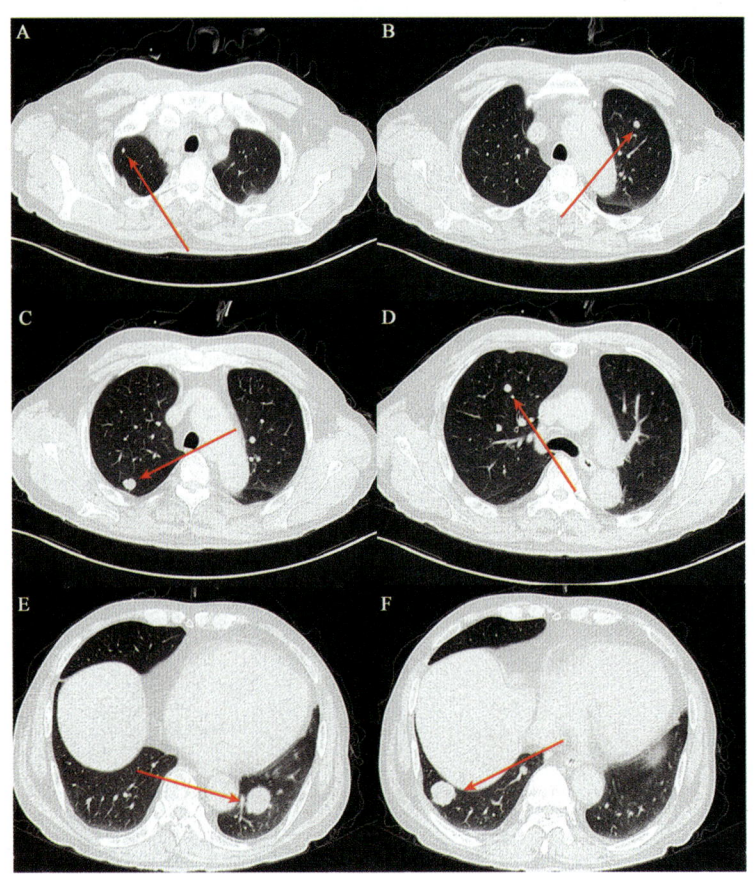

病例5图7　胸部CT提示双肺多发转移

CT提示双肺多发转移,已属晚期,失去手术机会。向家属交代,患者高度恶性肿瘤晚期,预后差,生存期短,进一步治疗以化疗为主,家属表示理解并同意化疗,予以GT+恩度方案化疗。

2019-11-04第二次入院,入院经检查后予以GT+恩度方案化疗,过程顺利。

两周期化疗后,2019-11-14复查胸部+下肢强化CT:①与2019-09-13胸部CT片比较:右肺中叶、双肺下叶结节及粟粒灶较前明显缩小,部分结节消失;②与2019-09-06下肢CT片比较:右侧大腿皮肤增厚并软组织水肿,余无著变(病例5图8)。患者CT示化疗有效,可继续化疗。

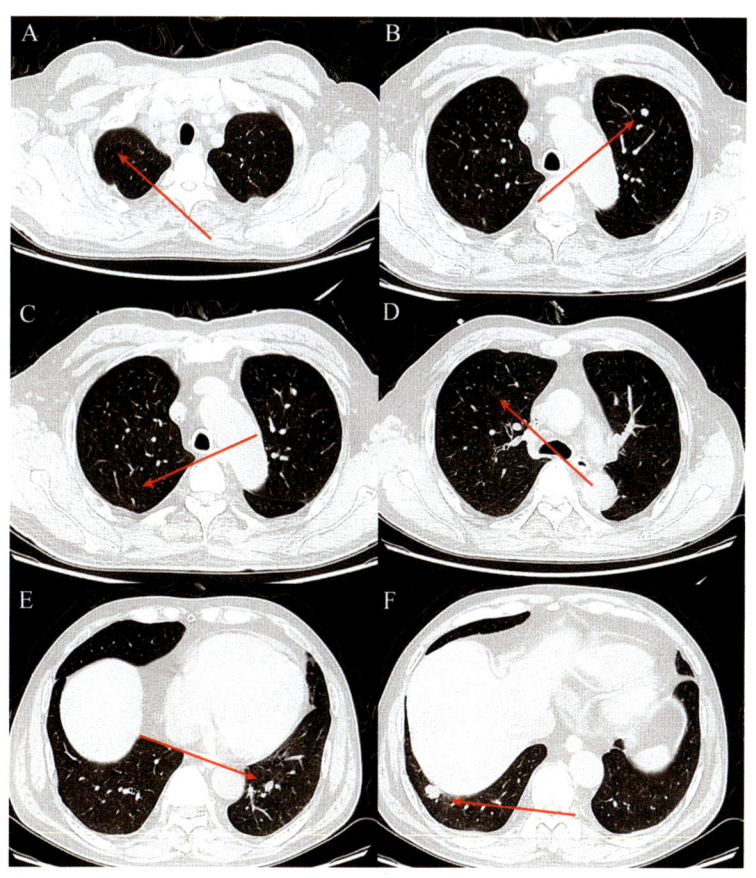

病例5图8 复查胸部CT可见双肺多发结节明显缩小甚至消失

2019-12-20再次入院,入院经检查后予以GT+恩度方案化疗,过程顺利。后患者未来院进一步诊疗,失访。

三、病例点评

四肢或躯干平滑肌肉瘤通常起病隐匿，早期不易发觉，往往肿物增大后以无意中发现软组织肿物就诊。本例患者在就诊时肿物已生长至14cm×11cm×13cm，且伴有邻近右股骨骨质破坏及双肺转移，已属晚期，手术治疗无意义。化疗后可见部分肺结节明显缩小甚至消失，说明化疗疗效有效，可继续化疗。

四、疾病介绍

（一）疾病概述

平滑肌肉瘤是具有平滑肌分化的恶性间叶源性肿瘤，是最常见的软组织肉瘤之一，发病率占所有新诊断的软组织肉瘤的10%~20%。平滑肌肉瘤的发病率随着年龄的增长而增加，在70岁时达到高峰。不同部位的发病率也存在性别差异，大多数腹膜后平滑肌肉瘤患者为女性，而软组织部位的平滑肌肉瘤男性占比略高。平滑肌肉瘤在软组织和腹盆部肉瘤中占很大比例，仅次于脂肪肉瘤。除了这些部位外，四肢平滑肌肉瘤较少见，占四肢肉瘤的10%~15%，主要发生在大腿。

相比较女性其他常见的生殖系统恶性肿瘤，如宫颈癌、卵巢癌、子宫内膜癌等，子宫平滑肌肉瘤的发病率较低，估计为0.64/100 000，是最常见的子宫肉瘤之一，是最大的一组特定部位的平滑肌肉瘤。子宫平滑肌肉瘤占子宫体恶性肿瘤的1%~3%。51~56岁围绝经期女性为高危发病人群，长期使用他莫昔芬可使子宫肉瘤的发病风险增加3倍。尽管子宫平滑肌肉瘤发病率低，但其恶性程度在子宫体肿瘤中居首位，即具有高度的侵袭性，极易复发和远处转移；且大多数怀疑患子宫平滑肌肉瘤的女性早期并无典型症状或体征，阴道不规则流血和盆腔包块短期内明显增大是大多数回顾性研究报道的主要症状。子宫平滑肌肉瘤患者复发率高达45%~73%，且肿瘤转移多发生在初诊后的2年内，5年总体生存率仅为30%~42%。

腹膜后平滑肌肉瘤是腹膜后软组织肉瘤中继脂肪肉瘤后位居第2位的组织学类型，与其他部位的平滑肌肉瘤比较，原发性腹膜后平滑肌肉瘤患者的预后更差。有研究显示，腹膜后平滑肌肉瘤的术后5年生存率为28%~40%。腹膜后复杂的解剖结构、潜在的腔隙为肿瘤的生长提供了独特的组织学空间。因此，腹膜后平滑肌肉瘤早期不易发觉，当临床症状出现时，肿瘤体积往往巨大。

与其他软组织肉瘤一样，四肢及躯干的平滑肌肉瘤的临床表现通常为非特异性，包括肿块、疼痛等，这些症状是由原发肿瘤及其转移部位的压迫及侵袭引起的。推荐治疗前进行穿刺活检，但进一步的病理评估通常在完全切除后进行。

CT提示双肺多发转移,已属晚期,失去手术机会。向家属交代,患者高度恶性肿瘤晚期,预后差,生存期短,进一步治疗以化疗为主,家属表示理解并同意化疗,予以GT＋恩度方案化疗。

2019-11-04第二次入院,入院经检查后予以GT＋恩度方案化疗,过程顺利。

两周期化疗后,2019-11-14复查胸部＋下肢强化CT:①与2019-09-13胸部CT片比较:右肺中叶、双肺下叶结节及粟粒灶较前明显缩小,部分结节消失;②与2019-09-06下肢CT片比较:右侧大腿皮肤增厚并软组织水肿,余无著变(病例5图8)。患者CT示化疗有效,可继续化疗。

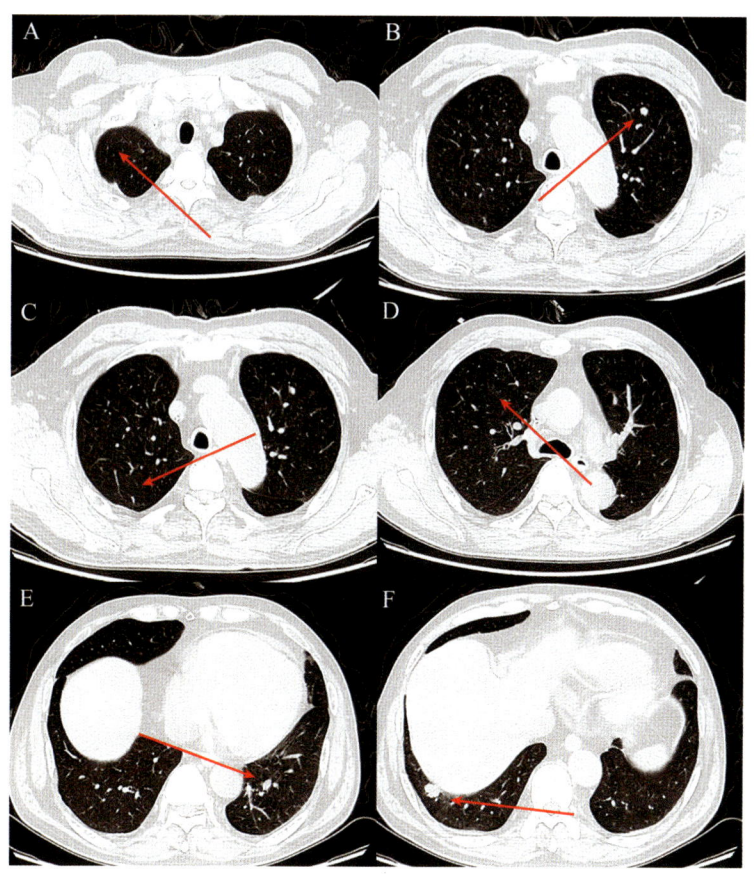

病例5图8　复查胸部CT可见双肺多发结节明显缩小甚至消失

2019-12-20再次入院,入院经检查后予以GT＋恩度方案化疗,过程顺利。后患者未来院进一步诊疗,失访。

三、病例点评

四肢或躯干平滑肌肉瘤通常起病隐匿，早期不易发觉，往往肿物增大后以无意中发现软组织肿物就诊。本例患者在就诊时肿物已生长至14cm×11cm×13cm，且伴有邻近右股骨骨质破坏及双肺转移，已属晚期，手术治疗无意义。化疗后可见部分肺结节明显缩小甚至消失，说明化疗疗效有效，可继续化疗。

四、疾病介绍

（一）疾病概述

平滑肌肉瘤是具有平滑肌分化的恶性间叶源性肿瘤，是最常见的软组织肉瘤之一，发病率占所有新诊断的软组织肉瘤的10%～20%。平滑肌肉瘤的发病率随着年龄的增长而增加，在70岁时达到高峰。不同部位的发病率也存在性别差异，大多数腹膜后平滑肌肉瘤患者为女性，而软组织部位的平滑肌肉瘤男性占比略高。平滑肌肉瘤在软组织和腹盆部肉瘤中占很大比例，仅次于脂肪肉瘤。除了这些部位外，四肢平滑肌肉瘤较少见，占四肢肉瘤的10%～15%，主要发生在大腿。

相比较女性其他常见的生殖系统恶性肿瘤，如宫颈癌、卵巢癌、子宫内膜癌等，子宫平滑肌肉瘤的发病率较低，估计为0.64/100 000，是最常见的子宫肉瘤之一，是最大的一组特定部位的平滑肌肉瘤。子宫平滑肌肉瘤占子宫体恶性肿瘤的1%～3%。51～56岁围绝经期女性为高危发病人群，长期使用他莫昔芬可使子宫肉瘤的发病风险增加3倍。尽管子宫平滑肌肉瘤发病率低，但其恶性程度在子宫体肿瘤中居首位，即具有高度的侵袭性，极易复发和远处转移；且大多数怀疑患子宫平滑肌肉瘤的女性早期并无典型症状或体征，阴道不规则流血和盆腔包块短期内明显增大是大多数回顾性研究报道的主要症状。子宫平滑肌肉瘤患者复发率高达45%～73%，且肿瘤转移多发生在初诊后的2年内，5年总体生存率仅为30%～42%。

腹膜后平滑肌肉瘤是腹膜后软组织肉瘤中继脂肪肉瘤后位居第2位的组织学类型，与其他部位的平滑肌肉瘤比较，原发性腹膜后平滑肌肉瘤患者的预后更差。有研究显示，腹膜后平滑肌肉瘤的术后5年生存率为28%～40%。腹膜后复杂的解剖结构、潜在的腔隙为肿瘤的生长提供了独特的组织学空间。因此，腹膜后平滑肌肉瘤早期不易发觉，当临床症状出现时，肿瘤体积往往巨大。

与其他软组织肉瘤一样，四肢及躯干的平滑肌肉瘤的临床表现通常为非特异性，包括肿块、疼痛等，这些症状是由原发肿瘤及其转移部位的压迫及侵袭引起的。推荐治疗前进行穿刺活检，但进一步的病理评估通常在完全切除后进行。

CT提示双肺多发转移，已属晚期，失去手术机会。向家属交代，患者高度恶性肿瘤晚期，预后差，生存期短，进一步治疗以化疗为主，家属表示理解并同意化疗，予以GT＋恩度方案化疗。

2019-11-04第二次入院，入院经检查后予以GT＋恩度方案化疗，过程顺利。

两周期化疗后，2019-11-14复查胸部＋下肢强化CT：①与2019-09-13胸部CT片比较：右肺中叶、双肺下叶结节及粟粒灶较前明显缩小，部分结节消失；②与2019-09-06下肢CT片比较：右侧大腿皮肤增厚并软组织水肿，余无著变（病例5图8）。患者CT示化疗有效，可继续化疗。

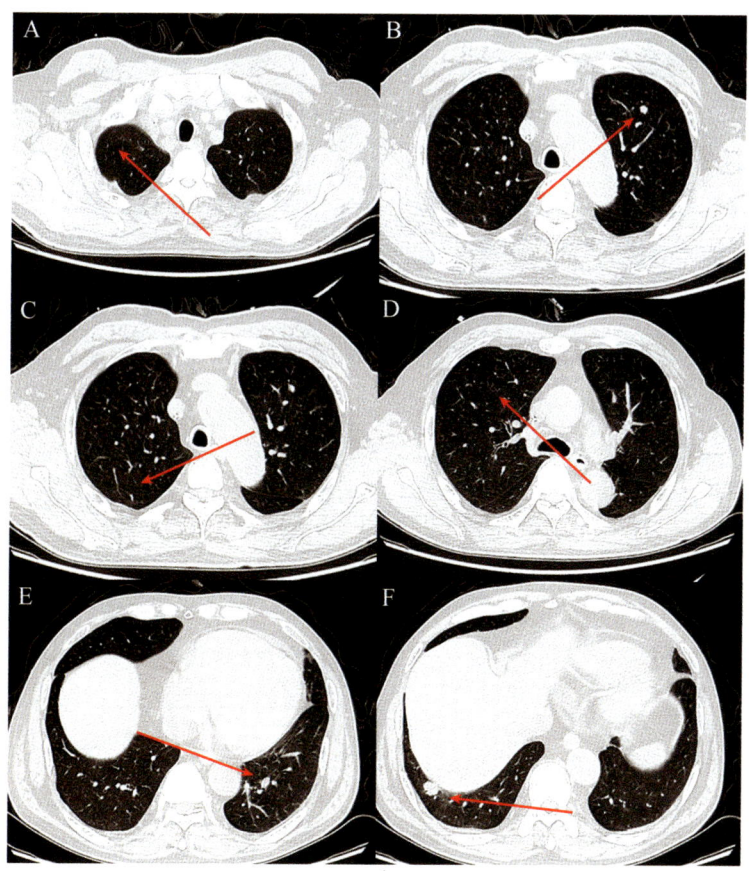

病例5图8　复查胸部CT可见双肺多发结节明显缩小甚至消失

2019-12-20再次入院，入院经检查后予以GT＋恩度方案化疗，过程顺利。后患者未来院进一步诊疗，失访。

三、病例点评

四肢或躯干平滑肌肉瘤通常起病隐匿，早期不易发觉，往往肿物增大后以无意中发现软组织肿物就诊。本例患者在就诊时肿物已生长至14cm×11cm×13cm，且伴有邻近右股骨骨质破坏及双肺转移，已属晚期，手术治疗无意义。化疗后可见部分肺结节明显缩小甚至消失，说明化疗疗效有效，可继续化疗。

四、疾病介绍

（一）疾病概述

平滑肌肉瘤是具有平滑肌分化的恶性间叶源性肿瘤，是最常见的软组织肉瘤之一，发病率占所有新诊断的软组织肉瘤的10%～20%。平滑肌肉瘤的发病率随着年龄的增长而增加，在70岁时达到高峰。不同部位的发病率也存在性别差异，大多数腹膜后平滑肌肉瘤患者为女性，而软组织部位的平滑肌肉瘤男性占比略高。平滑肌肉瘤在软组织和腹盆部肉瘤中占很大比例，仅次于脂肪肉瘤。除了这些部位外，四肢平滑肌肉瘤较少见，占四肢肉瘤的10%～15%，主要发生在大腿。

相比较女性其他常见的生殖系统恶性肿瘤，如宫颈癌、卵巢癌、子宫内膜癌等，子宫平滑肌肉瘤的发病率较低，估计为0.64/100 000，是最常见的子宫肉瘤之一，是最大的一组特定部位的平滑肌肉瘤。子宫平滑肌肉瘤占子宫体恶性肿瘤的1%～3%。51～56岁围绝经期女性为高危发病人群，长期使用他莫昔芬可使子宫肉瘤的发病风险增加3倍。尽管子宫平滑肌肉瘤发病率低，但其恶性程度在子宫体肿瘤中居首位，即具有高度的侵袭性，极易复发和远处转移；且大多数怀疑患子宫平滑肌肉瘤的女性早期并无典型症状或体征，阴道不规则流血和盆腔包块短期内明显增大是大多数回顾性研究报道的主要症状。子宫平滑肌肉瘤患者复发率高达45%～73%，且肿瘤转移多发生在初诊后的2年内，5年总体生存率仅为30%～42%。

腹膜后平滑肌肉瘤是腹膜后软组织肉瘤中继脂肪肉瘤后位居第2位的组织学类型，与其他部位的平滑肌肉瘤比较，原发性腹膜后平滑肌肉瘤患者的预后更差。有研究显示，腹膜后平滑肌肉瘤的术后5年生存率为28%～40%。腹膜后复杂的解剖结构、潜在的腔隙为肿瘤的生长提供了独特的组织学空间。因此，腹膜后平滑肌肉瘤早期不易发觉，当临床症状出现时，肿瘤体积往往巨大。

与其他软组织肉瘤一样，四肢及躯干的平滑肌肉瘤的临床表现通常为非特异性，包括肿块、疼痛等，这些症状是由原发肿瘤及其转移部位的压迫及侵袭引起的。推荐治疗前进行穿刺活检，但进一步的病理评估通常在完全切除后进行。

病例5　平滑肌肉瘤

肿瘤级别和肿瘤部位是两个独立的预后因素。组织学分级是恶性程度、远处转移概率和疾病特异性生存率的独立预后因素。据报道，约90%的平滑肌肉瘤为中度至高度恶性。就肿瘤部位而言，四肢软组织肉瘤的总体生存率高于腹膜后软组织肉瘤。非典型皮内平滑肌肿瘤（以前称为皮肤平滑肌肉瘤）是一种预后良好亚型，因为它发生于真皮，不会发生转移。此外，肿瘤大小和骨或神经血管受累是另外两个危险因素，与预后不良显著相关。

（二）诊断与治疗

1. 诊断

（1）临床表现：四肢或躯干平滑肌肉瘤起病较为隐匿，临床上常表现为软组织无痛性肿块，一般生长缓慢，且无特异性症状与体征。少数肿瘤较大时有局部疼痛和（或）压痛。

大多数子宫平滑肌肉瘤发生在40岁以上妇女，且常伴有异常阴道流血（56%）、明显盆腔包块（54%）和盆腔疼痛（22%），症状和体征均类似于子宫平滑肌瘤，极少数晚期病例可能出现体重减轻、营养不良、免疫力下降或发热等恶病质表现。尽管平滑肌肉瘤患者罕有表现为肿瘤快速增长，但在未用激素替代治疗的绝经后女性出现了子宫肌瘤迅速增大，应该考虑到恶性的可能。

由于腹膜后解剖的特殊性，腹膜后平滑肌肉瘤常表现为隐藏生长，疾病早期没有特异性症状，当疾病发展到一定程度，肿瘤压迫或侵犯周围组织器官才会产生相应的症状。大部分患者常因发现腹部包块而就诊，患者最常见的症状是腰部或腹部疼痛不适，亦可出现便频、血尿等尿道和直肠受到肿瘤压迫而出现的症状，亦可因肿瘤浸润、压迫腹膜后血管、神经而出现下肢水肿、疼痛不适、肌肉萎缩等症状，部分病例出现体重减轻和食欲缺乏，部分患者可出现贫血症状。当侵及、压迫消化道时可能出现消化道症状，如腹胀、腹痛、消化道出血等。当肿瘤侵及压迫门静脉时，可出现浆液性腹腔积液。

（2）影像学表现

1）超声检查：通常表现为回声较弱、边界较清晰，肿瘤内部点、线形血流较多见，超声检查定位准确度高，能识别周围组织器官的压迫或浸润，发现病灶及定位病灶，从而指导手术方式的选择，对患者的临床诊疗具有重要意义。

2）CT：①对于四肢及躯干平滑肌肉瘤，CT可显示瘤体与邻近骨的关系及有无骨破坏情况，有助于骨化性肌炎的鉴别；胸部CT是分期诊断必须地检查，病变区域的增强CT可显示肿瘤的血供及与重要血管的关系，同时还可进行CT引导下病灶穿刺活检术；②对子宫平滑肌肉瘤患者，CT对子宫肌层的病变诊断有限，常用来评估外科手术并发症，包括肠梗阻或损伤、输尿管或膀胱损伤等。对于子宫平滑肌肉瘤患者，CT常常用来分期及排除治疗后是否有远处复发；③腹膜后平滑肌肉瘤常显示腹膜后较大肿块、形状通常不规则呈椭圆形或分叶状，密度接近肌肉组织密度，与周围组织的界限不清楚，并且很容易侵入后腹膜血管，尤其是大血管，这是原发性腹膜后平滑肌肉瘤的特征表现。大部分肿瘤密度不均匀、囊性变性较多，可伴肿瘤内部大面积坏死、类似囊肿，钙化和出血罕见。肿瘤多有明确的包膜，界限多较清楚。大部分肿瘤血供丰富，增强扫描后中度至明显增强，静脉期强化减弱，部分肿瘤可变现为持续强化。由于丰富的血液供应和肿瘤血管内皮细胞的不完整性，可表现出明显延迟强化的特点。远处转移的肿瘤可有相应的影像学表现，例如，当肝转移时，典型的CT表现是"牛眼征"。

3）MRI：①对于四肢及躯干平滑肌肉瘤，MRI是目前平滑肌肉瘤的常用影像学诊断技术。MRI检查时，平滑肌肉瘤在T_1WI中表现为不均匀等信号，间杂有斑片状稍低或稍高信号，均匀信号较少。T_2WI呈混杂信号，多为斑片状稍高信号，间杂斑片状等低信号及高信号，部分案例可见病灶内小范围坏死呈长T_2信号。增强中肿瘤实质呈现不均匀斑片状强化，坏死囊变区呈地图状、花环状、蜂窝状强化；②对于子宫平滑肌肉瘤，MRI显示组织包块与子宫分界欠清，其周围因压迫征象可见假包膜，包块内多可见出血坏死。T_2WI呈高信号，其内囊性坏死区多为点状高信号；而在T_1WI包块仍为高信号，但囊性坏死为低信号。合并出血时无论T_2WI还是T_1WI都呈高信号，但是出血量的多少与肿瘤的恶性程度无相关性。若病灶为继发性，由子宫肌瘤恶变而来，可伴发多处子宫肌瘤，当出现远处转移时，转移的病灶信号与原发灶相近；③对于腹膜后平滑肌肉瘤，除了评估大血管浸润，MRI不能提供比CT扫描更多的帮助。尽管MRI具有较高的软组织分辨率，但胃肠道中的运动伪影和气体紊乱限制了其应用。对于静脉造影禁忌证患者，MRI可以作为首选。MRI主要表现为T_1WI低或等信号，T_2WI实性部分为高信号，囊变坏死部分相对肌肉呈高信号，增强扫描强化方式与CT相似。

(3) 病理检查：大体上，切面呈灰白色，质地中等或细嫩，伴灶性出血、坏死或囊性变。部分肿瘤呈胶冻状样、漩涡状或编织状。分化好的平滑肌肉瘤由平行或交织条束状排列的嗜伊红色梭形细胞组成，核居中，核两端平钝或呈雪茄样。大部分病例核分裂象≥5个/10HPF。肿瘤内富于血管，瘤细胞围绕血管生长，肿瘤内常见凝固性坏死。分化差的平滑肌肉瘤瘤细胞多形性和异型性明显，瘤细胞核大、深染、常见瘤巨细胞。免疫表型：瘤细胞弥漫阳性表达α-SMA和calponin，大部分病例表达Desmin，40%~60%的病例可表达CK和EMA。电镜观察证实，肿瘤细胞内含有数

病例5 平滑肌肉瘤

量不等的胞质细丝、胞饮小泡和较厚的基底膜。

（4）鉴别诊断

1）间质瘤：主要发生于胃肠道细胞，形态学变化较大，从梭形细胞到明显的上皮样细胞，不同的细胞可出现在同一肿瘤。梭形瘤细胞的核拉长呈短梭、胖梭或长杆状核，端尖或平钝，可出现核端空泡；胞质略呈嗜酸性或嗜碱性。核周可形成空亮区域，或将细胞核推向一侧呈镰刀形，形成印戒样细胞。瘤细胞排列结构多样，可呈束状交叉、旋涡状、器官样、巢索状，以及假菊形团样。梭形瘤细胞以束状交叉、旋涡状、器官样排列为主；上皮样瘤细胞则多以弥漫片状、巢索状排列为主。

2）未分化多形性肉瘤：患者发病年龄较大，多见于中老年人；细胞多形性非常明显出现单核、多核或奇异性巨细胞、黄色瘤细胞；炎症细胞包括淋巴细胞、浆细胞和嗜酸粒细胞与瘤细胞混杂存在。

3）纤维肉瘤：瘤细胞无明显胞质，或有胞质而无红染的肌原纤维丝。细胞之间有丰富淡染、粗细不等的纤维。网状纤维虽环绕瘤细胞但不呈平行排布。Masson染色，纤维呈绿色，肌组织呈红色。平滑肌肉瘤免疫组化Desmin和Actin呈阳性反应可以与纤维肉瘤相区别。

4）恶性外周神经鞘瘤：细胞常呈多形性，排列方式多相互平行或较紊乱，但能见到栅栏状或器官样结构，无胶原纤维。一般能找见丛状神经纤维瘤病的区域。偶尔能见到由良性神经鞘瘤过渡到恶性神经鞘瘤的变化。常见坏死灶，且被栅栏状排列的瘤细胞围绕，为恶性神经鞘瘤的一个独特的特点。免疫组化S-100蛋白阳性，亦可与平滑肌肉瘤区别。

2. 肿瘤分级和分期　平滑肌肉瘤尚无特定的分级和分期系统，分级采用法国癌症中心联盟肉瘤学组（FNCLCC）制定的分级系统，分期可参考软组织肉瘤常用的SSS分期系统和AJCC分期系统，可参考病例1中的相关内容。此外，对于子宫平滑肌肉瘤，采用国际妇产科联盟（international federation of gynecology and obstetrics，FIGO）2009年修订的分期标准（病例5表1）。即使是FIGO分期Ⅰ期和Ⅱ期的早期患者，复发率也高达53%~71%，并且总生存率也低于40%。

病例5表1　FIGO子宫肉瘤分期

分期	定义
Ⅰ	肿瘤局限于子宫
ⅠA	肿瘤直径≤5cm
ⅠB	肿瘤直径>5cm

续表

分期	定义
Ⅱ	肿瘤扩散超出了子宫，但仍局限于盆腔
ⅡA	累及附件
ⅡB	累及其他盆腔组织
Ⅲ	肿瘤侵犯腹腔组织（并非仅仅突向腹腔）
ⅢA	1个病灶
ⅢB	多个病灶
ⅢC	转移到盆腔和（或）主动脉旁淋巴结
Ⅳ	
ⅣA	肿瘤侵犯膀胱和（或）直肠
ⅣB	远处转移

3. 治疗

（1）手术：是所有局限性软组织肉瘤患者包括平滑肌肉瘤患者的基本治疗方法。标准的外科手术包括完全切除和广泛的阴性切缘（R0切除），这提供了最好的治愈机会。此外，手术可能对某些转移性患者有益，特别是对初次切除后出现少量肺转移的患者进行肺转移灶切除术。

对于子宫平滑肌肉瘤患者而言，手术仍是首选治疗方式，标准术式是全子宫切除术及双附件切除术。局限于子宫的患者可行全子宫＋双附件切除，子宫外有病灶的患者可行全子宫＋双附件切除＋转移病灶切除，包括转移淋巴结切除。是否切除卵巢存在争议。早期平滑肌肉瘤的绝经前患者可考虑保留卵巢。类似于是否在初始手术中进行卵巢切除的争论，淋巴结切除术作为常规手术治疗的一部分同样存在争议。大多数学者主张不常规施行系统性盆腔及腹主动脉旁淋巴结切除术，但术中应予探查，肿大或可疑淋巴结应予切除。

对于腹膜后平滑肌肉瘤患者，手术切除依然是主要治疗方式，肿瘤侵犯累及重要血管是导致肿瘤不能完全切除的常见原因。术中动作应轻柔，避免挤压肿瘤，使肿瘤破裂，尤其对于肿瘤囊变坏死较严重者，同时注意减少医源性播散，有助于完全切除肿瘤、延长术后生存时间、降低肿瘤术后复发率，为无瘤手术的基本要求。常见的手术切口包括：腹部正中切口、腹部横切口、胸腹联合切口、经腹膜外切口等。腹部正中切开可充分显露肿瘤及肿瘤侵及器官，并可术中根据肿瘤大小适当延长切口，这种切口最为常用，因为腹膜后肿瘤多为恶性且血供丰富，肿瘤的血供主要来自腹部大血管如腹主动脉、肠系膜上动脉、肾动脉等，并邻近腹部中线，这个切口有利于游离肿瘤。

（2）放疗：放射治疗在软组织肉瘤中的治疗作用已被证明可以改善局部控制，保留功能，降低局部复发率。因此，术前或术后放疗被认为是几乎所有四肢和躯干的中度或高度平滑肌肉瘤的标准治疗方法。一项回顾性研究报道了术前放射治疗在33例腹膜后肉瘤中的作用，其中12例为平滑肌肉瘤。与脂肪肉瘤不同，平滑肌肉瘤的3年局部复发率较低（18.8%），3年远处复发率较高（35.4%）。

对于子宫平滑肌肉瘤，放射治疗不作为子宫肉瘤治疗的首选，主要用于有肿瘤残留或有亚临床转移区域的补充治疗，以及复发/转移病灶的姑息性治疗。

对于腹膜后平滑肌肉瘤，放疗的疗效仍存在一些争议。根据最新的NCCN软组织肉瘤诊疗指南（2022.V2），如果考虑将放疗作为腹膜后软组织肉瘤多模式治疗的一部分，则首选术前新辅助放疗，且应用于高度选择的病例。而对于术后的辅助放疗，NCCN指南不推荐对腹膜后软组织肉瘤的患者行术后辅助放疗，但经过严格筛选的患者除外，如未经新辅助放疗的高复发风险患者。

（3）化疗：一般来说，肉瘤，特别是平滑肌肉瘤，最危及生命的方面是其血行播散的倾向，因此需要全身控制。几乎所有不可切除的转移性平滑肌肉瘤患者都被认为是不可治愈的。因此，在几乎所有的病例中，全身性疾病的治疗目的都是姑息性的，目的是减少肿瘤体积、减轻症状、改善生活质量和延长生存期。尽管与内脏平滑肌肉瘤相比，子宫平滑肌肉瘤似乎对许多化疗药物更敏感，但人们普遍认为不同的组织学亚型具有不同的化疗敏感性。

总体而言，平滑肌肉瘤是对化疗中度敏感的软组织肉瘤，其化疗方案参照非特指型软组织肉瘤，包括A（多柔比星）、AI（多柔比星＋异环磷酰胺）、MAID（美司钠＋多柔比星＋异环磷酰胺＋达卡巴嗪）等。其中，阿霉素是软组织肉瘤包括平滑肌肉瘤的标准全身治疗。尽管平滑肌肉瘤的反应率似乎不如其他肉瘤亚型（如滑膜肉瘤和黏液样/圆细胞脂肪肉瘤），但阿霉素作为一种单一药物，据报道其反应率仍在10%~25%。一项对2185例接受阿霉素治疗的肉瘤患者的回顾性分析显示，与其他肉瘤亚型相比，平滑肌肉瘤的缓解率较低（11%），但无统计学意义。

而对于晚期转移或复发的不可切除肿瘤的化疗，可以选择吉西他滨联合达卡巴嗪、吉西他滨联合多西紫杉醇、或者曲贝替定或者艾日布林等。其中，曲贝替定被FDA批准用于平滑肉瘤和脂肪肉瘤的二线化疗，与达卡巴嗪相比，中位PFS由1.5个月提高到4.2个月（$P<0.001$），而且分层分析显示对平滑肌肉瘤和脂肪肉瘤均有效，但曲贝替定较达卡巴嗪并没有带来OS上的获益。艾日布林的临床数据显示对包括平

滑肌肉瘤在内的L型肉瘤（脂肪肉瘤、平滑肌肉瘤）有一定的疗效，是可选择的治疗方案。

（4）激素治疗：据报道，40%～80%的子宫平滑肌肉瘤患者都有雌激素受体（ER）和（或）孕激素受体（PR）的表达。因此，内分泌治疗可用于子宫平滑肌肉瘤的患者，尤其是ER、PR阳性者，能够有效降低复发率，缓解临床症状，控制晚期进展。对复发/转移或不可切除的子宫平滑肌肉瘤患者，来曲唑是首选一线药物，依西美坦和阿那曲唑通常用于二线治疗。值得注意的是，ER+/PR+表达越强烈，越容易观察到长的PFS。2015年，NCCN指南首次推荐ER+/PR+子宫平滑肌肉瘤患者应用芳香化酶抑制剂。2016年，NCCN指南在子宫平滑肌肉瘤患者的内分泌治疗中加入了醋酸甲羟孕酮、促性腺激素释放激素类似物，而孕激素和促性腺激素释放激素类似物在子宫平滑肌肉瘤中的作用仍存争议。

（5）靶向治疗：近年来，分子靶向药物的研究进展迅速，在软组织肉瘤中显示出了令人满意的疗效。

安罗替尼作为广谱抗血管治疗靶向药物，可作为单药用于软组织肉瘤的二线治疗，作为一线用药的临床试验也取得了积极进展。此外，安罗替尼还可以联合化疗及联合抗PD-1治疗，具体详见病例1靶向治疗部分。

（病例提供者：邢汝维　李海欣　天津医科大学肿瘤医院）

（点评专家：滕　胜　天津医科大学肿瘤医院）

参考文献

[1] Mandato VD, Torricelli F, Mastrofilippo V, et al.Primary Ovarian Leiomyosarcoma Is a Very Rare Entity: A Narrative Review of the Literature [J].Cancers（Basel），2023，15（11）：2953.doi：10.3390/cancers15112953.

[2] Turinetto M, Meeus P, Ray-Coquard I.Doxorubicin combined with Trabectedin in systemic first-line M+/recurrent leiomyosarcoma patients[J].Curr Opin Oncol，2023，35（4）：288-291.doi：10.1097/CCO.0000000000000961.

[3] Ijaz I, Shahzad MN, Hosseinifard H, et al.Evaluation of the efficacy of systemic therapy for advanced uterine leiomyosarcoma: A systematic review, meta-analysis, and meta-regression analysis[J].Cancer Med，2023，12（13）：13894-13911.doi：10.1002/cam4.5930.

[4] Cope BM, Traweek RS, Lazcano R, et al.Targeting the Molecular and Immunologic Features of Leiomyosarcoma[J].Cancers（Basel），2023，15（7）：2099.doi：10.3390/cancers15072099.

[5] Lacuna K, Bose S, Ingham M, et al.Therapeutic advances in leiomyosarcoma[J].Front Oncol,

2023, 13: 1149106.doi: 10.3389/fonc.2023.1149106.

[6]Kerrison WGJ, Thway K, Jones RL, et al.The biology and treatment of leiomyosarcomas[J]. Crit Rev Oncol Hematol, 2023, 184: 103955.doi: 10.1016/j.critrevonc.2023.103955.

[7]Hickman A, Siontis BL.Not All Leiomyosarcomas Are the Same: How to Best Classify LMS[J]. Curr Treat Options Oncol, 2023, 24（4）: 327-337.doi: 10.1007/s11864-023-01067-2.

[8]Li R, Zhang M, Gao J, et al.Misdiagnosis and mistreatment of uterine myxoid leiomyosarcoma: A case report and literature review[J].Asian J Surg, 2023, 46（7）: 2714-2715.doi: 10.1016/j.asjsur.2023.01.001.

[9]Li Y, Gong Q, Peng J, et al.Prognostic significance of lymphadenectomy in uterine leiomyosarcomas and endometrial stromal sarcomas: Systematic review and meta-analysis[J].Eur J Obstet Gynecol Reprod Biol, 2022, 279: 94-101.doi: 10.1016/j.ejogrb.2022.10.013.

[10]de Almeida BC, Dos Anjos LG, Dobroff AS, et al.Epigenetic Features in Uterine Leiomyosarcoma and Endometrial Stromal Sarcomas: An Overview of the Literature[J]. Biomedicines, 2022, 10（10）: 2567.doi: 10.3390/biomedicines10102567.

[11]Hindman N, Kang S, Fournier L, et al.MRI Evaluation of Uterine Masses for Risk of Leiomyosarcoma: A Consensus Statement[J].Radiology, 2023, 306（2）: e211658.doi: 10.1148/radiol.211658.

[12]Sparić R, Andjić M, Babović I, et al.Molecular Insights in Uterine Leiomyosarcoma: A Systematic Review[J].Int J Mol Sci, 2022, 23（17）: 9728.doi: 10.3390/ijms23179728.

[13]Devaud N, Vornicova O, Abdul Razak AR, et al.Leiomyosarcoma: Current Clinical Management and Future Horizons[J].Surg Oncol Clin N Am, 2022, 31（3）: 527-546.doi: 10.1016/j.soc.2022.03.011.

[14]Żak K, Zaremba B, Rajtak A, et al.Preoperative Differentiation of Uterine Leiomyomas and Leiomyosarcomas: Current Possibilities and Future Directions[J].Cancers（Basel）, 2022, 14（8）: 1966.doi: 10.3390/cancers14081966.

[15]Kannan S, Chong HH, Chew B, et al.Leiomyosarcoma in the extremities and trunk wall: systematic review and meta-analysis of the oncological outcomes[J].World J Surg Oncol, 2022, 20（1）: 124.doi: 10.1186/s12957-022-02584-4.

[16]Horn LC, Hiller GGR, Mayr D, et al.Praktisch-diagnostische Aspekte uteriner Leiomyosarkome im Kontext der WHO-Klassifikation 2020[Practical diagnostic aspects of uterine leiomyosarcoma in the context of the 2020 WHO classification][J].Pathologe, 2022, 43（3）: 196-201.German.doi: 10.1007/s00292-022-01064-6.

[17]Townsend DC, Purohit N, Giannoulis K, et al.Presentation, Management, and Outcome of Primary Leiomyosarcoma of the Spine: A Systematic Review[J].World Neurosurg, 2022, 163: 25-35.doi: 10.1016/j.wneu.2022.03.138.

[18]Chantharasamee J, Wong K, Potivongsajarn P, et al.Retrospective analysis of adjuvant treatment for localized, operable uterine leiomyosarcoma[J].Cancer Med, 2022, 11（15）:

2906-2912.doi：10.1002/cam4.4665.

[19]Kasper B，D'Ambrosio L，Davis EJ，et al.What Clinical Trials Are Needed for Treatment of Leiomyosarcoma？[J].Curr Treat Options Oncol，2022，23（3）：439-449.doi：10.1007/s11864-021-00928-y.

[20]Asano H，Isoe T，Ito YM，et al.Status of the Current Treatment Options and Potential Future Targets in Uterine Leiomyosarcoma：A Review[J].Cancers（Basel），2022，14（5）：1180.doi：10.3390/cancers14051180.

[21]Maccaroni E，Lunerti V，Agostinelli V，et al.New Insights into Hormonal Therapies in Uterine Sarcomas[J].Cancers（Basel），2022，14（4）：921.doi：10.3390/cancers14040921.

[22]Novotny JP，George S.Leiomyosarcoma：Does Location of Primary Help to Determine the Best Systemic Therapy Options？[J].Curr Treat Options Oncol，2021，22（11）：99.doi：10.1007/s11864-021-00897-2.

[23]Bura V，Pintican RM，David RE，et al.MRI findings in-between leiomyoma and leiomyosarcoma：a Rad-Path correlation of degenerated leiomyomas and variants[J].Br J Radiol，2021，94（1125）：20210283.doi：10.1259/bjr.20210283.

[24]De Wispelaere W，Annibali D，Tuyaerts S，et al.Resistance to Immune Checkpoint Blockade in Uterine Leiomyosarcoma：What Can We Learn from Other Cancer Types？[J].Cancers（Basel），2021，13（9）：2040.doi：10.3390/cancers13092040.

[25]Kasper B，Achee A，Schuster K，et al.Unmet Medical Needs and Future Perspectives for Leiomyosarcoma Patients-A Position Paper from the National LeioMyoSarcoma Foundation（NLMSF）and Sarcoma Patients EuroNet（SPAEN）[J].Cancers（Basel），2021，13（4）：886.doi：10.3390/cancers13040886.

[26]Coindre JM，Terrier P，Guillou L，et al.Predictive value of grade for metastasis development in the main histologic types of adult soft tissue sarcomas：a study of 1240 patients from the French Federation of Cancer Centers Sarcoma Group[J].Cancer，2001，91（10）：1914-1926.

[27]Dangoor A，Seddon B，Gerrand C，et al.UK guidelines for the management of soft tissue sarcomas[J].Clin Sarcoma Res，2016，6（1）：1-26.doi：10.1186/s13569-016-0060-4.

[28]Zagars GK，Ballo MT，Pisters PW，et al.Prognostic factors for patients with localized soft-tissue sarcoma treated with conservation surgery and radiation therapy：an analysis of 1225 patients[J].Cancer，2003，97（10）：2530-2543.doi：10.1002/cncr.11365.

[29]Gronchi A.Surgery in soft tissue sarcoma：the thin line between a surgical or more conservative approach[J].Future Oncol，2021，17（21s）：3-6.doi：10.2217/fon-2021-0449.

[30]Krikelis D，Judson I.Role of chemotherapy in the management of soft tissue sarcomas[J].Expert Rev Anticancer Ther，2010，10（2）：249-260.doi：10.1586/era.09.176.

病例6 韧带样纤维瘤

例一：腹壁复发性巨大韧带样纤维瘤

一、病历摘要

（一）基本资料

患者甘某，男性，20岁，因"右腹壁肿物切除术后原术区再次发现肿物"入院。

现病史：患者2018年4月无明显诱因发现右腹壁肿物，质韧，边界不清，活动度差。2018年8月就诊于当地医院行腹壁肿物切除术，患者自述术后病理为纤维瘤。2019年7月再次发现原术区肿物，考虑复发，病理切片送至甘肃省某医院会诊，自述病理为侵袭性纤维瘤。后行23次放疗，总剂量4600Gy，放疗后肿瘤大小未发生明显变化。

既往史：既往体健，否认结核病、肝炎病史，否认糖尿病病史，否认白血病等恶性病史，否认药物食物过敏史。

个人史：生于原籍，不抽烟、不饮酒。

家族史：无。

婚姻史：未婚。

（二）专科检查

腹壁可见陈旧性手术瘢痕，切口愈合良好，长约10cm，原术区可见色素沉着，胸腹壁显著膨隆，可见一巨大肿物，直径约18cm，质韧，边界不清，活动度差，伴轻压痛（病例6图1A）。

（三）辅助检查

2019-10-18腹部CT示：右前腹壁术后改变；右前腹壁巨大肿物，考虑复发；增强扫描静脉期及肝实质期肝实质低密度区（病例6图1B）。

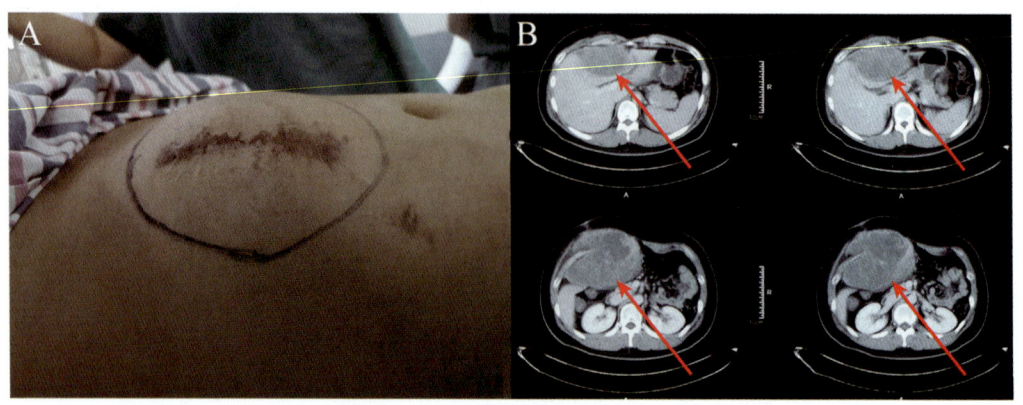

病例6图1　腹部体格检查及CT所见

A：腹壁可见陈旧性手术瘢痕及一巨大软组织肿物；B：腹部CT可见右胸腹壁交界处一巨大软组织肿物，见肝脏受肿物压迫出现低密度区。

二、诊疗经过

患者于门诊行肿物穿刺活检，活检病理回报：（右腹壁穿刺）梭形细胞病变，结合病史首先考虑侵袭性纤维瘤。后于2019-10-15收入院治疗。患者完善术前相关检查，肝功能：丙氨酸氨基转移酶（ALT）80U/L，天门冬氨酸氨基转移酶（AST）53U/L，碱性磷酸酶（ALP）127U/L，γ-谷氨酰基转移酶149U/L。结合术前CT及肝功能化验检查，目前考虑腹壁肿物复发，且已压迫肝脏，致肝功能受损。结合患者病情，手术是目前最佳的治疗方式。完善术前准备，2019-10-21首先于局部麻醉下行选择性腹腔动脉造影及肋间动脉造影栓塞术，后于全身麻醉下行胸腹壁巨大肿物广泛切除＋软组织扩创探查修复＋受累肋骨切除＋胸腔闭式引流＋补片修补（病例6图2）。术后病理回报：（右胸腹壁）梭形细胞肿瘤，结合免疫组化支持为侵袭性纤维瘤，切缘及基底均（－）（病例6图3）。患者术后恢复良好，拔除胸腔引流管后肺复张良好（病例6图4）。嘱出院后可行辅助放疗。

患者术后定期复查，手术切口愈合良好，周围无红、肿、热、痛，原术区未触及肿物。2020-12-07我院复查CT未见肿物复发（病例6图5）。后多次复查均无复发证据。

病例 6　韧带样纤维瘤

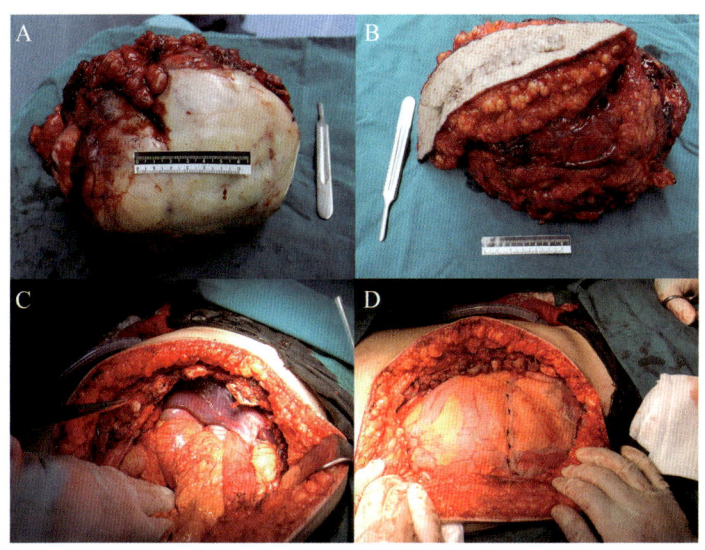

病例6图2　手术过程

A、B：术中切下的巨大软组织肿物，连同原手术瘢痕一并切除；C：受累肋骨、部分膈肌一并切除；D：膈肌重建并利用生物补片进行胸腹壁的重建。

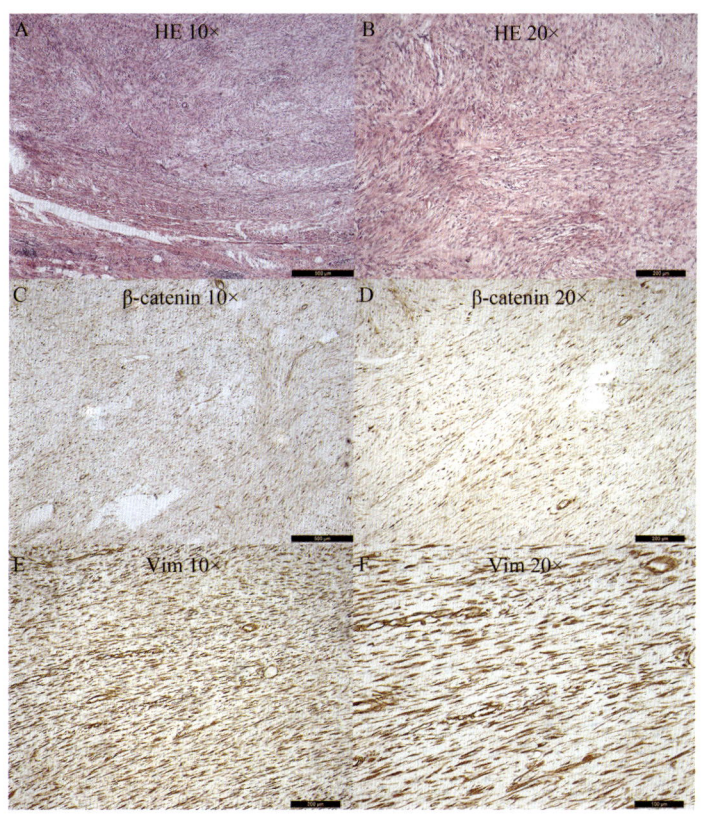

病例6图3　术后病理回报侵袭性纤维瘤

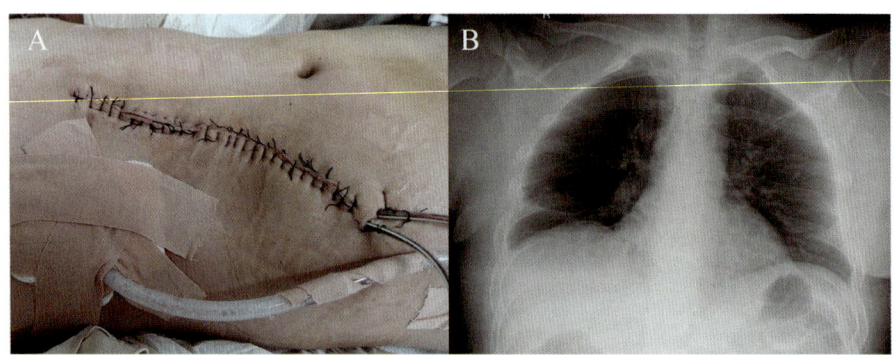

病例6图4　拔除胸腔引流管后肺复张良好

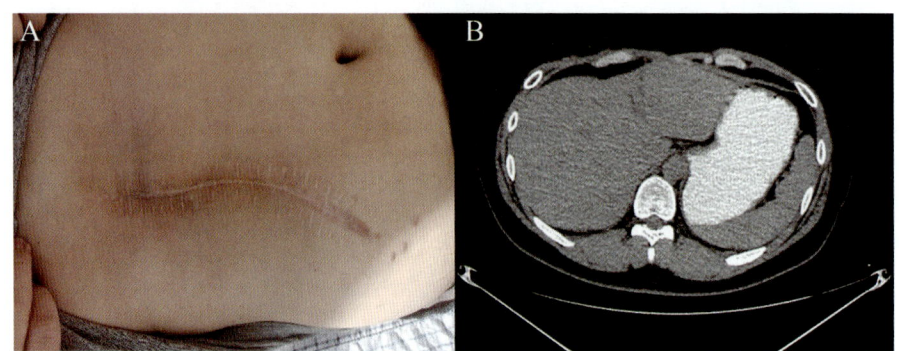

病例6图5　手术切口与复查CT所见

A：术后患者恢复良好；B：患者复查CT未见肿物复发。

三、病例点评

本例患者右腹壁肿物切除术后，原术区再次发现肿物。我院病理穿刺考虑侵袭性纤维瘤。侵袭性纤维瘤虽然属于交界性或低度恶性肿瘤，一般不会威胁到患者生命，但本例肿瘤巨大，且已经压迫肝脏，出现疼痛并导致肝功能轻度受损，且CT显示肝脏出现低密度区。患者手术指征明确，为避免肝功能进一步受损，手术是最佳治疗方式。考虑患者肿瘤巨大，术中有大出血的可能，术前首先于局部麻醉下行选择性腹腔动脉造影及肋间动脉造影栓塞术，降低了术中大出血风险。另外，肿瘤呈侵袭性生长，已侵犯部分肋骨，为了达到安全外科边界，降低复发概率，术中切除了受肿瘤侵犯的部分胸腹壁及膈肌，同时为了保护脏器，进行了胸腹壁的重建，最大限度降低复发概率的同时，保障了患者的生活质量。

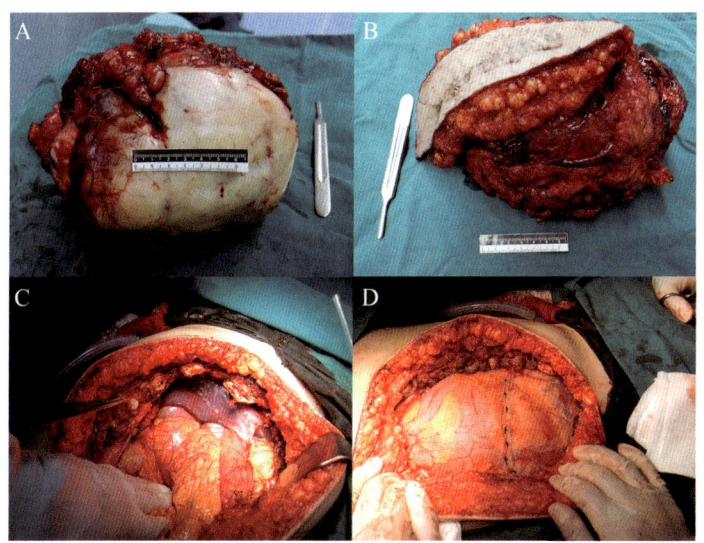

病例6图2　手术过程

A、B：术中切下的巨大软组织肿物，连同原手术瘢痕一并切除；C：受累肋骨、部分膈肌一并切除；D：膈肌重建并利用生物补片进行胸腹壁的重建。

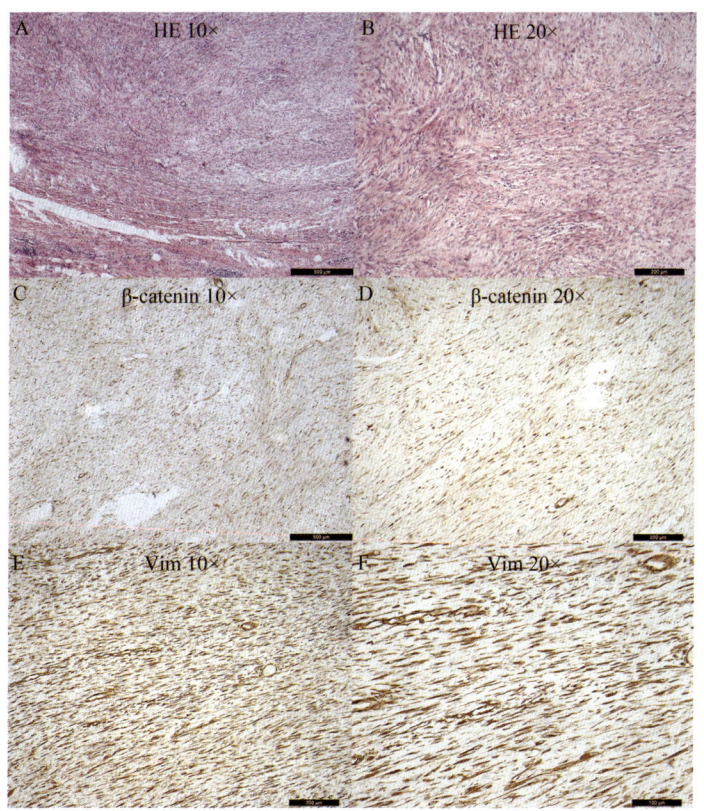

病例6图3　术后病理回报侵袭性纤维瘤

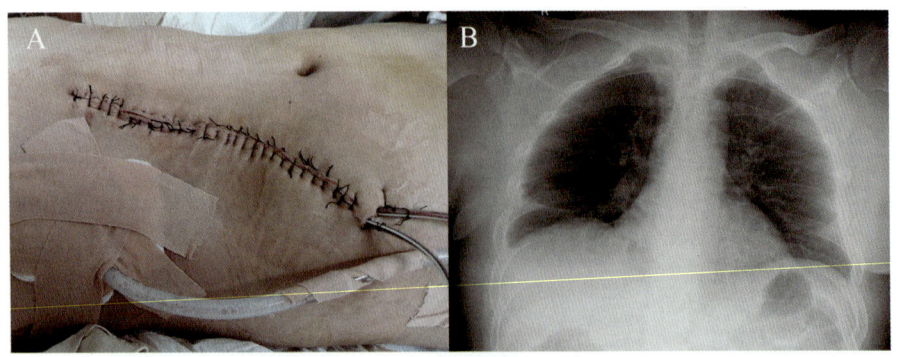

病例6图4　拔除胸腔引流管后肺复张良好

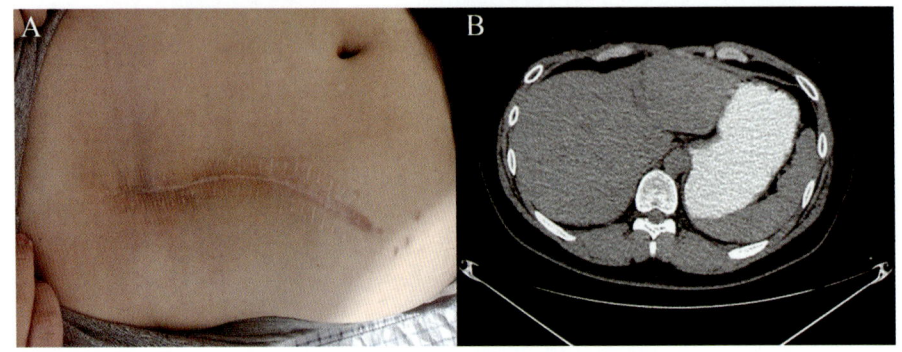

病例6图5　手术切口与复查CT所见
A：术后患者恢复良好；B：患者复查CT未见肿物复发。

三、病例点评

　　本例患者右腹壁肿物切除术后，原术区再次发现肿物。我院病理穿刺考虑侵袭性纤维瘤。侵袭性纤维瘤虽然属于交界性或低度恶性肿瘤，一般不会威胁到患者生命，但本例肿瘤巨大，且已经压迫肝脏，出现疼痛并导致肝功能轻度受损，且CT显示肝脏出现低密度区。患者手术指征明确，为避免肝功能进一步受损，手术是最佳治疗方式。考虑患者肿瘤巨大，术中有大出血的可能，术前首先于局部麻醉下行选择性腹腔动脉造影及肋间动脉造影栓塞术，降低了术中大出血风险。另外，肿瘤呈侵袭性生长，已侵犯部分肋骨，为了达到安全外科边界，降低复发概率，术中切除了受肿瘤侵犯的部分胸腹壁及膈肌，同时为了保护脏器，进行了胸腹壁的重建，最大限度降低复发概率的同时，保障了患者的生活质量。

例二：胸壁复发性韧带样纤维瘤

一、病历摘要

（一）基本资料

患者张某，女性，28岁，因"右侧胸壁肿物"入院。

现病史：患者2018-07-03无意中发现右侧胸壁肿物，约6.0cm×5.0cm大小，自觉肿物区域疼痛，就诊于天津市某医院行胸壁区域MRI检查示右侧胸壁肿物，建议临床穿刺活检检查除外恶性。2018-07-05就诊于我院，行超声检查示右侧胸壁软组织内实性肿物，行穿刺活检示（右胸壁）梭形细胞肿瘤，结合免疫组化考虑为韧带样纤维瘤，请待完整切除后进一步明确诊断。患者自发现肿物以来饮食、睡眠、大小便均可，体重无明显变化。

既往史：否认冠心病、心脏病、高血压、糖尿病病史，否认肝炎、结核病史及接触史。否认食物及药物过敏史。

个人史：生于原籍，未到过疫区，无毒物接触史。无特殊嗜好。

家族史：无肿瘤家族史。

婚姻史：已婚，家人体健。

（二）专科检查

右侧胸壁可见突出皮肤软组织肿物，质韧，约6.0cm×5.0cm大小，边界欠清，局部皮色、皮温正常，局部压痛、叩击痛阴性，局部未见红肿及破溃。

（三）辅助检查

胸壁区域MRI检查、超声检查、穿刺活检等辅助检查见现病史相关内容。

二、诊疗经过

患者入院后完善相关检查，2018-07-20胸部强化CT：右侧胸壁肿物伴右侧第1、第2肋骨骨皮质模糊，考虑恶性肿瘤，请结合临床及穿刺活检检查（病例6图6）。

排除手术禁忌后，于2018-07-30在全身麻醉下行右侧胸壁肿物切除＋生物补片修补＋胸腔闭式引流术，术中过程顺利。术后病理回报为（右侧胸壁）梭形细胞肿瘤，结合免疫组化支持为侵袭性纤维瘤，肋骨切缘均（-）。免疫组化：Vim（+），Ki-67（5%~10%+），SMA（部分+），Desmin（-），β-catenin（核+），CD34（部分+），S-100（-）。

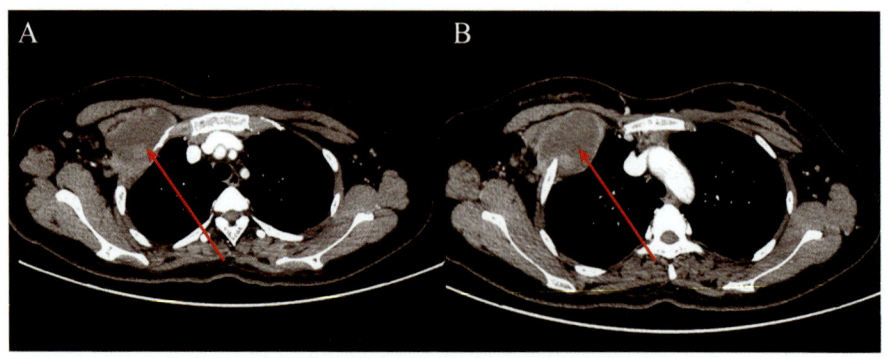

病例6图6　增强CT可见右胸壁软组织肿物

2019年发现右胸壁外侧软组织肿物，未重视，后肿物逐渐增大，约8cm×6cm，无疼痛，质韧，边界清，活动度可，就诊于我院门诊。查胸部强化CT（2021-06-10）：右侧胸壁背阔肌局部增厚并强化不均（病例6图7）。行穿刺活检：（右胸壁穿刺活检）梭形细胞肿瘤，结合病史及形态学符合侵袭性纤维瘤病复发，请结合临床。

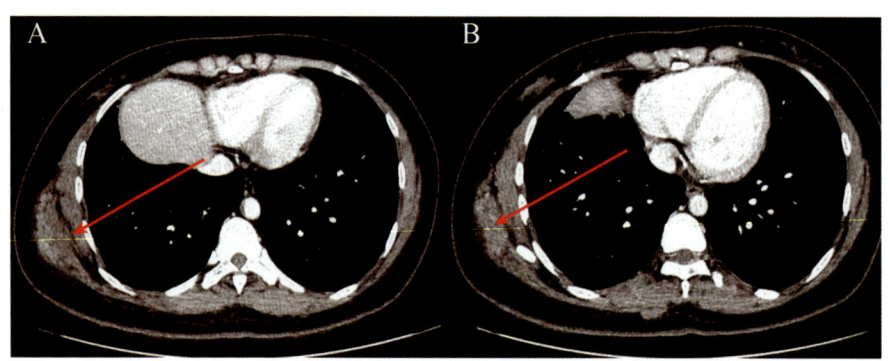

病例6图7　复查CT可见右胸壁软组织肿物

入院完善相关检查，排除手术禁忌后，于2021-06-21全身麻醉下行右胸壁肿物切除术。术后病理回报：复发性梭形细胞为主型软组织肿瘤。术后行术区放疗。

定期复查，目前未见明确肿物复发迹象。

三、病例点评

患者以胸壁肿物为首发症状，2022 CSCO软组织肉瘤诊治指南推荐，在对软组织肉瘤治疗前，强烈建议先进行活检。本例患者穿刺病理回报为韧带样纤维瘤。韧带样纤维瘤是一种交界性/低度恶性的软组织肿物，其特点为易局部复发，复发率约20%，其中位于四肢的肿瘤复发率高。治疗方式而言，若肿物不大、未引起明显临床症状，可选择保守观察。当肿物增大，有症状或者影响正常工作生活时可行手术治疗。本例患者为年轻女性，肿物约6.0cm×5.0cm大小，虽无明显临床症状，但已影响美观，所以选择手术治疗。术后1年出现复发，再行手术治疗。放疗对本病的疗效尚有争议，不同文献报道的结果不同，有学者认为可降低复发率，也有学者认为放疗对降低复发无益。本病例复发后手术后行术区放疗。继续定期复查。

四、疾病介绍

（一）疾病概述

侵袭性纤维瘤也称韧带样纤维瘤、韧带样瘤、硬纤维瘤或者纤维瘤病等，是一种罕见的软组织肿瘤，发病率约百万分之五，约占所有软组织肿瘤的3%，通常被视为交界性或低度恶性肿瘤，虽然很少转移，但可以造成局部浸润和破坏，并且易术后复发。女性发病率大概是男性的2倍，发病高峰期为30~40岁。韧带样纤维瘤一般可分为两大类，即散发型和家族性腺瘤性息肉病（FAP）相关型。85%~90%的散发型韧带样纤维瘤患者存在编码β连环蛋白（β-catenin）的CTNNB1基因突变，这会导致β-catenin在细胞核的积聚，这或许是韧带样纤维瘤的发病机制。三个最常见的CTNNB1基因突变类型是T41A、S45F和S45P，分别占总突变类型的50%、25%和9%。拥有这三种突变的患者术后无复发生存（RFS）率相较于野生型（WT）患者更低，其中S45F突变患者复发风险最高。而FAP相关型患者则存在APC基因突变，5%~30%的FAP患者会患韧带样纤维瘤，而FAP患者患韧带样纤维瘤的风险也比一般人群高1000倍。临床上，依据部位可将韧带样纤维瘤病分为腹壁型（25%）、腹外型（55%~60%）及腹内型（15%），临床以前两者多见。一般来说，散发型韧带样纤维瘤，通常位于腹壁或腹外。腹壁的韧带样纤维瘤发生于腹直肌鞘、腹直肌或腹内斜肌，怀孕或分娩后一年内的女性最常见。FAP相关型韧带样纤维瘤，通常发生于腹内，包括肠系膜、腹膜韧带、腹膜后区域或骨盆，体积可以非常大。

韧带样纤维瘤的发病与多种因素相关，包括创伤、激素、遗传等。部分患者接受腹腔镜手术和开腹手术后出现韧带样纤维瘤，肿瘤多位于既往瘢痕处。女性较男性发病率更高，尤其在怀孕后，且育龄期妇女比男性的肿瘤生长速度更快，这些均提示发病与激素相关。遗传因素主要指FAP患者易患韧带样纤维瘤。

韧带样纤维瘤的生物学行为和临床症状不尽相同。在一些病例中，肿瘤可以长时间稳定无明显临床症状而不需治疗，而在有些病例中则增长较快。腹内的韧带样纤维瘤可以造成肠梗阻，肢体肿瘤则会造成神经疼痛或功能受限。

预后方面，韧带样纤维瘤作为一种交界性/低度恶性软组织肿瘤，基本不会转移，但具有局部复发率高及侵袭性生长两大特点，大多数文献报道的复发率超过20%，CTNNB1基因S45F突变、年轻患者、肿瘤直径大、肿瘤位于四肢的患者术后复发率更高。

（二）诊断与治疗

1. 诊断

（1）临床表现：韧带样纤维瘤的临床表现多样，与肿瘤的大小、位置以及生长速度等相关，有时没有任何症状。比较常见的症状是中等程度的疼痛，可以为胀痛、刺痛，也可表现为局部的麻木。严重的症状来自腹腔内肿瘤，多数是由于侵及或压迫邻近器官所致，包括：肠梗阻、肠瘘、输尿管梗阻、肾积水、肾衰竭等。体检可以触及质硬、表面光滑的无痛实性包块，常固定在肌肉或腱膜结构上，但其表面的皮肤一般正常。

（2）影像学表现

1）超声：具有较强的显示纤维组织能力，彩色多普勒超声单独诊断软组织肿瘤的准确率、灵敏度、特异度较高。超声通过对肿瘤内部、周边血流信号分布的判断，可提高腹外型韧带样纤维瘤的鉴别诊断。超声常表现为形态不规则或规则、边界不清或清晰的非均质性低回声实性肿块，常可见沿筋膜平面、肌肉或皮下脂肪组织向周围呈不规则放射状分布，部分常跨越解剖间室生长。

2）CT：韧带样纤维瘤CT检查无特征性表现，显示肿瘤边界不清，平扫呈低密度或者等密度，病灶无坏死、钙化，肿瘤密度均匀，增强表现为不均匀强化，静脉期病灶持续强化，延迟期强化最明显，可见与肌纤维走向一致的小梁。

3）MRI：表现特征为呈不规则蟹足浸润生长，与周围组织界限不清，整体呈梭形。病理检查显示腹外型韧带样纤维瘤主要由胶原纤维及纤维细胞组成。根据胶原纤维和纤维细胞的占比，腹外型韧带样纤维瘤会呈现出不同的MRI表现特征：当胶原纤维占比高而纤维细胞占比较低时，T_1WI呈低信号，T_2WI呈稍高信号；当纤维细胞占比高而胶原纤维占比较低时，T_1WI等信号，T_2WI呈高信号。因此，腹外型韧带样纤维瘤的MRI表现特征与其组成成分相关。

4）PET-CT：对韧带样纤维瘤的诊断价值以及疗效评估和预后判断价值尚不明确，目前不做推荐。

（3）病理检查：肉眼观，肿瘤呈结节状或不规则包块，包块均无包膜，剖面灰白或灰红，质韧，有砂砾感，常与周围组织分界不清，但腹腔内韧带样纤维瘤病境界常较清晰。镜下，增生的梭形纤维母细胞包埋在大量含许多血管、黏液样变及血管周围水肿的胶原间质内，细胞外胶原可出现不同程度的瘢痕样胶原纤维。免疫组化在韧带样纤维瘤诊断中具有极其重要的意义,由于大多数韧带样纤维瘤存在CTNNB1基因突变,其细胞质及核内有显著的β-Catenin表达,因此β-Catenin阳性在韧带样纤维瘤诊断有显著意义。另外,Ki-67作为细胞增殖的标志物,其值的高低与肿瘤细胞增殖分化密切相关,其值越高,提示肿瘤细胞增殖越活跃,有复发倾向。

(4)鉴别诊断

1)纤维肉瘤:两者均具有侵袭性生长的特点,纤维肉瘤好发于中年人,肿块生长迅速,瘤内多伴囊变、坏死,部分可见出血及钙化;而韧带样纤维瘤病很少出现上述表现。

2)神经鞘瘤:生长缓慢,容易囊变,主要发生于脊髓的各个节段。MRI冠状面和(或)横断面常能够清晰地显示肿瘤经过神经孔形成"哑铃状"征象。

3)滑膜肉瘤:占软组织肉瘤的8%~10%,一般发生于40岁以前,通常与肌腱和腱鞘有关。但并非都生长于关节和滑膜。临床主要表现为软组织肿块。肿瘤个别区域有出血、坏死或囊肿形成,有时可见颗粒状钙化,部分有假包膜,边缘不清楚。MRI表现:软组织肿块在T_1WI像呈中等信号,T_2WI压脂像呈高信号。肿块内若有钙化,则T_1WI、T_2WI像均为低信号;若有亚急性出血,T_1WI、T_2WI像均呈高信号。但韧带样纤维瘤病很少出现坏死、囊变区。

4)血管瘤:肿瘤既可位于肌肉内,又可位于肌间和皮下软组织,部分两者皆受累;肿瘤内多见结节、斑点状钙化灶和血管流空低信号影;形态多不规则,边缘不规整;信号不均匀,T_2WI肿瘤内多见条片、斑片状较高或高信号,很少见到韧带样纤维瘤病特征性的条、带状低信号影。

2. 肿瘤分级和分期 韧带样纤维瘤病呈局部侵袭性生长,不会发生区域淋巴结转移和远处转移,因此不再介绍其分级和分期。

3. 治疗 在韧带样纤维瘤病治疗前,对疑似病灶需要通过穿刺活检明确病理组织学诊断。通常用14G或16G的空芯针穿刺活检,不建议细针抽吸活检和切开活检。如病变范围不大可考虑行完整切除活检。

因为韧带样纤维瘤的临床症状、发病部位、生长方式各不相同,而且外科切除后易复发,因此治疗方式也不尽相同。以前,韧带样纤维瘤的标准治疗方式是外科切除,但近年来,随着对韧带样纤维瘤的生物学行为有了进一步清晰的认识,而且部分患者没有症状,在观察过程中肿瘤也不会进一步增大,甚至出现缩小,所以目前对无症状的患者首先进行"wait and see"的保守观察措施逐渐成为共识,当出现疼痛、压迫症状时再考虑手术、激素治疗、化疗、靶向治疗、非甾体抗炎药等治疗措施。

（1）保守观察：韧带样纤维瘤的自然病程难以预测，可以长时间稳定，或者自然消退，也可以增大出现症状。据统计，无症状的韧带样纤维瘤患者在观察期间，5年的PFS率为50%左右，20%~30%的患者在观察过程中肿瘤会出现自然退缩。肿瘤退缩可发生在身体任何部位，其中以腹部纤维瘤病较为多见。因此，"wait and see"的保守观察措施正被越来越多的人推荐。

在一项研究"wait and see"疗效的研究中，55例患者中有47例（85%）肿瘤停止生长，一半的肿瘤在1年时可以达到稳定，三年后继续增长的只有一例，有10%的患者"wait and see"失败。虽然这项研究纳入的患者数量比较少，但也证明了wait and see措施有其合理性。

欧洲癌症治疗和研究组织/骨与软组织肉瘤协作组［european organization for research and treatment of cancer（EORTC）/soft tissue and bone sarcoma group（STBSG）］已经发布了一项共识，认为对于无症状的肿瘤患者来说，保守观察是首选措施。同时，也有数个前瞻性研究在评估这一策略的效果（NCT01801176，NCT02547831，NTR4714）。

值得注意的是，在观察过程中，应对患者进行定期监测。在最初的1~2年，每3~6个月进行CT或MRI检查，评估肿瘤有无明显进展。观察随访期间，如果患者出现相关症状或肿瘤持续增大，可以考虑选择手术、药物、放疗等积极治疗手段。治疗的目标是获得肿瘤的长期控制。肿瘤的解剖部位是影响治疗选择的关键因素。

（2）手术：发现肿瘤后立即手术已不再是韧带样纤维瘤的首选治疗措施，只有当肿瘤明显增大出现压迫症状甚至危及生命时才考虑手术。传统意义上，切缘阴性的肿瘤完全切除是韧带样纤维瘤的标准术式，但是，过分追求切缘阴性可能会以牺牲运动和神经功能为代价，所以有时候不得不采用切缘阳性的手术切除。

但是手术后面临的一大问题就是术后复发，大部分研究报道的术后复发率20%左右。目前公认的与复发相关的危险因素包括：肿瘤部位、年龄、肿瘤直径和CTNNB1基因突变类型。位于腹壁的韧带样纤维瘤预后最好，其次是腹内型，而躯干和肢端患者复发率较高。CTNNB1基因S45F突变相较于其他突变类型术后复发率要高。此外，手术切缘阳性/阴性以及术后辅助放疗是否与复发相关仍有争议。

在一项针对132例原发腹外型韧带样纤维瘤患者的研究中，结果显示肿瘤位于肢端的患者要比位于躯干的患者复发率更高（OR：6.69，95% CI：1.42~31.54），而切缘状况和术后辅助放疗对复发率没有影响。另一项研究也显示切缘阳性和术后辅助放疗对局部复发和控制率没有影响。此外，还有其他研究对手术切缘和术后辅助放疗有不同的结论。

一项纳入了16项研究、1295例腹外型韧带样纤维瘤病的Meta分析显示，在单独接受外科切除的患者中，阳性切缘复发率更高（RR：1.78，95% CI：1.40～2.26）。术后辅助放疗对于切缘阴性的患者无助于降低复发率，但是对于不完全切除的患者，术后辅助放疗无论在原发还是复发患者中，都可以降低复发率。

也有研究显示在原发和复发韧带样纤维瘤患者中，切缘阳性/阴性对无复发生存率影响不同，原发患者切缘状况与术后复发无关，而在复发患者中，切缘阴性复发率较低。来自中国的一项纳入了151例腹外型韧带样纤维瘤病患者的报告显示，切缘阴性患者复发率明显要低于阳性患者（$P<0.001$），而在复发人群中虽然也有类似趋势，但并无统计学差异（$P=0.09$）。

综上所述，当患者需要进行治疗时，在预期手术创伤对功能的影响是可接受的前提下，R0手术是治疗的首选和首要治疗目标，尤其是腹壁原发的韧带样纤维瘤病。但如果R0切除可能造成功能损伤或外形毁损时，R1切除也是可以接受的。当无法获得完整切除或不可切除时，考虑其他非手术的替代治疗。

（3）放疗：在软组织肉瘤的治疗作用已经得到肯定，但在韧带样纤维瘤病中的治疗作用，尤其是术后辅助放疗的作用上是有争议的。有些作者报道术后放疗可明显减少局部复发率，但也有报道术后辅助放疗并不能显著改善局部复发率。还有作者研究发现辅助放疗可能只是延迟肿瘤复发时间，但对最终的复发率无影响。根据文献资料显示，不论是单独放疗还是手术后辅助放疗，多是应用于腹外韧带样纤维瘤病治疗，较少应用于腹壁和腹内韧带样纤维瘤病的治疗。其主要原因为腹部韧带样纤维瘤病多与腹腔脏器，特别是胃肠道接近，如果在放疗中控制不当容易导致胃肠穿孔及其他严重并发症。

最近的一项在韧带样纤维瘤患者中更新的10年随访数据显示，接受单纯放疗或放疗＋手术的患者5年和10年局部控制率分别是71%和69%，而且只有年龄（<30岁）和体积（>10cm）才与较差的局部控制率有关，所以放疗是达到肿瘤局部控制的一个有效手段。而在稍早期的一项回顾性研究中，单纯放疗、单纯手术和手术加放疗的3年局部控制率无明显差异。更早期的一项回顾性分析显示，35例接受术后辅助放疗的患者5年实际局部控制率为81%，而19例单纯手术的患者5年实际局部控制率为53%（$P=0.018$）。

《2022年中国临床肿瘤学会（CSCO）软组织肉瘤诊疗指南》增加了韧带样纤维瘤的相关内容。指南中推荐，对于不可切除或不适宜手术的患者，根治性放疗可以作为替代治疗的选择之一。但不常规推荐用于儿童、年轻患者。一般也不推荐对腹膜后或腹腔原发的韧带样纤维瘤病患者进行放疗。尽管手术联合围术期放疗可能有助于降低局部复发风险，但仍缺乏随机对照研究数据支持，尤其对R1切除的患者，需要开展更多的临床研究。

（4）系统药物治疗：韧带样纤维瘤病的全身治疗适用于观察随访期间肿瘤明显进展、伴有相关症状，尤其是不可手术切除或不宜手术的患者。系统药物治疗包括四大类，分别为抗雌激素药物、细胞毒性化学药物、非甾体抗炎药以及酪氨酸激酶抑制剂。

中国和欧洲的韧带样纤维瘤病诊疗指南对不同药物的推荐优先级不同。在《2022年中国临床肿瘤学会（CSCO）软组织肉瘤诊疗指南》中，韧带样纤维瘤病的系统药物治疗优先级最高的是酪氨酸激酶抑制剂（TKI），可选用的药物包括索拉非尼、帕唑帕尼和伊马替尼。而根据欧洲韧带样纤维瘤病工作组制定的共识，抗雌激素药物和非甾体抗炎药这两类药由于不良反应小，同时两者单独或联合用药的治疗效果不逊于化疗和靶向治疗，故在欧洲韧带样纤维瘤工作组制定的共识中被推荐为腹壁韧带样纤维瘤病药物治疗的一线药物。

一项Ⅲ期双盲临床试验研究了索拉非尼在87例进展、难以切除、有症状的晚期韧带样纤维瘤患者中的疗效，患者被分为索拉非尼组和安慰剂组，索拉非尼组患者每天口服400mg索拉非尼。在随访27.2个月后，索拉非尼组和安慰剂组的两年无进展生存率分别为81%和36%，索拉非尼组患者最常见的不良反应是Ⅰ/Ⅱ级皮疹、疲劳、高血压和腹泻。可以看出，索拉非尼在晚期韧带样纤维瘤患者中可以明显延长无进展生存期并且耐受性较好。除此之外，还有研究报道了索拉非尼联合塞来昔布治疗复发的晚期韧带样纤维瘤病疗效，可观测到瘤体缩小。

在一项法国肉瘤组织开展的多中心、非对照、Ⅱ期临床试验中，共纳入韧带样纤维瘤病患者72例，其中帕唑帕尼组48例；化疗组24例，化疗方案为长春碱（$5mg/m^2$）+甲氨蝶呤（$30mg/m^2$）静脉注射，每周一次，连续用药6个月以后每两周用药一次，再持续6个月。主要研究终点6个月的PFS率，两组分别为83.7%和45.0%。3～4级不良反应，帕唑帕尼组是高血压10例（4%）、腹泻4例（15%）；化疗组是中性粒细胞减少10例（45%）、一过性肝损4例（18%）。

一项关于伊马替尼的研究纳入了51例患者，2个月和4个月PFS率分别为94%和88%，1年PFS率为66%，有效率只有6%。此外，还有其他几项研究也报道了伊马替尼在韧带样纤维瘤中的使用。

此外，舒尼替尼也可用于韧带样纤维瘤病的治疗。一项多中心研究纳入了19例患者，其中5例（26.3%）达到PR，8例（42.1%）达到SD，总体有效率26.3%，2年PFS率和OS率分别为74.7%和94.4%，但同时也可出现肠系膜肿物出血、肠穿孔、肠瘘

的Ⅲ/Ⅳ级不良反应（>5%）。

化疗的常用药物包括甲氨蝶呤、长春新碱和多柔比星等，但最有效的方案是包括蒽环类药物在内的联合方案。一些小样本的回顾性研究显示，小剂量甲氨蝶呤（30mg/m^2，静脉注射，每周一次）联合长春瑞滨或长春碱治疗不可手术的韧带样纤维瘤病患者，ORR为36%~48%，临床获益率为85%（69%~100%），mPFS为75个月，10年的PFS率可达67%。3~4级不良反应的发生率为31%，主要是骨髓抑制。一项系统综述纳入5项非随机对照研究，比较多柔比星为基础和多柔比星脂质体治疗韧带样纤维瘤病患者的疗效。结果显示，两组的有效率分别为44%和33.3%。另外有两项研究显示，多柔比星为基础方案的ORR优于非多柔比星方案，分别为54% vs 12%和40% vs 11%。

很多研究报道了韧带样纤维瘤患者中雌激素受体为强阳性，为抗雌激素类药物的使用奠定了理论基础。最常用的抗雌激素类药物为他莫昔芬和托瑞米芬，有效率为40%~51%。此外，舒林酸是最常用的非甾体类抗炎药，有效率约28%。另一项临床试验的研究结果也推荐高剂量他莫昔芬和舒林酸作为FAP相关患者的初始治疗。抗雌激素药和非类固醇抗炎药的不良反应较小，即使在加大剂量使用的情况下也未见严重不良反应发生。一般的不良反应为眩晕、心悸、乏力、停经或痛经、阴道少量出血、卵巢囊肿、凝血功能及肝功能异常。上述症状可通过调整药的剂量或停止使用而恢复正常。

此外，PF-03084014是一种选择性、非竞争性γ-分泌酶抑制剂，在细胞实验中，已被证明对韧带样纤维瘤有重要的抗肿瘤作用。在一项关于PF-03084014的Ⅰ期临床试验中，7例韧带样纤维瘤患者中有5例出现了部分缓解，客观缓解率71.4%。2017年一项关于PF-03084014研究纳入了17例难治性韧带样纤维瘤患者，在16例可评价疗效的患者中，5例（29%）达到了PR，还有5例达到了较长的SD，而且耐受性良好。这些研究都证明了PF-03084014是一种很有潜力的药物。

（病例提供者：廖智超　张耕溥　天津医科大学肿瘤医院）
（点评专家：杨　蕴　天津医科大学肿瘤医院）

参考文献

[1]Colombo C, Miceli R, Lazar AJ, et al.CTNNB1 45F mutation is a molecular prognosticator of increased postoperative primary desmoid tumor recurrence: an independent, multicenter

validation study[J]. Cancer, 2013, 119: 3696-3702.

[2]Fisher C, Thway K.Aggressive fibromatosis[J].Pathology, 2014, 46（2）: 135-140.

[3]Martinez Trufero J, Pajares Bernad I, Torres Ramon I, et al.Desmoid-Type Fibromatosis: Who, When, and How to Treat[J].Curr Treat Options Oncol, 2017, 18（5）: 29.

[4]Penel N, Chibon F, Salas S.Adult desmoid tumors: biology, management and ongoing trials[J].Curr Opin Oncol, 2017, 29（4）: 268-274.

[5]Kasper B, Baumgarten C, Garcia J, et al.An update on the management of sporadic desmoid-type fibromatosis: a European Consensus Initiative between Sarcoma PAtients EuroNet （SPAEN） and European Organization for Research and Treatment of Cancer（EORTC）/Soft Tissue and Bone Sarcoma Group（STBSG）[J].Ann Oncol, 2017, 28（10）: 2399-2408.

[6]Timbergen MJM, Smits R, Grunhagen DJ, et al.Activated Signaling Pathways and Targeted Therapies in Desmoid-Type Fibromatosis: A Literature Review[J].Front Oncol, 2019, 9: 397.

[7]Skubitz KM.Biology and Treatment of Aggressive Fibromatosis or Desmoid Tumor[J].Mayo Clin Proc, 2017, 92（6）: 947-964.

[8]Briand S, Barbier O, Biau D, et al.Wait-and-see policy as a first-line management for extra-abdominal desmoid tumors[J].J Bone Joint Surg Am, 2014, 96（8）: 631-638.

[9]Janssen ML, van Broekhoven DL, CatesJM, et al.Meta-analysis of the influence of surgical margin and adjuvant radiotherapy on local recurrence after resection of sporadic desmoid-type fibromatosis[J].Br J Surg, 2017, 104（4）: 347-357.

[10]Mullen JT, Delaney TF, Kobayashi WK, et al.Desmoid tumor: analysis of prognostic factors and outcomes in a surgical series[J].Ann Surg Oncol, 2012, 19（13）: 4028-4035.

[11]Timbergen MJM, Colombo C, Renckens M, et al.The Prognostic Role of β-Catenin Mutations in Desmoid-type Fibromatosis Undergoing Resection Only: A Meta-analysis of Individual Patient Data[J].Ann Surg, 2021, 273（6）: 1094-1101.doi: 10.1097/SLA.0000000000003698.

[12]van Broekhoven DL, Verhoef C, Elias SG, et al.Local recurrence after surgery for primary extra-abdominal desmoid-type fibromatosis[J].Br J Surg, 2013, 100（9）: 1214-1219.

[13]Merchant NB, Lewis JJ, Woodruff JM, et al.Extremity and trunk desmoid tumors: a multifactorial analysis of outcome[J].Cancer, 1999, 86（10）: 2045-2052.

[14]Niu X, Jiang R, Hu C, et al.Postoperative radiotherapy in primary resectable desmoid tumors of the neck: a case-control study[J].Strahlenther Onkol, 2019, 195（11）: 1001-1006.

[15]Salas S, Dufresne A, Bui B, et al.Prognostic factors influencing progression-free survival determined from a series of sporadic desmoid tumors: a wait-and-see policy according to tumor presentation[J].J Clin Oncol, 2011, 29（26）: 3553-3558.

[16]Gronchi A, Casali PG, Mariani L, et al.Quality of surgery and outcome in extra-abdominal aggressive fibromatosis: a series of patients surgically treated at a single institution[J].J Clin Oncol, 2003, 21（7）: 1390-1397.

[17]Huang K, Fu H, Shi YQ, et al.Prognostic factors for extra-abdominal and abdominal wall desmoids: a 20-year experience at a single institution[J].J Surg Oncol, 2009, 100（7）: 563-569.

[18]Bishop AJ, Zarzour MA, Ratan R, et al.Long-Term Outcomes for Patients With Desmoid Fibromatosis Treated With Radiation Therapy: A 10-Year Update and Re-evaluation of the Role of Radiation Therapy for Younger Patients[J].Int J Radiat Oncol Biol Phys, 2019, 103（5）: 1167-1174.

[19]Gluck I, Griffith KA, Biermann JS, et al.Role of radiotherapy in the management of desmoid tumors[J].Int J Radiat Oncol Biol Phys, 2011, 80（3）: 787-792.

[20]Jelinek JA, Stelzer KJ, Conrad E, et al.The efficacy of radiotherapy as postoperative treatment for desmoid tumors[J].International Journal of Radiation Oncology*Biology*Physics, 2001, 50（1）: 121-125.

[21]Benech N, Walter T, Saurin JC.Desmoid Tumors and Celecoxib with Sorafenib[J].N Engl J Med, 2017, 376（26）: 2595-2597.

[22]Chugh R, Wathen JK, Patel SR, et al.Efficacy of Imatinib in Aggressive Fibromatosis: Results of a Phase II Multicenter Sarcoma Alliance for Research through Collaboration（SARC）Trial[J].Clinical Cancer Research, 2010, 16（19）: 4884-4891.

[23]Heinrich MC, McArthur GA, Demetri GD, et al.Clinical and molecular studies of the effect of imatinib on advanced aggressive fibromatosis（desmoid tumor）[J].J Clin Oncol, 2006, 24（7）: 1195-1203.

[24]Penel N, Le Cesne A, Bui BN, et al.Imatinib for progressive and recurrent aggressive fibromatosis（desmoid tumors）: an FNCLCC/French Sarcoma Group phase II trial with a long-term follow-up[J].Ann Oncol, 2011, 22（2）: 452-457.

[25]Bertucci F, Goncalves A, Viens P, et al.Desmoid-type fibromatosis[J].J Neurosurg, 2007, 107: 473-475; author reply 475.

[26]Jo JC, Hong YS, Kim KP, et al.A prospective multicenter phase II study of sunitinib in patients with advanced aggressive fibromatosis[J].Invest New Drugs, 2014, 32（2）: 369-376.

[27]Grignol VP, Pollock R, Howard JH.Management of Desmoids[J].Surg Clin North Am, 2016, 96（5）: 1015-1030.

[28]Hansmann A, Adolph C, Vogel T, et al.High-dose tamoxifen and sulindac as first-line treatment for desmoid tumors[J].Cancer, 2004, 100（3）: 612-620.

[29]Shang H, Braggio D, Lee YJ, et al.Targeting the Notch pathway: A potential therapeutic approach for desmoid tumors[J].Cancer, 2015, 121（22）: 4088-4096.

[30]Messersmith WA, Shapiro GI, Cleary JM, et al.A Phase I, dose-finding study in patients with advanced solid malignancies of the oral gamma-secretase inhibitor PF-03084014[J].Clin Cancer Res, 2015, 21（1）: 60-67.

[31]Kummar S, O'Sullivan Coyne G, Do KT, et al.Clinical Activity of the gamma-Secretase Inhibitor PF-03084014 in Adults With Desmoid Tumors(Aggressive Fibromatosis)[J].J Clin Oncol, 2017, 35(14): 1561-1569.

病例7 透明细胞肉瘤

例一：右髂部透明细胞肉瘤术后多发肺转移

一、病历摘要

（一）基本资料

患者文某，男性，38岁，因"右髂部软组织肿物广泛切除术后"入院进一步治疗。

现病史：患者2010年无明显诱因发现右髂部软组织肿物，约红枣大小，伴轻压痛，皮温稍高，未重视。后肿物缓慢增大至鸡蛋大小。2019-05-08就诊于天津某医院，行右髂部软组织肿物广泛切除术，术后病理示透明细胞肉瘤（患者自述）。2019年6月北京某医院病理会诊仍考虑透明细胞肉瘤（患者自述）。后患者定期复查。2020-03-27于我院复查胸部CT示：双肺多发结节，考虑转移瘤，较大者直径约1.4cm。现患者进一步治疗就诊于我院。

既往史：否认冠心病、心脏病、高血压、糖尿病病史，否认肝炎、结核病史及接触史，否认食物及药物过敏史。

个人史：生于原籍，未到过疫区，无毒物接触史。

家族史：无肿瘤家族史。

婚姻史：已婚，家人体健。

（二）专科检查

右髂部可见陈旧性手术瘢痕，原术区未触及明显肿物。

（三）辅助检查

2020-03-27复查胸部CT示：双肺多发结节，考虑转移瘤，较大者直径约1.4cm（病例7图1）。

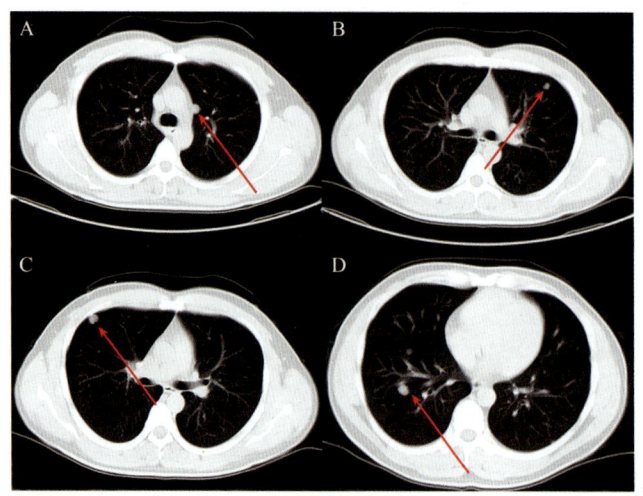

病例7图1　胸部CT可见双肺多发转移（红色箭头所示为转移瘤）

二、诊疗经过

患者目前考虑右髂部透明细胞肉瘤术后肺转移，2020-04-08第一次住院，入院后完善血常规、肝肾功能等化验检查，予免疫治疗联合靶向治疗，具体方案为卡瑞利珠单抗200mg Q3W＋阿帕替尼500mg Qd治疗，复查血常规未见明显异常。

2020-04-29第二次、2020-05-20第三次入院，继续卡瑞利珠单抗＋阿帕替尼治疗，复查血常规未见明显异常。

2020-06-06复查胸部CT示：与2020-03-27 CT相比较，整体未见明显改变（病例7图2）。

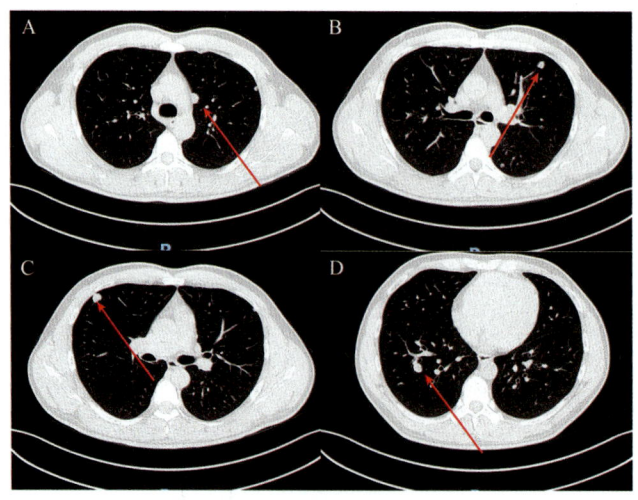

病例7图2　复查胸部CT未见明显变化

2020-06-10第四次入院，继续卡瑞丽珠单抗＋阿帕替尼治疗，复查血常规未见明显异常。后患者因经济原因停止治疗。

患者2020-10-09复查颈＋胸部＋上腹＋盆腔＋下肢CT，结果回报：①与2020-06-06 CT相比较，双肺多发结节部分较前增大；双肺小叶间隔增厚，考虑癌性淋巴管炎可能性大；纵隔内部分淋巴结增大；双侧胸腔积液，双下肺膨胀不全；胸腰骶椎及双侧髂骨多发骨质密度不均及骨破坏，骶骨骨破坏周围软组织增厚，考虑骨转移；②颈椎及骶骨、双侧髋骨多发骨质密度不均及骨破坏，局部周围软组织增厚，考虑骨转移（病例7图3、病例7图4）。患者放弃治疗，失访。

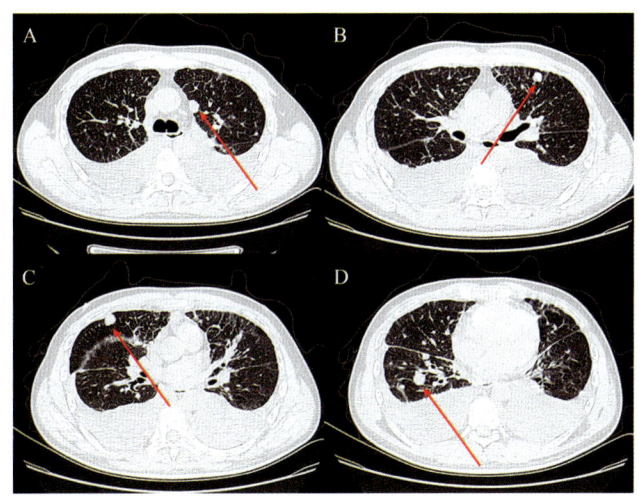

病例7图3　双肺转移灶较前增大，双肺可见较多胸腔积液

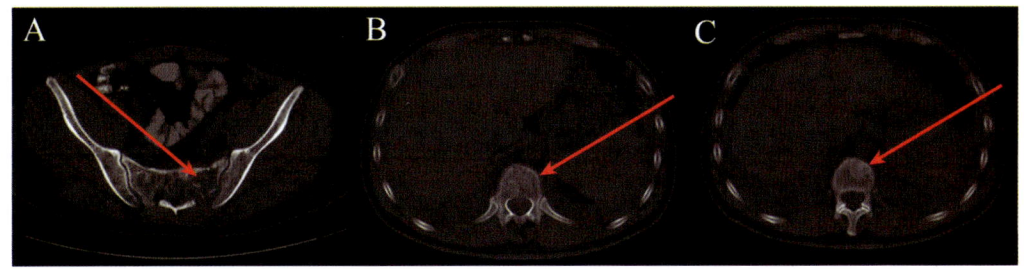

病例7图4　骶骨及椎体可见骨质破坏，考虑骨转移
A：左骶骨可见骨质破坏；B：胸椎可见骨质破坏；C：腰椎可见骨质破坏。

三、病例点评

本例中，患者2010年已出现右髂部肿物，至2019年外院手术时已过10年，肿物生长缓慢，符合透明细胞肉瘤早期生长缓慢、后期可生长迅速并转移的特点。术后右髂部肿物经天津某医院病理及北京某医院病理会诊均考虑透明细胞肉瘤，病理诊断明确。于我院就诊时已出现双肺多发转移，属于晚期。透明细胞肉瘤属于化疗不敏感肉瘤，化疗疗效不佳，所以选用免疫治疗（卡瑞丽珠单抗）联合靶向治疗（阿帕替尼）。联合治疗后复查CT，短期内稳定，但停止治疗后双肺转移灶结节较前增大，出现大量胸腔积液，导致双下肺膨胀不全；且骶骨、腰椎椎体出现骨质破坏，考虑已出现多发骨转移。本例患者预后较差。

例二：左足底透明细胞肉瘤术后淋巴结转移

一、病历摘要

（一）基本资料

患者张某，女性，47岁，因"左足底肿物术后1年余，肿物复发破溃术后"入院进一步治疗。

现病史：患者2013年发现左足底肿物，1cm×1cm大小，伴破溃，就诊于当地医院，手术治疗，术后病理不详，术后1年余肿物复发，无疼痛，活动正常，未就诊，后肿物随生长缓慢增大，逐渐破溃，就诊于当地医院，行手术治疗，术后病理经我院会诊，透明细胞肉瘤，患者为进一步治疗就诊于我院。

既往史：既往体健，否认结核病、肝炎病史，否认糖尿病病史，否认白血病等恶性病史，否认食/药物过敏史。

个人史：生于原籍，不抽烟、不饮酒。

家族史：无肿瘤家族史。

婚姻史：已婚，家人体健。

（二）专科检查

左足底见5cm手术切口瘢痕，术区未及肿物。腹股沟未及肿大淋巴结，下肢末梢血运，感觉好，五趾活动好。

（三）辅助检查

我院病理会诊：透明细胞肉瘤。

二、诊疗经过

患者2015-06-12首次入院，完善相关检查，2015-06-16查胸部＋足平扫CT："左足底肉瘤术后"改变（病例7图5）。2015-06-17于全身麻醉下行左足底瘤床广泛切除，手术顺利。术后病理回报：（左足底透明细胞肉瘤局切术后）瘤床可见炎性肉芽组织伴瘤样纤维组织增生，未见肿瘤残存，切缘（-），基底（-）。

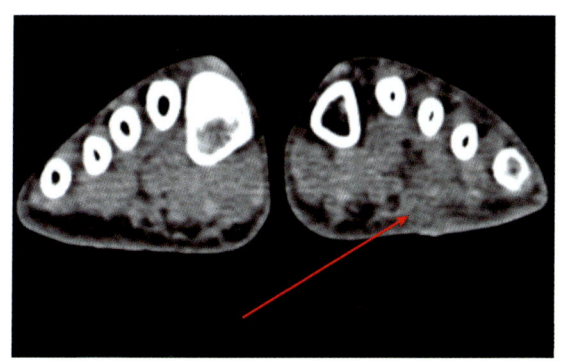

病例7图5　入院CT提示左足底呈术后改变

2015-07-06第二次入院，予以MAID方案化疗一周期。

2015-08-10第三次入院，予以MAID方案化疗一周期。

2015-09-18第四次入院，予以MAID方案化疗一周期。后患者停止治疗。

2017年3月无明显诱因出现左大腿内侧肿物，门诊复查B超提示：左大腿肿物，为进一步治疗入院。查体：左足底术区未及肿物，左大腿中段内侧皮下可及肿物，直径约1cm，质韧，边界清楚，活动差。2017-04-26入院，2017-05-03于全身麻醉下行左大腿肿物冰冻+广泛切除，术后病理回报：（左足底透明细胞肉瘤术后，左下肢）淋巴结见转移的肉瘤组织，切缘及基底均（-）；免疫组化：HMB45（+），S-100（+），Melan-A（弱+），SOX-10（+）（病例7图6）。患者术后拒绝进行靶向、免疫等相关治疗。

2018年1月左踝再次出现肿物，缓慢增大，2018-06-18当地医院行B超检查提示：左踝及左大腿原术区多发软组织肿物。2018-06-20再次入院，入院完善检查，2018-06-27于全身麻醉下行左大腿肿物广泛切除+左踝肿物广泛切除+皮瓣转位修复+取皮植皮，手术顺利。术后病理：（左踝双灶）软组织肉瘤，结合病史，符合转移性，切缘（-），基底（-）；（左大腿透明细胞肉瘤术后）瘤床见复发的肿瘤组织，切缘（-），基底（-）。患者术后拒绝进行靶向、免疫等相关治疗。

2018年11月，患者左股前再次发现肿物，2018-11-13行B超检查提示：左股前软组织实性肿物——考虑转移瘤。2018-11-20下肢CT："左大腿肿物广泛切除+左踝肿物广泛切除术后"，术区皮肤增厚，左大腿原术区上方类圆形结节，左踝部软组织增厚，请结合临床并强化CT检查（病例7图7）。

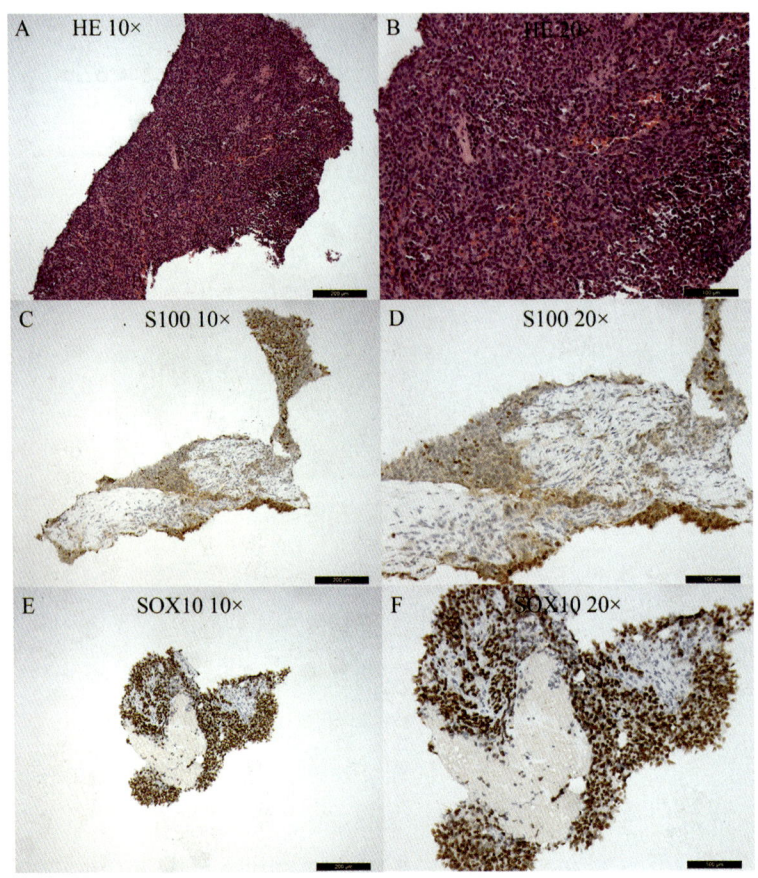

病例7图6　术后病理回报透明细胞肉瘤

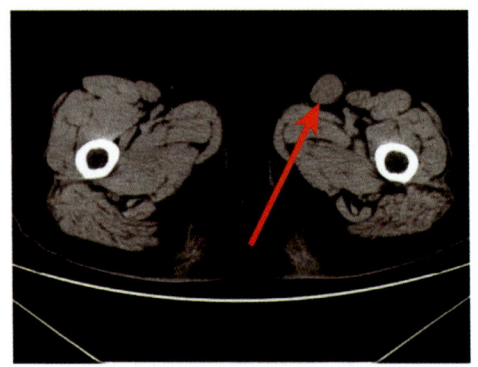

病例7图7　复查CT示左大腿上段肿物

入院完善检查，2018-11-28于全身麻醉下行左大腿肿物广泛切除，手术顺利，术后病理：（左大腿肿物切除术后）局部见复发的肿瘤组织，切缘及基底（-）。

后患者不在我院就诊，失访。

三、病例点评

本例患者首先于外院行局部切除手术，明确病理后，为降低复发及转移率，于我院行扩大切除手术。因为透明细胞肉瘤属于对放化疗不敏感肉瘤，所以术后化疗意义有限。一般来说，软组织肉瘤主要经过血行转移，淋巴结转移罕见。但透明细胞肉瘤相较于其他软组织肉瘤淋巴结转移率更高。本例患者化疗后仍出现大腿淋巴结转移及途中转移，已提示预后不良。此后多次出现复发及转移，预后较差。

四、疾病介绍

（一）疾病概述

透明细胞肉瘤（clear cell sarcoma，CCS）是一种极为罕见的恶性肉瘤亚型，名称来源于最初的组织病理学发现，因为其肿瘤细胞的细胞质可能看起来是透明的，在免疫组织化学、超微结构和基因组方面均表现为黑色素细胞分化。以前曾使用"软组织恶性黑色素瘤"这一术语，然而现代的组织病理学和细胞遗传学技术已经使病理学家能够区分透明细胞肉瘤和恶性黑色素瘤。

透明细胞肉瘤约占所有确诊肉瘤的1%，主要位于带有肌腱的深层软组织中，与邻近筋膜或腱膜密切相关。透明细胞肉瘤主要发生于四肢及关节，占83%～97%，最主要的发病部位为足部及踝部软组织内，其次为膝部、大腿、手及躯干，表现为位于深部软组织或筋膜下的无痛性肿块。透明细胞肉瘤可于任何年龄发病，发病高峰在30岁左右。相较于非裔美国人或亚洲人，其在高加索人中更常见，并且没有明显性别差异。透明细胞肉瘤的具体形成机制仍有待阐明。由于某些染色体交换而发生的遗传缺陷被认为在透明细胞肉瘤发病中起关键作用。可能的病因包括接触化学品（氯乙烯、砷）、慢性组织刺激（淋巴水肿、异物植入）和辐射。

长期以来有关该肿瘤的组织起源与发生有两种观点：①透明细胞肉瘤起源于滑膜：这是一种较早的观点，认为透明细胞肉瘤是滑膜肉瘤的一种亚型，因其常发生于腱鞘和滑膜的部位，形态学上梭形细胞排列呈腺样结构，似滑膜肿瘤的双相分化。电镜可见与滑膜相似的假腺体及丝状伪足。将透明细胞肉瘤分为有色素型（黑色素神经外胚层型）及无色素型（滑膜型）两种，将无色素者归入滑膜肉瘤；②透明细胞肉瘤起源于神经：重要依据是免疫组织化学显示S-100蛋白和HMB45表达为阳性。其中，S-100为一种神经性标志物，表达阳性可直接说明透明细胞肉瘤的组织起源与神经有很大关联。透明细胞肉瘤的超微结构显示黑色素细胞的特征，免疫组化染色HMB45阳性，推测在胚胎发育过程中瘤细胞分化为黑色素细胞并迁移到深部肌腱或腱膜中，而黑色素细胞起源于神经嵴，这也在一定程度上表明透明细胞肉瘤有可能起源于神经。目前，透明细胞肉瘤的组织来源虽尚未最后定论，但大多数学者倾向于透明细胞肉瘤是起源于神经、发生于肌腱、腱膜的一种特殊类型的恶性肿瘤，而这需要更多的证据来支持。

与其他肉瘤类似，透明细胞肉瘤的最终诊断依赖于病理检查。CCS的免疫组织化学研究显示与恶性黑色素瘤的特征非常相似，包括81%～97%的病例中S-100、HMB-45、Melan-A和MITF的强表达。透明细胞肉瘤与尤文氏肉瘤致癌基因（EWS）和细胞转录因子（ATF1）融合成EWS/ATF1致癌基因有关。研究表明，透明细胞肉瘤存在相对特异性的染色体易位即t（12，22）（g13，g12），导致EWS基因和ATF1基因发生融合，形成EWS-ATF1融合基因。

多数肿瘤早期生长缓慢，但后期可迅速长大。透明细胞肉瘤的预后较差，这是因为其在疾病早期就有转移的倾向，并且极易复发，且可多次复发。Chung等报道，患者明确诊断至局部复发的平均时间为2.6年，明确诊断至远处转移的平均时间为3.5年，转移部位依次为肺、原发灶附近淋巴结和骨骼。透明细胞肉瘤的高度恶性决定了其不良的预后。Lucas等报道，透明细胞肉瘤患者的5年、10年和20年生存率分别为67%、33%和不足10%。Kawai等报道透明细胞肉瘤5年生存率仅为47%，10年生存率为36%。需要更多的基础和临床研究来提高其预后。

（二）诊断与治疗

1. 诊断

（1）临床表现：透明细胞肉瘤发病年龄通常在20～40岁，无明显性别差异，好发于四肢远端的深部软组织，尤其是足部、踝部及膝部，也可见于腹壁、阴茎、肾、小肠及结肠等少见部位。本病起病隐匿，临床表现为局部缓慢、进行性生长的包块，可伴有疼痛或压痛，一般位置较深、固定，常与肌腱/腱膜相连；被覆皮肤组织正常（无色素沉着、糜烂或溃疡等）。大多数肿瘤相对较小，直径2～6cm，>10cm的少见。

（2）影像学表现：就影像学检查而言，首先推荐MRI，因为MRI是确定肿瘤及其与邻近结构关系的主要和最成熟的方法。常规超声和计算机断层扫描（CT）可在少数不能接受MRI检查的患者中用作主要检查。此外，由于透明细胞肉瘤通常通过血行播散至肺部或通过淋巴系统播散，因此正电子发射断层扫描-计算机断层扫描（PET-CT）扫描可用于评估患者有无远处转移等全身状况。

1）超声检查：无特异性，为规则或不规则低回声肿块，血供丰富。

2）CT：在CT上多表现为结节状或团块状软组织肿块，当病灶小于3cm时，边界清楚，密度均匀，增强扫描呈均匀强化；当病灶较大时，密度多不均匀，可伴有囊变坏死区，侵犯骨时呈溶骨性破坏改变，增强扫描呈明显不均匀强化。

3）MRI：在MRI上，T_1WI肿瘤信号与肌肉相似，呈中等偏低信号，T_2WI抑脂呈高信号。瘤体较大者内部信号不均匀，部分瘤体周围可见斑片状高信号，与肿瘤侵及肌腱和腱膜有关。增强扫描呈明显强化，其内可见片状未强化的低信号，可提示瘤体内囊变、出血和坏死。透明细胞肉瘤还因内部黑色素含量的不同在MRI上有不一样的表现。当黑色素含量少时，在T_1WI上与肌肉信号相等或略低，在T_2WI上为高信号。当黑色素含量多时，在T_1WI上高于邻近肌肉信号，在T_2WI上信号减弱，这与恶性黑色素瘤类似。

（3）病理检查：肿瘤肉眼观察多呈分叶状或多结节状，边界多清楚，无明显包膜，常与肌腱、腱膜紧密粘连，切面致密呈灰白色，部分有坏死、出血囊变，常可周围浸润，但被覆皮肤一般无改变，也可侵犯骨。

光镜下肿瘤主要由胞质丰富而透明的多角形或梭形细胞构成，排列成片状、巢状或索状，其间被纤细组织分隔，具有透明到轻度颗粒性嗜酸性胞质，核圆形或卵圆形，核膜较厚，核仁大而明显，核仁多为单个，呈嗜碱性。核分裂象少见，发生复发或转移的病例瘤细胞呈多形性，核分裂象增多。部分肿瘤中可见多核巨细胞，巨细胞核形态与瘤细胞核基本一致，胞核沿细胞周边排列，呈花环样或半环样。电镜下核膜可呈分叶状，常有1~2个突出而大的核仁，异染色质少。部分瘤细胞胞质内可见神经分泌颗粒样物质及黑色素颗粒。

几乎所有的透明细胞肉瘤免疫组化检测S-100、HMB45和Vimentin均阳性，大部分melan-A阳性，少数可NSE、Syn、CD57阳性；CK-pan、EMA、CD34、desmin、MyoD-1和SMA等阴性。另外，在皮肤恶性黑色素瘤细胞中高表达的黑色素细胞特异性小眼畸形相关转录因子（MITF），在透明细胞肉瘤中也同样能检测到，其机制是透明细胞肉瘤的前体细胞中由EWS-ATF1融合基因介导的转录异常，导致MITF表达异常。

（4）鉴别诊断

1）单相型滑膜肉瘤：多见于四肢大关节附近，组织学形态与透明细胞肉瘤有相似之处，但无明显的巢状结构。免疫标记CK、EMA、Vimentin阳性，S-100、HMB-45阴性，见恒定的染色体易位，t（X；18）（p11；q11）平衡易位并产生SYT-SSX融合性基因。

2）骨外Ewing肉瘤：多发生于10~30岁男性。肿瘤由大小一致小圆形细胞组成，瘤细胞被纤维间质分隔成分叶状或结节状。免疫标记CD99、Vimentin、CD56阳性，染色体t（11；22）（q24；q12）易位并产生EWS-FLI-1融合基因。

3）转移性透明细胞癌：肌腱、腱膜内转移性癌极为罕见，可结合病史加以区别。对难以区别的病例，可用S-100蛋白及角蛋白的测定来鉴别。

4）恶性黑色素瘤：透明细胞肉瘤的免疫表型类似于恶性黑色素，HMB-45、S-100、malen-A阳性，所以曾被称为软组织恶性黑色素瘤，但其在细胞遗传学上具有与恶性黑色素瘤不同的特异性染色体易位t（12；22）（q13；q12），并产生EWSR1-ATF1融合基因，故两者是有所区别的。此外，恶性黑色素瘤主要发生于中、老年人的皮肤及黏膜，多伴有皮肤色素加深、糜烂及溃疡，发病部位表浅。肿瘤细胞的异型性更明显，易见黑色素颗粒及核分裂象，具有交界活性和嗜表皮的特征（Paget病样改变）；肿瘤间质多伴有反应性淋巴细胞浸润。而透明细胞肉瘤多见年轻人，即使是发生于真皮及皮下的透明细胞肉瘤，其被覆皮肤大多数也无明显改变，肿瘤细胞异型性较小，多无色素形成，不侵犯表皮。转移性恶性黑色素瘤与透明细胞肉瘤有时难以鉴别，诊断需结合临床及病史，特别要仔细检查皮肤及黏膜是否有原发病灶。

5）腺泡状软组织肉瘤：常发生于四肢，尤其是大腿深部软组织。肿瘤组织具有明显的器官样或巢状结构，部分病例呈弥漫性片状生长；瘤细胞胞质丰富或透明，可见明显核仁。PAS染色阳性，免疫组化无特异性，但黑色素瘤相关抗原HMB45等阴性。

6）恶性腱鞘巨细胞：易发生在四肢远端，可由良性腱鞘巨细胞瘤反复发作而致，也可为原发性。镜下除观察到异形肿瘤性单核细胞为主区域外，还可见良性腱鞘巨细胞瘤的区域。即使是原始恶性腱鞘巨细胞瘤，单凭肿瘤单核细胞形态同非经典透明细胞肉瘤形态极易混淆，但仍可见到残存的小型多核巨细胞部分区域中的裂隙状及黏液样结构。免疫组化除Vimentin和CD68显示阳性外，余均为阴性结果。

2. 肿瘤分级及分期　透明细胞肉瘤尚无特定的分级和分期系统，分级采用法国癌症中心联盟肉瘤学组（FNCLCC）制定的分级系统，分期可参考软组织肉瘤常用的SSS分期系统和AJCC分期系统，可参考病例1中的相关内容。

3. 治疗

（1）手术：当前软组织透明细胞肉瘤患者多采用手术治疗，手术切除时应尽量保证切缘无肿瘤组织残留，因此常常需要在肿瘤周围距肿瘤基底至少3cm的安全距离进行手术，皮下软组织要求切除范围更大。但由于解剖部位的特殊性，通常无法进行大范围手术。残留肿瘤组织复发是导致手术失败的主要原因，这种情况下，当切除肿瘤无法达到切缘病理学阴性时，首选的治疗方案为截肢手术。肿瘤长径>5cm，或出现坏死后，预后差；肿瘤长径<5cm，肿瘤位置浅时，预后好。综合来看，透明细胞肉瘤的5年生存率小于50%。

此外，在转移规律的研究中发现，与其他软组织肉瘤肺转移较多的临床特征不同的是，透明细胞肉瘤更容易在早期发生淋巴结转移，淋巴结转移率33%~53%，并有部分患者在淋巴结转移的同时并发肺转移。这一临床特征提示，除了定期检查明确肺转移病变，还应该应用CT或MRI对腋窝、腹部、骨盆部位进行检查，评估淋巴结转移的可能。当术前检查或术中存在淋巴结转移的可能时，可考虑行淋巴结清扫。Lee等的回顾性分析中，3例行区域淋巴结清扫，在5年内死于远处转移；2例患者行前哨淋巴结活检，在5年内死于远处转移。因此淋巴结清扫除能达到局部控制外，对延长总生存期可能并无太大意义。但前哨淋巴结活检能够提高肿瘤分期的准确性，对透明细胞肉瘤治疗可能存在指导意义，而透明细胞肉瘤的局部淋巴结清扫是否能使患者获益仍有待进一步研究。

（2）放疗：辅助放射治疗可作为透明细胞肉瘤术后的辅助治疗，但对患者生存是否有益仍有争议。在手术切缘阴性的病例中，建议放射剂量为50Gy，分次剂量为1.8~2.0Gy。而在手术切缘阳性的病例中，建议术后放射治疗方案为60~66Gy。

（3）化疗：敏感性是软组织肉瘤是否选择化疗的重要依据。在《2022年中国临床肿瘤学会（CSCO）软组织肉瘤诊疗指南》"化疗"一章中，软组织肉瘤共分为四大类：①非多形性横纹肌肉瘤（包括胚胎型横纹肌肉瘤、腺泡型横纹肌肉瘤、梭形细胞/硬化性横纹肌肉瘤）；②多形性横纹肌肉瘤；③未分化小圆细胞肉瘤（包括尤文肉瘤、伴有EWSRJ-non-ETS融合的圆细胞肉瘤、CIC重排肉瘤、伴有BCOR遗传学改变的肉瘤）；④非特指型软组织肉瘤。透明细胞肉瘤属于对化疗不敏感的软组织肉瘤，归为非特指型软组织肉瘤范畴，化疗方案可以选择A（多柔比星）、AI（多柔比星+异环磷酰胺）、MAID（美司钠+多柔比星+异环磷酰胺+达卡巴嗪）等。为争取降期，联合化疗的方案在术前化疗中值得推荐，但术前化疗方案需要根据患者的一般情况，对治疗的耐受性和意愿综合制订。此外，软组织肉瘤的化疗疗效与剂量强度密切相关。推荐剂量为：多柔比星单药75mg/m^2，联合化疗时为60mg/m^2，每3周为1个周期，不建议增加多柔比星剂量或联合异环磷酰胺以外的其他药物；异环磷酰胺单药剂量8~12g/m^2，联合化疗时可考虑为7.5g/m^2，每3周为1个周期。

在一项对24例患者的回顾性研究中发现，以蒽环类药物为基础的化疗是唯一对转移性透明细胞肉瘤有效的治疗方法，但其有效率也仅为4%。以顺铂和异环磷酰胺为基础的方案仅在两名患者中达到了疾病稳定，无进展生存期为11周。在另一项研究中，评估了11名晚期透明细胞肉瘤患者使用阿霉素、达卡巴嗪和异环磷酰胺的疗效，只有两名患者达到了部分缓解或疾病稳定，且持续时间不到6个月。Deenik等报道了10例术后远处转移者的化疗效果，化疗药物包括异环磷酰胺、阿霉素、氮烯咪胺（达卡巴嗪）、长春新碱和环磷酰胺，8例病情继续进展，1例病情稳定7个月，结果显示生存情况未有改善。此部分病例均为晚期患者，而对于较早期患者，化疗能否防止转移或复发，仍需进一步研究。Finley等对肿瘤＞5cm的4例采用以阿霉素为基础的术后化疗，结果均于3.5年内全部死亡，认为化疗对生存无益。

（4）靶向治疗：鉴于透明细胞肉瘤对化疗不敏感，患者获益有限，寻找其他有效的治疗手段成为透明细胞肉瘤治疗的重要方向。抗肿瘤靶向药物作为新的治疗手段，已成功应用于多种类型肿瘤的治疗。靶向药物相对于化疗，具有不良反应小和耐受性好的特点。近年来一些靶向治疗药物对特定组织学类型的晚期软组织肉瘤（STS）显示出了较有前景，已有多种靶向药物应用于晚期或不可切除STS的治疗。可选用的药物包括安罗替尼、帕唑帕尼、瑞戈非尼等。

帕唑帕尼是一种特异性靶向血管生成和肿瘤细胞增殖相关受体的小分子酪氨酸激酶抑制剂。2012-04-26美国FDA批准帕唑帕尼用于化疗失败的除脂肪肉瘤以外转移性软组织肉瘤的二线治疗。一项随机对照研究Ⅲ期PALETTE（EORTC 62072）入组了369例经标准化疗失败且未曾接受血管生成抑制剂治疗的转移性软组织肉瘤患者，与安慰剂相比，帕唑帕尼能显著延长患者的无进展生存期（mPFS：4.6个月 vs 1.6个月，$HR=0.35$，$P<0.0001$），两者的总生存无显著差异（12.5个月 vs 11个月，$P=0.25$）。一项帕唑帕尼在中国STS人群中的临床研究证据，该研究收集了40例帕唑帕尼治疗的不同亚型STS成人患者，结果表明总反应率（ORR＝CR＋PR）为37.5%（15/40），疾病稳定率（SD）为42.5%（17/40），疾病控制率（DCR＝CR＋PR＋SD）为80.0%（32/40），中位无进展生存期（mPFS）为5.3个月。

盐酸安罗替尼是一种多靶点酪氨酸酶抑制剂，具有抑制血管新生及直接抑制肿瘤生长的双重靶向作用。在盐酸安罗替尼二线治疗晚期软组织肉瘤的Ⅱ期研究中显示，安罗替尼有效率为12.6%，12周无疾病进展生存率达68.4%，中位无进展生存时间为5.63个月，中位总生存时间为12.33个月。与安慰剂对比随机对照的ⅡB期研究中（ALTER0203），安罗替尼可以延长患者无进展生存时间，降低疾病进展风险（6.27个月 vs 1.47个月，$HR=0.33$）。按病理亚型进行亚组分析发现，安罗替尼能显著延长滑膜肉瘤（5.73个月 vs 1.43个月）、平滑肌肉瘤（5.83个月 vs 1.43个月）及腺泡状软组织肉瘤（18.23个月 vs 3个月）等多种亚型的PFS。盐酸安罗替尼除了常规监测血压外，和其他抗血管生成药物不同的是，还需要注意定期监测甲状腺功能。

瑞戈非尼在一项和安慰剂对照的随机Ⅱ期（REGOSARC）临床试验中显示可以

提高多柔比星治疗失败的非脂肪肉瘤的无进展生存（PFS）（4.0个月 vs 1.0个月，P<0.0001），总生存（OS）分别为13.4个月和9个月。

（5）免疫治疗：基于免疫检查点抑制剂PD-1/PD-L1抗体的免疫治疗在多种肿瘤中表现出的有效性，其在软组织肉瘤治疗中的疗效也受到了特别的关注。在一项多中心、单臂、开放的Ⅱ期研究（SARC-028）中，探索了帕博利珠单抗对于治疗晚期软组织肉瘤或骨肉瘤患者的有效性和安全性。研究纳入了40例软组织肉瘤、40例骨源性肉瘤患者。在软组织肉瘤队列中分别包括了未分化多形性肉瘤（UPS）10例、去分化脂肪肉瘤（DDLPS）10例、平滑肌肉瘤（LMS）10例、滑膜肉瘤（SS）10例。UPS组中4例有效（ORR 40%），DDLPS组中2例PR（ORR 20%）。2019年ASCO上进一步报道了UPS和DDLPS组的队列扩展试验结果，两组患者分别共入组了40例和39例患者。在UPS组中，总体ORR为23%，中位PFS为12周，而DDLPS组总体ORR仅为10%，中位PFS为8周。虽然并未纳入透明细胞肉瘤的患者，但对其治疗仍具有一定的指导作用。

（病例提供者：廖智超　肖婉祎　天津医科大学肿瘤医院）

（点评专家：杨　蕴　天津医科大学肿瘤医院）

参考文献

[1]Antonescu CR, Tschernyavsky SJ, Woodruff JM, et al.Molecular Diagnosis of Clear Cell Sarcoma[J].The Journal of Molecular Diagnostics, 2002, 4（1）: 44-52.

[2]Kindblom LG, Lodding P, Angervall L.Clear-cell sarcoma of tendons and aponeuroses.An immunohistochemical and electron microscopic analysis indicating neural crest origin, Virchows Arch.A Pathol[J].Anat.Histopathol, 1983, 401（1）: 109-128.

[3]Chung EB, Enzinger FM.Malignant melanoma of soft parts.A reassessment of clear cell sarcoma[J].Am J Surg Pathol, 1983, 7（5）: 405-413.

[4]Garcia de Marcos JA, del Castillo-Pardo de Vera JL, Poblet E, et al.Clear cell sarcoma of the temporal region: case report, review of the literature, and genetic analysis[J].J.Oral Maxillofac.Surg, 2009, 67（4）: 910-914.

[5]Jones RL, Constantinidou A, Thway K, et al.Chemotherapy in clear cell sarcoma[J].Med.Oncol, 2011, 28（3）: 859-863.

[6]Malchau SS, Hayden J, Hornicek F, et al.Clear cell sarcoma of soft tissues[J].J Surg Oncol, 2007, 95（6）: 519-522.

[7]Hisaoka M, Ishida T, Kuo TT, et al.Clear cell sarcoma of soft tissue: a clinicopathologic,

immunohistochemical, and molecular analysis of 33 cases[J].Am J Surg Pathol, 2008, 32（3）: 452-460.

[8]Wang WL, Mayordomo E, Zhang W, et al.Detection and characterization of EWSR1/ATF1 and EWSR1/CREB1 chimeric transcripts in clear cell sarcoma（melanoma of soft parts）[J].Mod. Pathol, 2009, 22（9）: 1201-1209.

[9]Davis IJ, Kim JJ, Ozsolak F, et al.Oncogenic MITF dysregulation in clear cell sarcoma: defining the MiT family of human cancers[J].Cancer Cell, 2006, 9（6）: 473-484.

[10]Li KK, Goodall J, Goding CR, et al.The melanocyte inducing factor MITF is stably expressed in cell lines from human clear cell sarcoma[J].Br.J.Cancer, 2003, 89（6）: 1072-1078.

[11]van Akkooi AC, Verhoef C, van Geel AN, et al.Sentinel node biopsy for clear cell sarcoma[J]. Eur J Surg Oncol, 2006, 32（9）: 996-999.

[12]Lucas DR, Nascimento AG, Sim FH.Clear cell sarcoma of soft tissues.Mayo Clinic experience with 35 cases[J].Am J Surg Pathol, 1992, 16（12）: 1197-1204.

[13]Kuiper DR, Hoekstra HJ, Veth RPH, et al.The management of clear cell sarcoma[J].European Journal of Surgical Oncology（EJSO）, 2003, 29（7）: 568-570.

[14]Al-Absi E, Farrokhyar F, Sharma R, et al.A systematic review and meta-analysis of oncologic outcomes of pre- versus postoperative radiation in localized resectable soft-tissue sarcoma, Ann Surg Oncol, 2010, 17（5）: 1367-1374.

[15]Enneking WF, Spanier SS, Goodman MA.The Classic: A system for the surgical staging of musculoskeletal sarcoma[J].Clin Orthop Relat Res, 2003, 2003（415）: 4-18.

[16]Cassalia F, Cavallin F, Danese A, et al.Soft Tissue Sarcoma Mimicking Melanoma: A Systematic Review[J].Cancers（Basel）, 2023, 15（14）: 3584.

[17]Zhurauliou A, Vasyukova O.Perianal Cutaneous Spindle Cell Squamous Cell Carcinoma With Myxoid Stroma: Case Report and Literature Review[J].Am J Dermatopathol, 2023, 45（9）: 650-653.

[18]Wetterwald L, Riggi N, Kyriazoglou A, et al.Clear cell sarcoma: state-of-the art and perspectives[J].Expert Rev Anticancer Ther, 2023, 23（3）: 235-242.

[19]Saleh JS, Whittington CP, Bresler SC, et al.Mesenchymal tumours with melanocytic expression: a potential pitfall in the differential diagnosis of malignant melanoma[J].Pathology, 2023, 55（2）: 258-268.

[20]Dorwal P, Abou-Seif C, Ng J, et al.Clear Cell Sarcoma of the Kidney（CCSK）With BCOR-CCNB3 Fusion: A Rare Case Report With a Brief Review of the Literature[J].Pediatr Dev Pathol, 2023, 26（2）: 149-152.

[21]Doya LJ, Alyousef K, Oukan M, et al.Clear cell sarcoma of the kidney with inferior vena cava thrombus: a case report[J].J Med Case Rep, 2022, 16（1）: 295.

[22]Kerrison WGJ, Lee ATJ, Thway K, et al.Current Status and Future Directions of Immunotherapies in Soft Tissue Sarcomas[J].Biomedicines, 2022, 10（3）: 573.

[23] Kunisada T, Nakata E, Fujiwara T, et al.Soft-tissue sarcoma in adolescents and young adults[J].Int J Clin Oncol, 2023, 28（1）：1-11.

[24] Sezer E, Çeliker P, Yalçın Ö, et al.Clear cell sarcoma of soft tissue with eccrine differentiation：A case report and review of the literature[J].J Cutan Pathol, 2021, 48（8）：1034-1037.

[25] Luzar B, Billings SD, de la Fouchardiere A, et al.Compound Clear Cell Sarcoma of the Skin-A Potential Diagnostic Pitfall：Report of a Series of 4 New Cases and a Review of the Literature[J].Am J Surg Pathol, 2020, 44（1）：21-29.

[26] Aldera AP, Pillay K.Clear Cell Sarcoma of the Kidney.Arch Pathol Lab Med, 2020, 144（1）：119-123.

[27] Chen G, Sun S, Du Z, et al.Intra-Extracranial Primary Clear Cell Sarcoma：The First Report and Review of the Literature[J].World Neurosurg, 2019, 126：e1140-e1146.

[28] Aw SJ, Chang KTE.Clear Cell Sarcoma of the Kidney[J].Arch Pathol Lab Med, 2019, 143（8）：1022-1026.

[29] Ibrahim RM, Steenstrup Jensen S, Juel J.Clear cell sarcoma-A review[J].J Orthop, 2018, 15（4）：963-966.

[30] Feasel PC, Cheah AL, Fritchie K, et al.Primary clear cell sarcoma of the head and neck：a case series with review of the literature[J].J Cutan Pathol, 2016, 43（10）：838-846.

病例8 孤立性纤维性肿瘤

例一：盆腔孤立性纤维性肿瘤

一、病历摘要

（一）基本资料

患者于某，女性，38岁，因"腹泻，超声提示盆腔肿物"入院。

现病史：患者2020年6月出现腹泻，就诊于当地医院，行腹部超声示盆腔肿物，直径约9cm。患者为求进一步治疗就诊于我院妇科肿瘤门诊门诊，2020-06-04 B超示：盆腔内实性肿物——来自卵巢（右侧）；腹盆腔积液。2020-06-15上腹＋盆腔增强CT：盆腔右侧不规则肿物，大小约9cm×8.8cm，增强后呈明显不均匀强化，肿物与右侧髂腰肌分界不清，考虑：①孤立性纤维性肿瘤可能性大；②平滑肌肉瘤不能除外。患者自发病以来，精神可，饮食可，睡眠良好，二便正常。

既往史：20余年前因"淋巴结肿大化脓"行手术切除。10余年前行剖宫产术。否认高血压、糖尿病及心脏病史，否认肝炎、结核病史。否认外伤史。否认药物过敏史。

个人史：出生、工作、生活于原籍。否认吸烟饮酒嗜好。

家族史：母亲患乳腺癌。

婚姻史：已婚，家人体健。

（二）专科检查

外阴发育正常，阴道通畅，宫颈光滑，子宫前位，正常大小，形状规则，活动可，无压痛，盆腔右侧可扪及质硬肿物，直径约10cm。

（三）辅助检查

2020-06-04 B超示：盆腔内实性肿物——来自卵巢（右侧）；腹盆腔积液（病例8图1A）。2020-06-15上腹＋盆腔增强CT：盆腔右侧不规则肿物，大小约9cm×8.8cm，增强后呈明显不均匀强化，肿物与右侧髂腰肌分界不清，考虑：①孤立性纤维性肿瘤可能性大；②平滑肌肉瘤不能除外（病例8图1B至病例8图1D）。

病例 8 孤立性纤维性肿瘤

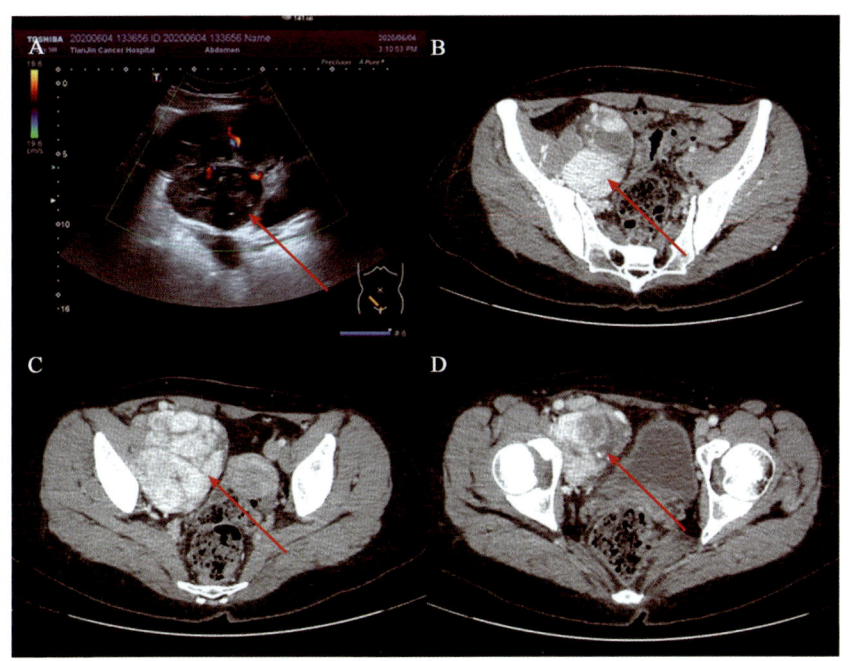

病例8图1　患者术前B超及CT检查

A：B超示盆腔内实性肿物；B～D：增强CT示盆腔右侧实性不规则肿物，不均匀强化。

二、诊疗经过

阅患者上腹＋盆腔增强CT后，考虑肿物位于腹膜后，遂收治我院骨与软组织肿瘤科。入院后完善相关检查，排除手术禁忌，考虑患者肿物较大，术中存在腹主动脉损伤、大出血可能，于2020-07-30先行腹主动脉球囊置入，后于全身麻醉下行腹膜后肿物广泛切除术，术中出血较多，予输注悬浮红细胞2U，血浆380ml，未见明显输血反应，手术顺利。术后切口愈合良好，顺利出院。术后病理回报：符合孤立性纤维性肿瘤，可见核分裂象（7～8个/50HPF），呈不典型性改变。

患者术后定期复查。2020-09-10复查上腹＋盆腔增强CT：①"腹膜后肿物切除术后"改变，右髂脉区稍低密度灶伴少量积气；②双髂脉区及腹股沟区多发淋巴结，部分增大，密切观察；③盆腔少量积液；④与2020-06-15 CT比较：未见明显变化（病例8图2）。

2021-02-03上腹＋盆腔平扫CT：与2020-09-10 CT相比较，原右髂脉区稍低密度灶伴少量积气本次检查显示不清；术区局部皮肤增厚及皮下脂肪层混浊较前明显缓解；右侧腹股沟区部分淋巴结较前缩小；盆腔积液吸收；余无著变（病例8图3）。

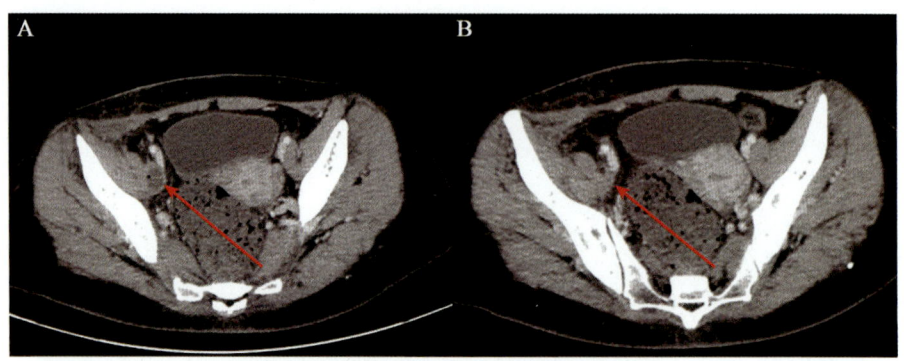

病例8图2　2020-09-10复查CT可见盆腔右侧呈术后改变，原术区少量积气

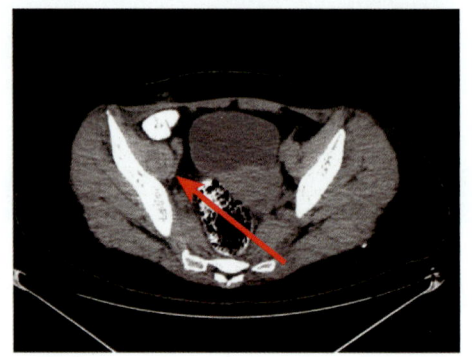

病例8图3　复查CT示盆腔右侧呈术后改变

三、病例点评

本例患者女性，以腹泻为首发症状，提示肿物已侵扰肠道，引起肠道功能紊乱。上腹及盆腔CT证实肿物直径较大，与右侧髂腰肌关系密切，首先考虑孤立性纤维性肿瘤，同时不除外平滑肌肉瘤。考虑患者肿物较大，术中有损伤腹主动脉、造成大出血可能，故术前先行腹主动脉球囊置入术降低出血风险。病理回报孤立性纤维性肿瘤，术后定期复查期间未见确切肿瘤复发迹象。本例患者预后良好。

例二：左下腹壁孤立性纤维性肿瘤

一、病历摘要

（一）基本资料

患者女性，63岁，因"下腹壁软组织肿物"入院。

现病史：患者2009年起无意中发现左下腹壁肿物，约2.0cm×2.0cm大小，自觉肿物逐渐缓慢增大，2018-07-31就诊于天津市某医院行MRI检查示左下腹壁软组织肿物。现患者为求进一步诊治来我院。

既往史：否认冠心病、心脏病、高血压、糖尿病病史，否认肝炎、结核病史及接触史。否认食物及药物过敏史。

个人史：生于原籍，未到过疫区，无毒物接触史。无特殊嗜好。

家族史：无肿瘤家族史。

婚姻史：已婚，家人体健。

（二）专科检查

左下腹壁可见突出皮肤软组织肿物，约10.0cm×7.0cm×5.0cm大小，局部皮色、皮温正常，局部压痛、叩击痛阴性，局部未见红肿及破溃，左下肢感觉、运动可。

（三）辅助检查

外院MRI示左下腹壁软组织肿物。

二、诊疗经过

患者入院后完善相关检查，于2018-08-13在全身麻醉下行左下腹壁软组织肿物广泛切除术＋生物补片修补术。术后病理回报：（左下腹壁腹股沟区）梭形细胞肿瘤，结合免疫组化及SS18基因FISH检测（SS18未见异常分离），符合孤立性纤维性肿瘤，细胞异性明显，偶见核分裂象（<4个/10HPF），为低度恶性改变，切缘、基底（-），周围淋巴结0/4（病例8图4A）。免疫组化：EMA（-），CK-pan（灶性±），S-100（-），CD99（+），CD34（+），TLE1（-），SATA-6（+），Desmin（-），Myo-D1（-），Myogenin（-），Ki-67（约10%+），Vim（+），SMA（-），ALK（淋巴）（-），CD3（相应+），CD20（-），CD10（-），caldesmon（-）。

2018-09-18复查上腹＋盆腔强化CT："左下腹壁梭形细胞瘤术后"改变，术区积液；左侧腹股沟区结节，考虑复发；左下腹壁皮肤不规则增厚；请结合临床（病例8图4B）。考虑患者复发，符合术后放疗指征，给予放疗定位，放疗靶区包括左侧腹股沟瘤床区域。患者放疗顺利，未见明显放疗反应。后患者失访。

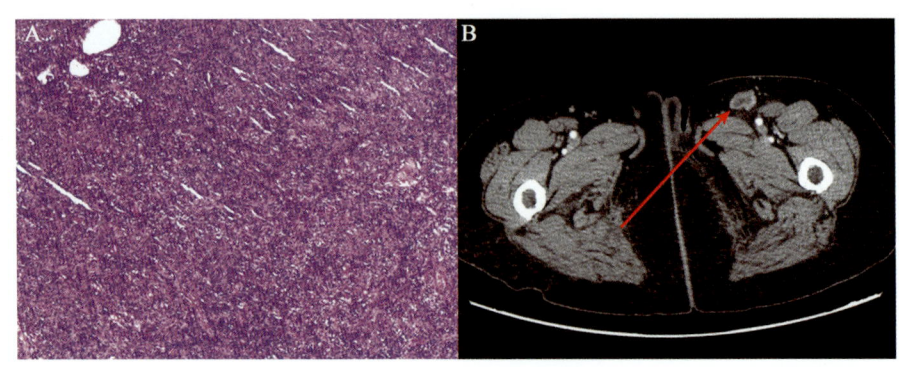

病例8图4　术后病理及复查

A：术后病理回报孤立性纤维性肿瘤；B：复查CT示左侧腹股沟区结节，考虑复发。

三、病例点评

本例患者肿瘤位于腹壁，且体积较大，达到10.0cm×7.0cm×5.0cm，切除后腹壁肌肉薄弱，有形成腹壁疝的可能，因此术中行生物补片修补腹壁。术后复查提示肿瘤复发，行放射治疗，但鉴于孤立性纤维性肿瘤的罕见性，缺乏放疗相关数据，因此放疗对复发性孤立性纤维性肿瘤的疗效尚未肯定。而孤立性纤维性肿瘤对一般的常规化疗药敏感性差，对吉西他滨、伊立替康、顺铂等化疗药物耐药。2022年CSCO软组织肉瘤诊疗指南也提及，在转移性或不可切除的情况下，标准治疗如基于蒽环类的化疗方案效果较差。因此，本例患者中，若后期放疗无效，且出现肿瘤增大、甚至转移时，可以考虑靶向治疗，可选择的药物包括索拉非尼、舒尼替尼、帕唑帕尼、贝伐珠单抗＋替莫唑胺。

例三：胸腔巨大孤立性纤维性肿瘤

一、病历摘要

（一）基本资料

患者女性，59岁，因"左侧胸腔肿物"入院。

现病史：患者2021年5月例行体检，外院胸部CT示：左侧胸腔内巨大肿物，大小约15.1cm×13.6cm×17.8cm，其内见钙化结节影，平扫CT值35HU，增强后呈轻-中等强化，强化欠均，肿物侵及后纵隔，食管受压右移，左侧肺动静脉呈受压改变。左肺门支气管受压，纵隔右偏，左肺及右肺中叶局限不张。患者无乏力，无胸背部疼痛,无胸闷、憋气,无活动后气喘等症状。患者为求进一步诊治,遂来我院就诊。

既往史:既往"高血压"5个月余,规律服药替米沙坦片。"心慌"20天,偶有服药倍他乐克、稳心颗粒。14年前行"阑尾炎"手术。30年前行"绝育"手术。"头孢"过敏史。否认糖尿病病史,否认肝炎、结核病史。

个人史:否认吸烟、饮酒史。生于原籍,无外地久居史。

家族史:患者母亲患有"高血压"。否认肿瘤、糖尿病、心脏病等家族史。

婚姻史:已婚,家人体健。

(二)专科检查

胸廓无畸形,语颤正常,双肺叩清音,肺肝浊音界于右锁骨中线第5肋间,双肺呼吸音清,未闻及干湿啰音,心前区无隆起,未及震颤,叩心界不大,心率77次/分,心音有力,律齐,各瓣膜听诊区未闻及病理性杂音。

(三)辅助检查

外院胸部CT可见左侧胸腔巨大肿物。

二、诊疗经过

患者入院完善术前检查,2021-05-14胸部CT:左侧胸腔内巨大肿物,侵及后纵隔,并左肺及右肺中叶局限不张,心包局部积液,考虑恶性,建议结合穿刺检查(病例8图5)。

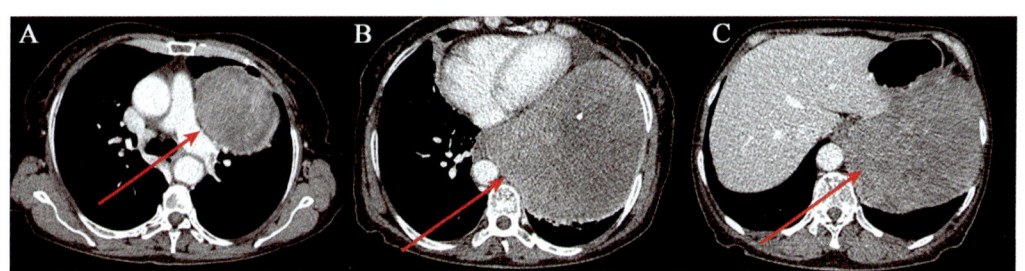

病例8图5 胸部CT示左胸腔巨大肿物,强化不均匀

经会诊考虑查无明显手术禁忌证,于2021-06-08全身麻醉下行左胸腔巨大肿物切除术,手术顺利,完整切除肿瘤组织,术后予对症、抗炎、雾化祛痰、增强免疫力治疗。术后病理:(左胸腔)孤立性纤维性肿瘤(图8-6)。免疫组化:SOX-10(-),S-100(-),Ki-67(5%+),CK-pan(-),Vim(+),CD34(+),STAT6(+),SMA(-),CD117(-),Dog-1(-)(病例8图6)。

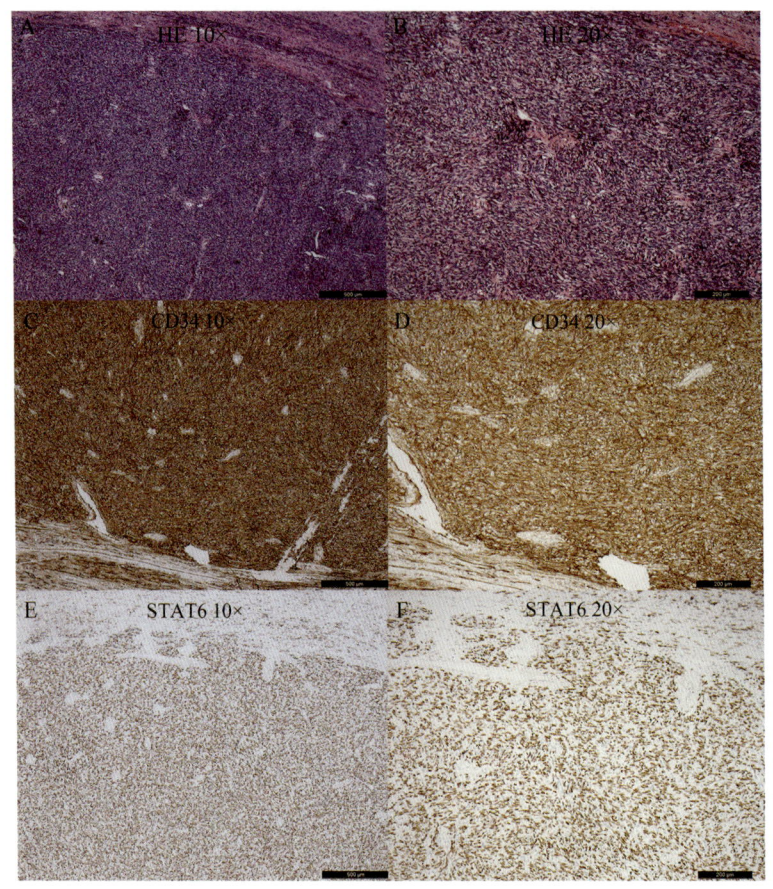

病例8图6　术后病理回报孤立性纤维性肿瘤

2021-08-04复查胸部CT："左胸腔孤立性纤维性肿瘤术后"改变，手术金属卡周围软组织增厚，左肺多发条索及实变浸润影；左侧胸膜增厚，左侧胸腔积气、积液，请结合临床定期复查，余与2021-05-14术前胸部CT片比较，无著变（病例8图7）。

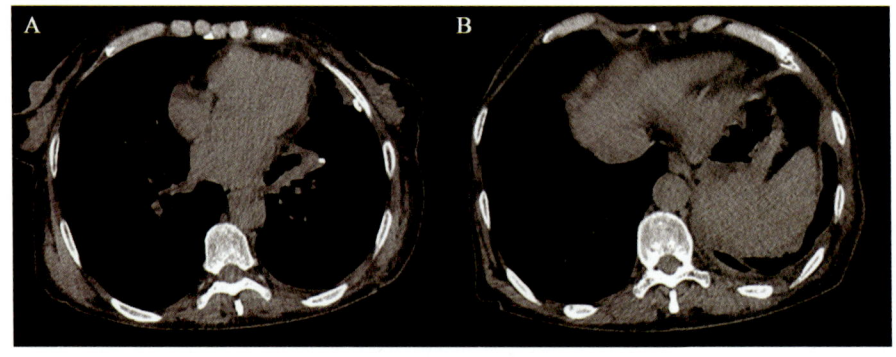

病例8图7　术后复查胸部CT示左胸腔呈术后改变

三、病例点评

孤立性纤维性瘤最好发的部位就是胸腔,大多数是胸膜肿瘤,其次是肺实质肿瘤,肿瘤可以挤压肺实质,体积很大,但常无明显临床症状,常在体检时发现。本例患者即为体检时发现,无胸背部疼痛,无胸闷、憋气,无活动后气喘等症状,肿瘤体积达到15cm,并且挤压肺及纵隔,CT检查示不均匀强化,生物学行为表现为恶性。孤立性纤维性瘤无论是良性还是恶性,手术都是首选治疗方式,且应达到切缘阴性。本例患者术后复查未见明显复发迹象,应继续定期复查。

四、疾病介绍

(一)疾病概述

孤立性纤维性肿瘤(solitary fibrous tumor,SFT)是一种罕见的间叶来源的软组织肿瘤,最初由Klemperer和Rabin于1931年在胸膜肿瘤中描述,过去曾被赋予许多不同的名称,包括良性间皮瘤、局限性间皮瘤、孤立性纤维性间皮瘤和局限性纤维性肿瘤等。2020版WHO软组织与骨肿瘤分类将孤立性纤维性瘤分为良性孤立性纤维性肿瘤(ICD-O编码:8815/0)、非特指性孤立性纤维性瘤(ICD-O编码:8815/1)(中间性,偶有转移)和恶性孤立性纤维性瘤(ICD-O编码:8815/3)。孤立性纤维性瘤的发病无明显性别差异,可于任何年龄段发病,但最常见于50~60岁的成年人。孤立性纤维性肿瘤年龄调整后的发病率在胸膜外和胸膜病例中分别为每年每百万人0.61和0.37;换句话说,其年龄调整后的年发病率为1/1 000 000。

孤立性纤维性肿瘤目前公认其起源于表达CD34抗原的树突状间质细胞,具有向纤维母细胞、肌纤维母细胞、血管外皮细胞及血管内皮细胞分化的特性,可发生于身体的任何部位,如脑膜、脊髓、眼眶、口腔、鼻腔、扁桃体、四肢软组织、上呼吸道、甲状腺、乳腺、纵隔、胸膜、心包膜、腹膜、肝脏、胃肠道、胰腺、肾脏、膀胱、前列腺、睾丸、骨盆等。胸腔内是最常见的部位,其次是腹腔内及腹膜后。在胸腔内,大多数是胸膜肿瘤,其次是肺实质肿瘤,然后是纵隔和横膈肿瘤。左胸及右胸发生的概率相同。纵隔内的孤立性纤维性肿瘤倾向于发生在前纵隔。大多数胸部孤立性纤维性肿瘤患者(50%~80%)无明显临床症状,通常以胸部影像学偶然发现肿块而就诊。那些确实出现症状的人通常表现为非特异性胸部不适,如胸痛、呼吸困难或咳嗽。最常见的胸膜外部位和第二个最常见的部位是腹部,通常位于腹膜内、腹膜后和骨盆。腹内孤立性纤维性肿瘤通常无症状,直到其体积增大而对周围器官造成压迫,引起临床症状。此外,较少见的部位包括躯干、四肢、头颈部和颅内。

就生物学行为而言，虽然大多数孤立性纤维性肿瘤的生物学行为是良性或交界性的，但仍具有潜在的局部侵袭性，而且相当一部分患者的肿瘤表现出恶性行为。总体而言，80%左右患者为良性，20%左右为恶性。关于恶性孤立性纤维性肿瘤的起源，有学者认为可能存在以下两种发生机制：①原发性良性孤立性纤维性肿瘤出现恶性转化（如曾经诊断为良性孤立性纤维性肿瘤、复发后出现肉瘤样改变者）；②原发性孤立性纤维性肿瘤直接表现为恶性。在陆续报道的恶性孤立性纤维性肿瘤中大部分都可见到良性的区域，所以更加支持第一种发生机制。单个孤立性纤维性肿瘤的生物学行为很难预测，即使组织学上认为是良性的肿瘤也可能会复发。较小病例系列的长期随访显示，完全切除后的局部复发率低至8%，然而，真实的复发率可能更高，因为据报道，切除后复发的时间可长达17年。2012年MD Anderson癌症中心对110名患者进行了一次较大规模的回顾性分析，研究揭示5年和10年疾病特异性生存率分别为89%和73%。总体而言，孤立性纤维性肿瘤的10年和20年局部复发率分别为19.2%和38.6%，而10年和20年转移率分别为31.4%和49.8%，10年和20年的总生存率分别为76.8%和51.7%。因此，在手术切缘阳性的情况下，特别是在高级别孤立性纤维性肿瘤中，应考虑再次手术切除。

（二）诊断与治疗

1. 诊断

（1）临床表现：临床多以无痛性肿块为首发症状，由于肿瘤发生部位及肿瘤大小不同，压迫周围脏器而引起的症状各异。临床上，发生于胸膜者，多表现为咳嗽、胸痛和呼吸困难，部分病例为体检时偶然发现；发生于胸膜外者，多表现为局部缓慢性生长的无痛性肿块，随着肿瘤逐渐增大，可使邻近的组织和器官移位或者受压从而产生症状，患者可出现胀痛、局部明显肿块、不适等，部分病例也可为偶然发现。发生于特殊部位的患者可有相应的症状：如位于前列腺者可伴有尿潴留。

部分患者还会出现副肿瘤综合征、Doege-Potter综合征（主要表现顽固性低血糖）、甲状腺功能低下等。低血糖在西方较为常见，约5%的孤立性纤维性肿瘤病例在临床上可检测到低血糖，这是因为肿瘤细胞分泌胰岛素样生长因子，后者可产生降血糖效应，免疫组织化学和分子病理学研究显示肿瘤细胞膜上有胰岛素样生长因子受体Ⅰ和Ⅱ，部分患者以低血糖为首发症状，低血糖可见于良性孤立性纤维性肿瘤和恶性孤立性纤维性肿瘤病例，但更常见于巨大的和核分裂象多的病例。

（2）影像学表现

1）超声：多呈边界清楚、边缘光滑的圆形或椭圆形实性肿块，低回声或中等回声,回声均匀或欠均匀,CDFI提示血流较丰富,恶性孤立性纤维性肿瘤血流尤为丰富,可呈分枝状彩色血流。超声方面缺乏特异性表现,对于该病的诊断价值有限,易误诊为平滑肌瘤。

2）CT：病灶单发较多见,边界较清楚,多为圆形或椭圆形,较大者呈分叶状或不规则形。与肌肉相比,病灶常表现为等密度,可有不同程度囊性变或坏死性改变,少数可见病灶内钙化灶。恶性孤立性纤维性肿瘤常表现为密度不均匀。CT增强扫描对于鉴别孤立性纤维性肿瘤良恶性具有一定价值,而静脉期及延迟期的持续强化可作为孤立性纤维性肿瘤尤其恶性孤立性纤维性肿瘤的特征性表现。依赖CT在术前正确诊断孤立性纤维性肿瘤极为困难,但结合病灶处的软组织密度及其增强扫描后"延迟强化"的特点以及强化程度可作为诊断和鉴别良恶性孤立性纤维性肿瘤的重要依据。

3）MRI：在用于定位肿瘤起源部位、评估肿瘤周围浸润情况、观察瘤体内部的囊实性及出血、坏死灶方面具有较高的准确率。良、恶性孤立性纤维性肿瘤MRI增强扫描中皆可有强化的表现,可能与孤立性纤维性肿瘤本身富含血管有关,具体强化表现受肿瘤内部构成影响：富血管区在动脉早期即呈明显强化,富细胞区呈中等强化,而坏死、囊变或黏液变区无强化；富细胞区在静脉期及延迟期常表现为持续强化。恶性者瘤体内部更易表现为不均质状态,且强化程度可能更高。一般情况下,"T_1WI低信号为主,T_2WI等信号或高信号为主,病灶内信号常不均匀,有时可合并囊性或液性区域,增强后T_1WI和T_2WI均可有明显强化,延迟期强化不退,有时边缘可见环形强化的包膜",此可作为孤立性纤维性肿瘤的特征性MRI表现。同CT一样,虽然术前通过MRI正确诊断孤立性纤维性肿瘤极为困难,但结合增强扫描后"延迟强化"的特点以及强化程度可作为诊断和鉴别良、恶性孤立性纤维性肿瘤的重要依据。MRI对于软组织分辨力较CT更高,而孤立性纤维性肿瘤恰为软组织肿瘤,故理论上在术前对孤立性纤维性肿瘤的观察方面,MRI较CT更具应用价值。

（3）病理检查：大体观,一般表现为光滑、类圆形或分叶状的孤立性肿块,大小不等,多数在1~20cm,一般有完整包膜,较硬或较韧,剖面呈灰白色至棕褐色的纤维样改变,可有囊性变、钙化或出血区,恶性孤立性纤维性肿瘤可与周围组织有浸润性边界,并有坏死区。有学者认为大体上若"体积＞10cm,与周围组织界限不清,边缘呈浸润性生长"多提示为恶性孤立性纤维性肿瘤。

典型者见梭形细胞无规律排列,间质纤维组织增生伴胶原化,血管丰富,血管壁胶原变性较为常见,部分病例间质黏液变性或呈胶冻状,部分瘤细胞呈上皮样改变。其他排列方式还有席纹状、鱼骨样等多种形态结构。无明显异型性,核分裂象一般稀少，不超过3个/10HPF。恶性孤立性纤维性肿瘤通常细胞丰富并伴有显著的非典型性、坏死、核分裂象多见（≥4个/10高倍视野中）。目前认为胸腔内恶性孤立性纤维性肿瘤诊断依据为：细胞丰富、异型性明显、核分裂象>4个/10HPF、存在坏死和出血、肿瘤直径>10cm、无蒂性生长，以及发生在不典型的部位（如胸膜壁层、肺实质）。胸腔外恶性孤立性纤维性肿瘤诊断标准：①细胞生长活跃，密集分布；②细胞多形性；③核分裂象多见，一般>4个/10HPF，至于肿瘤的其他特性（大小、出血和发生部位）是否提示肿瘤为恶性还有待于进一步研究；④肿瘤性坏死。肿瘤体积对于良恶性的判断有一定帮助，肿瘤越大则恶性的可能性越大，有学者认为肿瘤直径>10cm伴有低密度区应考虑恶性孤立性纤维性肿瘤的可能。

免疫组化方面，在孤立性纤维性肿瘤诊断中最重要、最有价值的阳性标志物为CD34、BCL-2和STAT6。①因为孤立性纤维性肿瘤是起源于表达CD34抗原的树突状间充质细胞，因此CD34是孤立性纤维性肿瘤重要的特异性标志物；②BCL-2是孤立性纤维性肿瘤最敏感的标志物之一，在孤立性纤维性肿瘤中通常强表达，尽管缺乏高的特异性，但对鉴别诊断很有用；③NAB2和STAT6之间的基因融合产物，即NAB2-STAT6融合，其产物是孤立性纤维性肿瘤的高度敏感和特异性标记，被认为是孤立性纤维性肿瘤的分子标志。而免疫组织化学染色阳性表达STAT-6被确定为NAB2-SATA6的替代标志物，其诊断孤立性纤维性肿瘤的灵敏性和特异性分别为91%和75%，特别是对于CD34阴性的病例，STAT6检测结果对确诊具有较高的价值。而在恶性孤立性纤维性肿瘤中，CD34、CD99和BCL-2表达的阳性率分别为90%～95%、70%和35%，EMA和SMA中呈不同程度表达，Vimentin通常也为阳性，而S-100、CK及desmin多为阴性。

（4）鉴别诊断

1）神经鞘瘤和神经纤维瘤：两者临床均与神经关系密切。神经鞘瘤包膜完整，肿瘤细胞排列呈束状或栅栏状，致密区与疏松区交替出现，可发生黏液变、囊性变，神经纤维瘤缺乏包膜，形态单一，两者CD34及STAT6阴性，S-100阳性。

2）纤维组织细胞瘤：最常见于四肢真皮层内，病变常含有数量不等的泡沫细胞、多核巨细胞、含铁血黄素性吞噬细胞和慢性炎细胞，CD68和CD163组织细胞标记阳性，通常不表达CD34、STAT6，在席纹状病变结构明显区域可灶性表达CD34。

3）平滑肌瘤/平滑肌肉瘤：平滑肌瘤具有典型的杆状核及丰富的嗜酸性胞质，平滑肌肉瘤异型性明显，核分裂象易见，常伴坏死，两者免疫表型与孤立性纤维性肿瘤相反，desmin、SMA阳性，CD34、STAT6阴性。

4）滑膜肉瘤：局部也可表现为血管外皮瘤样结构，但具有t（X；18）（p11；

q11)特异性染色体易位并产生相应SS18-SSX融合基因,一般表达上皮性抗原EMA和CK,部分可表达CD34,易与孤立性纤维性肿瘤鉴别。

5)纤维肉瘤:瘤细胞梭形,密度丰富,间质也可出现胶原以及血管外皮瘤样或鹿角样血管,但肿瘤细胞大部分呈特征性的"鱼骨样"或"人字形"排列,疏密相间的特点不明显。免疫组织化学表达波形蛋白,但不表达CD34、STAT6。

6)间质瘤:好发部位为胃肠道,梭形细胞呈条索、交织状、旋涡状或片状排列,瘤细胞形态相对一致,无明显异型性,也可见鹿角样分枝状血管,且CD34可以阳性表达,但大部分病例CD117和DOG-1阳性,STAT-6阴性。

7)恶性外周神经鞘瘤:梭形肿瘤细胞,呈束状或波浪状排列,可表现细胞稀疏区和细胞丰富区,细胞核呈纤细的波纹状,有时形态学上难以与SFT鉴别,但免疫组化该肿瘤S-100阳性,CD34、BCL-2、CD99阴性有助于鉴别诊断。

8)恶性间皮瘤:纤维型常由弥漫分布的梭形肿瘤细胞构成,可见明显的异型性和核分裂象,可有骨及软骨化生,无细胞疏密交替分布的特点,免疫组化染色vim、EMA、Calretinin阳性,CD34阴性。

9)血管外周细胞瘤:与孤立性纤维性肿瘤之间的界限越来越模糊,两者无论是免疫表型还是超微结构方面都有相似的特征。WHO(2013)软组织肿瘤中将孤立性纤维性肿瘤/血管外周细胞瘤作为整体进行介绍,并且越来越多的研究表明,孤立性纤维性肿瘤/血管外周细胞瘤和巨细胞性血管纤维瘤、脂肪瘤样血管外皮细胞瘤之间的组织发生类似,提示血管外周细胞瘤可能不再是一种独立的病变类型。但血管外周细胞瘤中细胞分布通常较一致,无细胞疏密不均的特点,亦无明显的胶原纤维或间质玻璃样变区域。

2. 肿瘤分级及分期　孤立性纤维性肿瘤尚无特定的分级和分期系统,分级采用法国癌症中心联盟肉瘤学组(FNCLCC)制定的分级系统,分期可参考软组织肉瘤常用的SSS分期系统和AJCC分期系统,可参考病例1中的相关内容。

3. 治疗

(1)手术:不管是良性还是恶性孤立性纤维性肿瘤,切缘都是影响预后最重要的因素。手术应尽可能达到R0切除,以最大限度降低复发及转移概率。完整切除后,大多数病患能获得治愈。对于肿瘤局部复发,再次手术仍然有益。一旦肿瘤复发,应尽早再次手术治疗。对于无法完整切除的孤立性纤维性肿瘤患者,部分切除也是一个选择,可以缓解症状(例如,减轻与肿块压迫相关的症状)。

术前应详细检查,尽可能明确肿瘤与周围组织脏器的关系,充分估计手术的复杂性,制订完备的手术方案,术中避免损伤周围重要脏器及血管和神经。手术应于肿瘤基底部包括部分正常组织一并切除，残端缝扎止血，若周围组织与肿瘤关系密切，可考虑适当扩大手术切除范围。

（2）放疗：因为孤立性纤维性肿瘤的罕见性，缺乏相关数据，因此限制了放射治疗在孤立性纤维性肿瘤中的应用。考虑到孤立性纤维性肿瘤相对较好的预后，目前不建议在切缘阴性的完全切除后进行放疗。放疗对于切缘阳性或复发肿瘤的有效性一直存在争议，因此放射治疗的益处仍未确定。但较小病例研究仍然揭示了潜在的令人鼓舞的结果。例如，Kawamura等人对一例患有转移性盆腔孤立性纤维性肿瘤的74岁女性应用放疗就收到了良好的效果。此外，当存在恶性程度高、肿瘤浸润边缘不清、体积大、生长迅速，尤其是手术切缘不足时等情况时可以考虑术后放疗，但目前还没有相关的系列报道来证实其在此方面的应用价值。

（3）化疗：由于其发病率相对较低，因此很难确定对晚期孤立性纤维性肿瘤最有效的化疗方案。此外，许多数据是以回顾性的方式进行研究的。已有多项回顾性研究评估了以阿霉素为基础的标准细胞毒性化疗方案的有效性，大多数显示较低的有效率。一项研究评估了23名接受一线细胞毒性化疗的患者，其中仅观察到2例部分缓解，13例患者病情稳定，其余8例患者的病情在6个月时进展。此外，恶性孤立性纤维性肿瘤对一般的常规化疗药敏感性差，对吉西他滨、伊立替康、顺铂等化疗药物耐药。《2022年中国临床肿瘤学会（CSCO）软组织肉瘤诊疗指南》也提及，在转移性或不可切除的情况下，标准治疗如基于蒽环类的化疗方案效果较差。

（4）靶向治疗：现在，更多的学者已经开始研究靶向治疗对孤立性纤维性肿瘤的疗效，药物包括帕唑帕尼、索拉非尼、舒尼替尼、瑞戈非尼和阿西替尼。《2022年中国临床肿瘤学会（CSCO）软组织肉瘤诊疗指南》中，共有四种靶向治疗方案用于恶性孤立性纤维性肿瘤的二线治疗：索拉非尼、舒尼替尼、帕唑帕尼、贝伐珠单抗＋替莫唑胺。

索拉非尼对恶性孤立性纤维性肿瘤有一定效果。一项来自法国的Ⅱ期临床研究中，5例进展期孤立性纤维性肿瘤患者中有2例患者使用索拉非尼实现了9个月的疾病控制。

2012年意大利一项针对31例进展期晚期孤立性纤维性肿瘤的回顾性研究中探讨了舒尼替尼的效果及安全性，2/31达到PR，16/31达到SD，中位无进展生存期为6个月。同样，2009年多中心Ⅱ期研究中亦展示了舒尼替尼在孤立性纤维性肿瘤等亚型中观察到疾病控制效果。

一项来自欧洲的多中心、单臂、Ⅱ期试验评价了帕唑帕尼在一组恶性或去分化孤立性纤维性肿瘤患者中的作用及安全性。该研究纳入了2014-06-26至2016-11-24

的36例患者（34例为恶性孤立性纤维性肿瘤，2例患有去分化孤立性纤维性肿瘤）。在可评价结果的35例患者中，有18例（51%）患者达到PR，9例（26%）达到SD。

一项回顾性分析针对贝伐珠单抗联合替莫唑胺治疗14例经组织病理学证实的血管外皮细胞瘤和恶性孤立性纤维性肿瘤患者。结果显示，其中有11例患者（79%）达到了PR，中位反应时间为2.5个月；2例患者（14%）最佳疗效为SD；中位无进展生存时间为9.7个月，6个月无进展生存率为78.6%，贝伐珠单抗联用替莫唑胺可作为治疗孤立性纤维性肿瘤的选择之一。

（5）免疫治疗：随着对免疫检查点PD-1/PD-L1抑制剂研究的深入，人们对于其是否可应用于孤立性纤维性肿瘤领域也做了探究。有研究报道1例患者先后接受了一线治疗卡铂联合紫杉醇方案、二线治疗吉西他滨联合多西他赛方案及三线治疗替莫唑胺联合贝伐珠单抗方案进行抗肿瘤治疗患者。该患者因病情进展或不能耐受毒性反应而停止继续接受药物治疗，最后接受了局部放射联合帕博丽珠单抗，治疗持续达31周（每3周静脉注射1次，每次2mg/kg），达到了良好的效果。但尚未有相关的大样本研究报道发表。

（病例提供者：滕　胜　任志午　天津医科大学肿瘤医院）

（点评专家：邢汝维　天津医科大学肿瘤医院）

参考文献

[1] Gold JS, Antonescu CR, Hajdu C, et al.Clinicopathologic correlates of solitary fibrous tumors[J].Cancer, 2002, 94（4）：1057-1068.

[2] Demicco EG, Park MS, Araujo DM, et al.Solitary fibrous tumor：a clinicopathological study of 110 cases and proposed risk assessment model[J].Mod Pathol, 2012, 25（9）：1298-1306.

[3] Cardillo G, Facciolo F, Cavazzana AO, et al.Localized（solitary） fibrous tumors of the pleura：an analysis of 55 patients[J].The Annals of Thoracic Surgery, 2000, 70（6）：1808-1812.

[4] Kinslow CJ, Wang TJC.Incidence of extrameningeal solitary fibrous tumors[J].Cancer, 2020, 126（17）：4067.

[5] Kinslow CJ, Bruce SS, Rae AI, et al.Solitary-fibrous tumor/hemangiopericytoma of the central nervous system：a population-based study[J]J Neurooncol, 2018, 138（1）：173-182.

[6] Davanzo B, Emerson RE, Lisy M, et al.Solitary fibrous tumor[J].Transl Gastroenterol Hepatol, 2018, 3：94.

[7] Gholami S, Cassidy MR, Kirane A, et al.Size and Location are the Most Important Risk Factors

for Malignant Behavior in Resected Solitary Fibrous Tumors[J].Ann Surg Oncol,2017,24（13）：3865-3871.

[8]Kawamura S,Nakamura T,Oya T,et al.Advanced malignant solitary fibrous tumor in pelvis responding to radiation therapy[J].Pathol.Int.,2007,57：213-218.

[9]Levard A,Derbel O,Pierre Méeus,et al.Outcome of patients with advanced solitary fibrous tumors：the Centre Leon Berard experience[J].BMC Cancer,2013,13：109.

[10]Park MS,Ravi V,Conley A,et al.The role of chemotherapy in advanced solitary fibrous tumors：a retrospective analysis[J].Clin Sarcoma Res,2013,3（1）：7.

[11]Stacchiotti S,Tortoreto M,Baldi GG,et al.Preclinical and clinical evidence of activity of pazopanib in solitary fibrous tumour[J].Eur J Cancer,2014,50（17）：3021-3028.

[12]Wallander K,Öfverholm I,Boye K,et al.Sarcoma care in the era of precision medicine[J].J Intern Med,2023.doi：10.1111/joim.13717.

[13]Mesny E,Lesueur P.Radiotherapy for rare primary brain tumors[J].Cancer Radiother,2023 Jul 20：S1278-3218（23）00121-X.

[14]Porrello G,Cannella R,Randazzo A,et al.CT and MR Imaging of Retroperitoneal Sarcomas：A Practical Guide for the Radiologist[J].Cancers（Basel）,2023,15（11）：2985.

[15]Abiri A,Nguyen C,Latif K,et al.Head and neck solitary fibrous tumors：A review of the National Cancer Database[J].Head Neck,2023,45（8）：1934-1942.

[16]Goker F,Mazzucato C,Maggioni M,et al.Solitary fibrous tumor of parotid gland：a case report and short review of literature[J].Eur Rev Med Pharmacol Sci,2022,26（3 Suppl）：45-50.

[17]Jin K,Zhong S,Lin L,et al.Targeting-intratumoral-lactic-acidosis transcatheter-arterial-chemoembolization for non-islet cell tumor hypoglycemia secondary to a liver metastatic solitary fibrous tumor：A case report and literature review[J].Front Endocrinol（Lausanne）,2022,13：955687.

[18]Sardaro A,Mammucci P,Pisani AR,et al.Intracranial Solitary Fibrous Tumor：A"New"Challenge for PET Radiopharmaceuticals[J].J Clin Med,2022,11（16）：4746.

[19]Peng Y,Jiang Y,Ding S,et al.Solitary fibrous tumors in prostate：a case report with review of the literature.Aging Male,2022,25（1）：219-227.

[20]René C,Scollo P,O'Donovan D.A review of solitary fibrous tumours of the orbit and ocular adnexa[J].Eye（Lond）,2023,37（5）：858-865.

[21]Tseng WW,Swallow CJ,Strauss DC,et al.Transatlantic Australasian Retroperitoneal Sarcoma Working Group.Management of Locally Recurrent Retroperitoneal Sarcoma in the Adult：An Updated Consensus Approach from the Transatlantic Australasian Retroperitoneal Sarcoma Working Group[J].Ann Surg Oncol,2022,29（12）：7335-7348.

[22]Apra C,El Arbi A,Montero AS,et al.Spinal Solitary Fibrous Tumors：An Original

Multicenter Series and Systematic Review of Presentation, Management, and Prognosis[J]. Cancers (Basel), 2022, 14 (12): 2839.

[23]Kazazian K, Demicco EG, de Perrot M, et al.Toward Better Understanding and Management of Solitary Fibrous Tumor[J].Surg Oncol Clin N Am, 2022, 31 (3): 459-483.

[24]de Bernardi A, Dufresne A, Mishellany F, et al.Novel Therapeutic Options for Solitary Fibrous Tumor: Antiangiogenic Therapy and Beyond[J].Cancers (Basel), 2022, 14 (4): 1064.

[25]Banečková M, Michal M, Hájková V, et al.Misleading Morphologic and Phenotypic Features (Transdifferentiation) in Solitary Fibrous Tumor of the Head and Neck: Report of 3 Cases and Review of the Literature[J].Am J Surg Pathol, 2022, 46 (8): 1084-1094.

[26]Teranishi Y, Hongou H, Miyawaki S, et al.[Solitary fibrous tumor/hemangiopericytoma][J]. No Shinkei Geka, 2022, 50 (1): 141-149.

[27]Badawy M, Nada A, Crim J, et al.Solitary fibrous tumors: Clinical and imaging features from head to toe[J].Eur J Radiol, 2022, 146: 110053.

[28]Takeuchi Y, Kato D, Nakane K, et al.Solitary Fibrous Tumor of the Prostate: A Case Report and Literature Review[J].Medicina (Kaunas), 2021, 57 (11): 1152.

[29]Zhang J, Liu J, Zhang Z, et al.Solitary Fibrous Tumors of the Chest: An Analysis of Fifty Patients[J].Front Oncol, 2021, 11: 697156.doi: 10.3389/fonc.2021.697156.Erratum in: Front Oncol, 2021 Jul 27; 11: 741181.

[30]Martin-Broto J, Mondaza-Hernandez JL, Moura DS, et al.A Comprehensive Review on Solitary Fibrous Tumor: New Insights for New Horizons[J].Cancers (Basel), 2021, 13 (12): 2913.

[31]Sbaraglia M, Bellan E, Dei Tos AP.The 2020 WHO Classification of Soft Tissue Tumours: news and perspectives[J].Pathologica, 2021, 113 (2): 70-84.

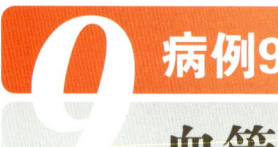

病例9 血管肉瘤

例一：头皮血管肉瘤

一、病历摘要

（一）基本资料

患者王某，男性，63岁，因"前额头皮肿物发现3个月，局部切除术后3周"于2016-04-14入院。

现病史：患者2016年1月无意中发现前额头皮肿物，约1cm×1cm大小，后肿物逐渐增大至2cm×2cm，就诊于外院行肿物切除术，术后病理为（头皮）纤维组织细胞瘤。中国人民解放军某医院会诊病理考虑：（头皮）恶性肿瘤伴坏死，结合原单位免疫组化染色结果，符合未分化多形性肉瘤。我院病理会诊：（前额头皮）恶性肿瘤，结合免疫组化考虑间叶来源，倾向于上皮样未分化肉瘤。患者为进一步治疗收入我院住院。

既往史：否认高血压、糖尿病、冠心病病史，否认肝炎、结合病史及接触史。否认食物及药物过敏史。

个人史：生于原籍，未到过疫区，无毒物接触史，无其他特殊嗜好。

家族史：无肿瘤家族史。

婚姻史：已婚，家人体健。

（二）专科检查

前额头皮可见纵行手术切口瘢痕，长约4cm，切口瘢痕肿物伴有少许破溃区，局部可见少许血性渗出，局部未触及软组织肿物，局部皮色、皮温正常。

（三）辅助检查

外院会诊病理及我院病理会诊结果见现病史。

二、诊疗经过

患者入院后完善相关检查，2016-04-19 CT提示："头皮上皮样未分化肉瘤局切术后"改变，术区皮肤及皮下软组织增厚伴多发小结节样强化影，请结合临床。术前检查未见明显手术禁忌证，于2016-04-21行头皮肿物瘤床广泛切除术，术后病理回报：（头皮）血管肉瘤，左、右侧及基底（-）。

术后两周后，待手术切口愈合良好，于2016-05-05第二次入院，完善相关检查后未见化疗禁忌证，行脂质体紫杉醇化疗两周期，复查血常规未见明显异常，顺利出院。

2016-06-29第三次、2016-07-24第四次入院，予紫杉醇化疗一周期，复查血常规无明显异常顺利出院。患者术后定期复查，无复发及转移证据。

2018-10-10主因"左侧头皮肿物发现2个月"第五次入院。专科查体：原手术切口愈合良好，左侧头顶头皮可见突出皮肤肿物，大小约2cm×2cm，局部皮肤呈暗紫色，局部压痛、叩击痛阴性，局部未见破溃。2018-10-11头颅CT平扫："左额头皮肿物术后"改变，左侧额、顶、颞部皮肤及皮下软组织增厚（病例9图1A）。患者不除外血管肉瘤复发，于2018-10-25行左侧头皮肿物冰冻+广泛切除+临近皮瓣转位修复术，术后病理回报：（左额部复发肿物）血管肉瘤，头皮上切缘、头皮下切缘、头皮前、头皮后及基底均（-）（病例9图1B）。术后未行相关诊疗。

2019年4月再次发现左侧头皮肿物，约2cm×2cm大小，质硬，活动度差，边界不清，无压痛。于2019-05-28第六次入院，完善相关检查，排除手术禁忌后，2019-06-03行头皮复发肉瘤冰冻+广泛切除+VSD覆盖。术后病理回报：（头皮肿物多次术后）头皮局部见复发的肿瘤组织伴周围皮下组织慢性炎细胞浸润，四周切缘及基底（-）（病例9图1C）。

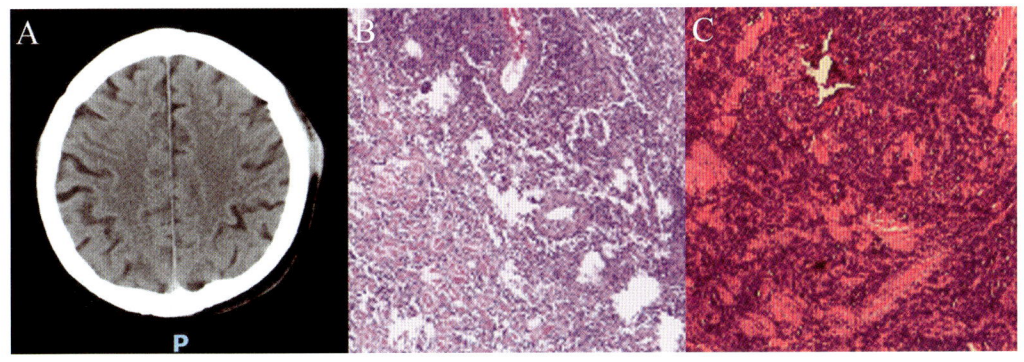

病例9图1　头颅CT平扫与病理所见

A：2018-10-11头颅CT平扫可见左侧额顶皮肤及皮下软组织增厚；B：2018-10-25病理回报复发血管肉瘤；C：2019-06-03病理回报复发血管肉瘤。

2020年10月患者头皮血管肉瘤再次复发，且范围弥散至整个头皮，拒绝手术。行THP+紫杉醇+IFO化疗4次后病变明显缩小且颜色变浅。化疗后服用安罗替尼+抗PD-1治疗半年后病变完全消失，未行其他治疗。目前随访观察至2023年8月，病变无复发及转移证据。

三、病例点评

本例中，患者复发性肿物位于头皮，为血管肉瘤最常见的好发部位。初次发现肿物时于外院行切除术，术后病理经中国人民解放军总医院会诊病理考虑为未分化多形性肉瘤（未分化多形性肉瘤），我院病理会诊为上皮样未分化肉瘤，两者病理会诊结果并不一致，为后续治疗带来了不便。就诊于我院后行肿物广泛切除术，术后病理回报头皮血管肉瘤，由此正式确认了患者的病理组织学类型。血管肉瘤最好发的部位即为头面部，首选治疗为手术治疗，但血管肉瘤侵袭性强，且头面部解剖部位特殊，实际上较难达到阴性切缘。为降低转移概率，术后行化疗，放疗可选择A（多柔比星）、AI（多柔比星+异环磷酰胺）、MAID（美司钠+多柔比星+异环磷酰胺+达卡巴嗪），或紫杉醇药物。本例患者选择紫杉醇。定期复查期间两次发现肿物复发，两次行头皮复发肿物切除术。因为头皮张力大，不易缝合，术中需游离临近皮瓣填补创面，同时予VSD加压，减少创面出血，提高皮瓣存活率。患者多次复发，且病变范围扩大，行紫杉醇+THP+IFO的强方案化疗及后续的安罗替尼+抗PD-1治疗，肿瘤控制良好。

多数血管肉瘤易复发和转移，预后较差。此例患者紫杉醇联合阿霉素化疗及靶免联合治疗，获得长期缓解，可为其他血管肉瘤病例提供参考。

例二：乳腺血管肉瘤

一、病历摘要

（一）基本资料

患者女性，65岁，因"左乳房下方肿物"入院。

现病史：患者2019年8月发现左乳房下方一肿物，于外院就诊，行B超检查排除乳腺病变，考虑皮肤病变；于另一外院就诊，行肿物切检；于天津市病理会诊中心会诊病理示：考虑血管肉瘤，切缘阳性。患者为求进一步诊治收入我科。近来患者无发热，无盗汗，无咳嗽，无胸痛，无腹痛，精神及食欲尚可，二便正常。

既往史：既往体健，发育正常。糖尿病史8年余，日常口服药物，血糖控制尚可。否认高血压、冠心病病史，否认结核病、肝炎病史，否认食/药物过敏史。1998年因右腋下肿物行手术治疗，术后病理回报淋巴瘤，术后行化疗，具体方案不详。2011年因左腋下肿物行手术治疗，术后病理仍诊断淋巴瘤，术后再次行化疗。

个人史：出生原籍，无不良嗜好。

家族史：母亲患恶性肿瘤，局部不详，否认其他遗传病史。

婚姻史：已婚，家人体健。

（二）专科检查

左乳下方皮肤可见手术切口，愈合可，周围软组织红肿，可及质韧结节，范围约3cm×2cm，界不清，无压痛，皮温略高。

（三）辅助检查

天津市病理会诊中心会诊病理示：考虑血管肉瘤，切缘阳性。

二、诊疗经过

2019-09-29首次入院，查B超示脂肪层增厚，回声增强、不均匀，皮肤层最厚处位于乳头下方，厚约1.3cm，内可见一低回声区，界清，回声不均，大小：1.7cm×1.7cm×0.5cm，CDFI：可见较丰富血流信号。2019-10-07胸部CT："左乳术后"，左乳皮肤增厚，术区腺体结构紊乱，请结合临床（病例9图2）。

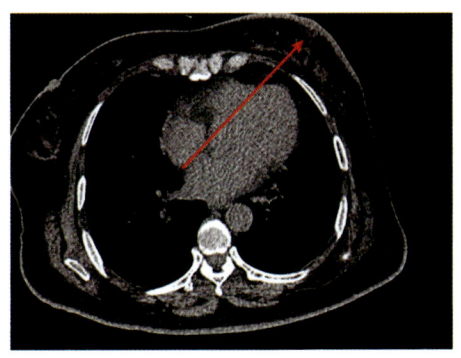

病例9图2　术前CT检查可见左乳术区皮肤增厚

其余各项常规检查未发现绝对手术禁忌证，于2019-10-08全身麻醉下行左乳血管肉瘤扩切术，手术顺利。术后伤口甲级愈合。术后病理回报：（左胸壁皮肤血管肉瘤局切术后广切术，左乳头上方及下方）均查见血管肉瘤成分，切缘及基底均为（-）（病例9图3）。

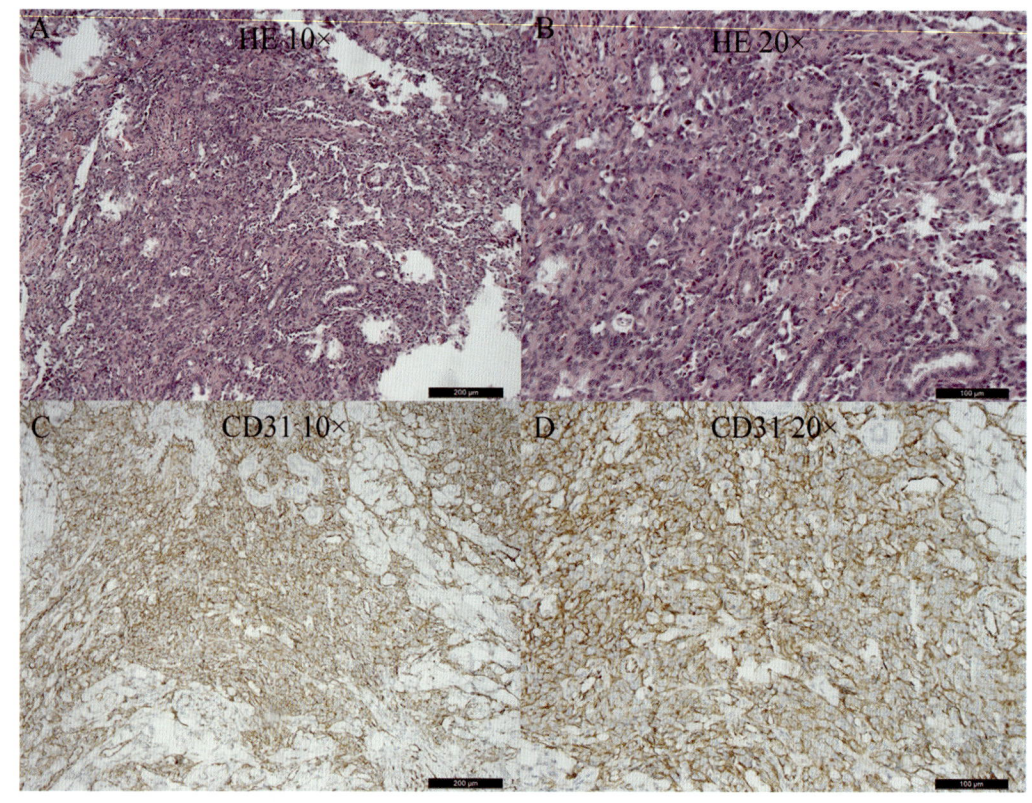

病例9图3　术后病理回报血管肉瘤

2019-11-04第二次入院，给予脂质体紫杉醇+表柔吡星化疗1次，过程顺利，化疗后复查血常规、肝功能未见异常。

2019-11-12患者自觉上腹不适、腹泻、伴发热，于外院查血常规示白细胞$0.99×10^9$/L，对症予粒细胞集落刺激因子，后复查血常规示：白细胞$0.56×10^9$/L。临床考虑化疗后骨髓抑制，急诊收入院。对症予升白细胞、升血小板治疗，并予万古霉素联合亚胺培南及氟康唑预防感染。后体温及白细胞、血小板水平恢复正常。

2019-12-17第四次入院，给予脂质体紫杉醇+表柔吡星化疗1次，过程顺利，化疗后骨髓抑制伴发热，对症予升白细胞、升血小板治疗，并予万古霉素联合亚胺培南及氟康唑预防感染。后白细胞、血小板水平恢复正常。考虑患者化疗后多次出现骨髓抑制，出院后予口服阿帕替尼。

2020年5月发现左胸壁乳头周围出现红色肿物，范围逐渐扩大至约12cm×10cm，表面皮肤红肿，局部伴破溃。与2019-10-07胸CT检查相比：左乳区形态不规则软组织密度影，边界不清，左乳皮肤较前明显增厚，左乳头增大（病例9图4）。

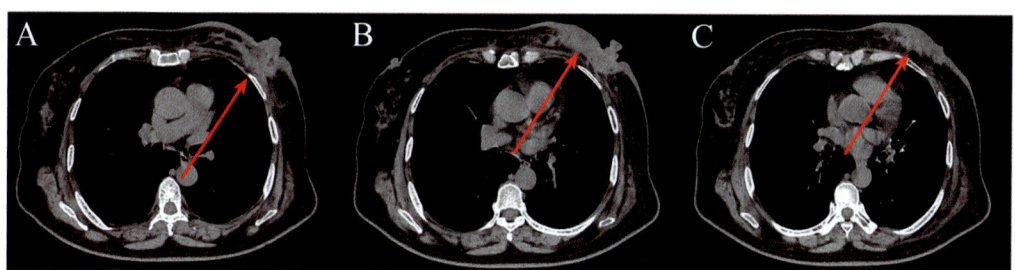

病例9图4　2020-05-06复查CT可见左乳软组织肿物影

入院完善相关检查后，于2020-05-21全身麻醉下行左胸壁血管肉瘤及胸壁扩切+邻近皮瓣转位修补术，手术顺利。术后伤口甲级愈合。术后病理：（左乳血管肉瘤术后，左胸壁）血管肉瘤复发；环周切缘及基底均为（-）；免疫组化：Ki-67（90%+），CD34（-），CD31（+），Fli-1（+），ERG（+），SMA（-），S-100（-），CD99（-），PAX-8（-），SMMHC（-）。术后患者拒绝放疗。

2020-08-26复查胸部平扫CT：①左前胸壁术区皮肤增厚伴破溃、术区皮下脂肪层浑浊，请结合临床；②左前上胸壁肌间结节，胸骨左旁前胸壁结节样影，建议强化CT检查（病例9图5）。后患者未来院进一步就诊，失访。

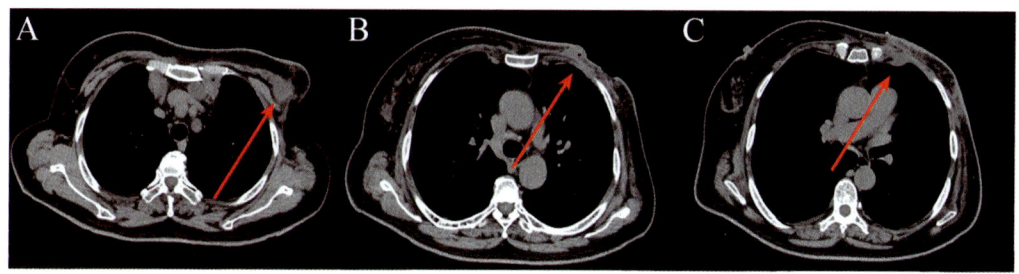

病例9图5　2020-08-26复查胸部CT可见左胸壁肌间多发肿物

三、病例点评

患者左乳血管肉瘤，外院术后病理提示切缘阳性。血管肉瘤是一种高度恶性的软组织肉瘤，呈浸润性生长，切缘阳性是术后复发及转移的高危因素，因此需行二次扩大切除手术。血管肉瘤属于对化疗中度敏感的肉瘤，化疗方案可参照非特指型软组织肉瘤选择A（多柔比星）、AI（多柔比星+异环磷酰胺）、MAID（美司钠+多柔比星+异环磷酰胺+达卡巴嗪）等。此外，对于血管肉瘤来说，紫杉醇具有抗血管生成活性，对血管肉瘤也可以收到较好疗效。本例患者化疗后多次出现白细胞降低等骨髓抑制表现，感染风险大。研究表明，血管生成相关通路可能与血管肉瘤的发生密切相关，因此，抗血管治疗可能对血管肉瘤患者有效，所以两次化疗后改为口服阿帕替尼靶向治疗。本例患者也可选择安罗替尼、贝伐珠单抗等。

此例患者多次复发，可能与手术切除范围不足有关。建议行大范围切除。

四、疾病介绍

（一）疾病概述

血管肉瘤又称恶性血管内皮瘤或血管内皮肉瘤，是一种高度侵袭性的，非常罕见的肉瘤，占所有肉瘤的不到1%，是一种发生于血管内皮细胞或向血管内皮细胞方向分化的间叶细胞发生的恶性肿瘤，包括起源于血管内皮细胞的血管肉瘤以及起源于淋巴管内皮细胞的淋巴管肉瘤。两者到目前尚无可靠的形态学和分子生物学指标来区分，故统称为血管肉瘤。血管肉瘤可以发生于任何年龄，但最常见于60～70岁的成年人。超过一半的血管肉瘤起源于皮肤，最常见的受累区域是头颈部，特别是头皮。其他部位还包括乳腺、软组织、骨骼和内脏器官，如肝脏和脾脏。弥漫性生长和易出血是其重要的临床特征。

大多数血管肉瘤是自发发生的，但也有一些众所周知的危险因素，如长期的放射接触、慢性淋巴水肿、慢性炎症、慢性感染、化学接触、外伤史等。①长时间的放射接触可以引起包括血管肉瘤在内的肉瘤的发生。Monroe等报告6例患者在乳腺癌根治术后进行放射治疗，其中有一名患者在照射过程中患有血管肉瘤。Naka等报道5例宫颈癌腹壁和臀部放疗后，有4例在照射野内发生了血管肉瘤，其平均间隔时间13年，而且表明发生肉瘤的风险随辐射剂量增加而增加；②乳腺癌根治术后的上肢、阴茎癌淋巴结清扫后的腹壁、先天性、特发性或外伤性淋巴水肿的四肢，以及丝虫病淋巴性水肿的患者，由于长期的慢性水肿、淋巴管扩张、内皮细胞恶性增生，可导致血管肉瘤的形成。慢性淋巴水肿相关性皮肤血管肉瘤占血管肉瘤的5%左右。例如，Stewart和Treves首先报道6例乳腺癌根治术后上肢慢性淋巴水肿而诱发的淋巴管肉瘤。因此，后来学者将慢性淋巴水肿性疾病导致的血管肉瘤称之为Stewart-Treves综合征。大部分报道的病例发生在晚期乳腺癌患者行乳腺切除术后10～15年；③各种致癌物质和化学物质，如氯乙烯和肝血管肉瘤的发生有关；④一些遗传综合征也被认为是血管肉瘤的危险因素，包括神经纤维瘤病、Maffucci综合征、BRCA1或BRCA2种系突变和Klippel-Trenaunay综合征；⑤放疗是一个独立的危险因素，从放射治疗开始至出现皮肤血管肉瘤的潜伏期为2～30年，中位潜伏期为5年。尽管放疗和随后的血管肉瘤之间的关系在乳腺癌治疗中已有充分描述，但它并不局限于乳腺病变。一项使用SEER数据库对乳腺癌患者进行的大型流行病学研究显示，辅助放疗后软组织肉瘤（尤其是血管肉瘤）的风险增加，治疗后5~10年发病率达到高峰。然而，这种联系是有争议的，因为发病率的增加可能是由并发的淋巴水肿引起的。

临床上血管肉瘤分为四种：①特发性皮肤型：主要为老年患者头面部血管肉瘤；②发生于放射治疗后血管肉瘤：通常发生于肿瘤放疗后十余年，如乳腺癌放疗后；③伴淋巴水肿型血管肉瘤；④其他：淋巴瘤、血管瘤起源的血管肉瘤。特殊的病理亚型：上皮样血管肉瘤。

血管肉瘤主要通过血行播散，肺是最常见的转移部位，可表现为胸膜疾病、出血性胸腔积液或气胸。其他常见转移部位包括肝脏、骨骼和淋巴结。

（二）诊断与治疗

1. 诊断

（1）临床表现：血管肉瘤临床表现差异较大，临床工作中容易诊断成其他皮肤疾病。

头面部血管肉瘤的临床表现大致可分为两类，一类呈血管瘤样病变，表现为紫色、青色或红色浸润性斑块，边界不清。同时可能伴有出血、溃疡或水肿。早期皮损不特异，常被误诊为皮肤紫癜、头面部水肿，这在一定程度上延误了疾病的诊断和治疗。有学者尝试通过皮肤镜早期诊断皮肤血管肉瘤，并提出紫红色川流样区域为血管肉瘤在皮肤镜下的重要表现。如果肿瘤主要损害血管，则颜色为紫蓝色，若主要损害淋巴管，则表现为轻度的红色。面部的血管肉瘤也可呈慢性水肿及蜂窝织炎样改变。另一类为实体瘤样病变，表现为高起的斑块、结节。血管肉瘤可发生溃疡、出血性水疱。对于发生于放射治疗后血管肉瘤，恶性病变放疗后发生血管肉瘤的时间比良性病变更短。临床表现为原放疗部位浸润性暗红色斑块、紫红色结节。

此外，血管肉瘤还可以发生在深部内脏组织器官，不同的脏器，临床症状、体征不同。发生在肺部或者纵隔者可首先出现胸闷、咳嗽、咯血、呼吸困难等。原发性心脏血管肉瘤最常见的症状是呼吸困难，86%的患者表现为心包疾病或充血性心力衰竭，其他常见的表现包括瓣膜功能不全、心律失常、心包积液、心包填塞和肺部或全身性栓塞。血管肉瘤发生于小肠罕见，表现为腹痛、黑便、头晕、乏力，其预后较其他部位的血管肉瘤差。

（2）影像学表现：血管肉瘤的超声、CT及MRI检查较其他软组织肉瘤无特异性，常不能准确诊断，确诊主要依靠组织病理学检查。

（3）病理检查：肿物的大体观为红色结节状物，切面似海绵状伴出血及坏死。

光镜下肿瘤由异型性不同的内皮细胞组成。肿瘤细胞是呈梭形或上皮样细胞，并具有大的、不规则的细胞核和粗糙的染色质。细胞质是嗜酸性的。这些肿瘤具有不规则的边缘并且经常破坏周围的组织。有丝分裂和坏死是常见的。内皮细胞围成不规则、互相吻合的血管腔，血管腔的大小和形态不一，互相吻合，切割真皮胶原或将筋膜和皮下脂肪组织分隔。分化良好的区域血管腔明显，或呈裂隙状，或扩张成窦状，内皮细胞扁平，增生的内皮细胞可达数层，甚至阻塞管腔或形成乳头突入腔内，但核仍有异型性，核分裂象少见。偶有过度角化或角化不全现象，肿瘤内常发生坏死。

CD31和CD34是最常用的免疫组织化学染色，大多数血管肉瘤表现为CD31和CD34阳性。其中，CD31又称为血小板-内皮细胞黏附分子，是主要用于证明内皮细胞组织存在、评估肿瘤血管生成的标志物，也是血管肉瘤诊断最重要标志物。此外，除了血管内皮细胞、血小板及巨核细胞，第Ⅷ因子相关抗原（FⅧRAg）很少在其他细胞表达，是内皮分化特异性较强的标志物，在血管肉瘤细胞中有高达40%～100%表达率。HMB45在血管肉瘤中均为阴性，当血管肉瘤与无色素性黑色素瘤鉴别困难时，可依据该指标进行区分。近年来，研究还发现肿瘤细胞高表达CD98预后较差。

（4）鉴别诊断

1）血管瘤：是一种良性肿瘤，内皮细胞形态温和，核分裂象不易见。高分化血管肉瘤虽然细胞形态温和，但肿瘤的生长方式具有侵袭性及周边组织的浸润。

2）卡波西肉瘤：典型的卡波西肉瘤细胞主要由裂隙状的毛细血管及其周围纵横交错的嗜酸性梭形细胞组成，在梭形细胞内或细胞外可见抗淀粉酶消化PAS阳性的嗜伊红色透明小体。

2. 肿瘤分级及分期　血管肉瘤尚无特定的分级和分期系统，分级采用法国癌症中心联盟肉瘤学组（FNCLCC）制定的分级系统，分期可参考软组织肉瘤常用的SSS分期系统和AJCC分期系统，可参考病例1中的相关内容。

3. 治疗

（1）手术：血管肉瘤侵袭性强，呈浸润性生长，可突破骨膜等生理屏障侵袭骨皮质，复发率极高，预后不良。早期或局限期血管肉瘤的治疗以手术为主，5年生存率约40%。对于头颈或皮肤来源的局限期血管肉瘤，无论是莫氏显微手术或扩大切除术对生存的影响差异无统计学意义。然而，所涉及的解剖区域往往难以达到阴性切缘。在头颈部血管肉瘤中尤其如此，因为头皮大片区域可能受累，没有清晰的边缘。起源于大血管或心脏的血管肉瘤也是一个挑战，通常难以达到阴性切缘。

（2）放疗：作为另一项主要治疗方式，对于减少局部复发、改善患者的预后至关重要。目前一般推荐大剂量（>50Gy）和扩大范围的治疗。Pawlik等发现，接受放疗的患者中位生存时间是未接受放疗患者的4倍（$P=0.033$），与单独接受手术或放疗相比，联合手术与放疗的患者预后更佳（$HR=0.16$，$P=0.006$）。Ogawa等回顾分析了48例局限性头面部血管肉瘤患者，发现接受手术联合放疗、手术或放疗、不接受治疗的患者2年总生存率分别为45.8%、11.1%和0，联合手术及放疗的患者预后最好（$P<0.0001$）。

（3）化疗：对于局灶性血管肉瘤来说，没有随机对照研究的明确数据支持系统性化疗可以改善PFS和OS。然而，鉴于局限性血管肉瘤的高复发率和转移率，仍然可以考虑应用全身化疗，以提高生存率或为最初无法切除的疾病创造手术选择。

对于转移性血管肉瘤来说，细胞毒性化疗是此类患者的主要治疗选择，尽管这方面的证据基础有限。但应注意的是，许多血管肉瘤患者都是老年人，因此合并症和治疗相关毒性的风险会限制化疗的使用。

就化疗敏感性而言，血管肉瘤属于对化疗中度敏感的肉瘤，其化疗方案可以选择A（多柔比星）、AI（多柔比星＋异环磷酰胺）、MAID（美司钠＋多柔比星＋异环磷酰胺＋达卡巴嗪）等。

而二线治疗尚没有公认的化疗方案，可以选择紫杉醇等。紫杉醇治疗其他软组织肉瘤的缓解率令人失望，但紫杉醇具有抗血管生成活性，因此在血管肉瘤的治疗中具有特别的意义。在一项对32例血管肉瘤患者的大型回顾性研究中，20例患者（63%）对紫杉醇治疗有效，无进展生存期为7.6个月。该研究还报告了面部和头皮肿瘤比其他部位血管肉瘤更高的反应率（总反应率75%，无进展生存期9.5个月vs 7.0个月）。其他的几项研究也一致表明，头颈部皮肤血管肉瘤对紫杉醇的反应优于其他部位的血管肉瘤。回顾性比较表明，蒽环类药物和紫杉醇类药物的缓解率和生存率相似。既往文献报道，以蒽环类为主的化疗有效率为25%~30%，中位PFS仅为3.9~4.9个月，中位OS为9.9~11个月，紫杉醇类为主的化疗或联合贝伐珠单抗有效率为16.6%~62%，中位PFS为3.8~6.6个月，中位OS为8~19.5个月。

2023年1月中山大学肿瘤防治中心张星教授的研究发表，评价了不同内科方案治疗晚期或不可切除血管肉瘤的有效性和安全性。纳入了晚期或不可切除的血管肉瘤患者55例。其中接受以阿霉素为主的一线联合化疗（阿霉素组）34例，接受阿霉素或脂质体阿霉素联合紫杉醇或白蛋白结合型紫杉醇方案一线化疗（联合组）12例，接受紫杉醇为主的一线化疗（紫杉醇组）4例，接受抗血管生成靶向治疗6例，接受程序性死亡受体1（PD-1）抗体联合抗血管生成靶向治疗2例。结果显示，阿霉素组34例患者中部分缓解（PR）18例，中位无进展生存时间（PFS）为4.5个月，中位总生存时间（OS）为15个月。联合组12例患者中PR 4例，中位PFS为4个月，中位OS为

19个月。紫杉醇组4例患者中PR 2例，中位PFS为3个月，中位OS为9个月。不同化疗方案患者的中位PFS均无明显差异。因此，阿霉素为主的联合化疗在晚期和不可切除的血管肉瘤中仍起着重要作用，而蒽环类联合紫杉醇类化疗与阿霉素为主的化疗疗效相当。紫杉醇为主的化疗在晚期血管肉瘤中也有较好疗效。

其他化疗药物如艾立布林、曲贝替定在血管肉瘤中的应用仅见于个案报道和小样本的回顾性分析。

（4）靶向治疗：研究表明，血管生成相关通路可能与血管肉瘤的发生密切相关，10%的血管肉瘤患者有血管内皮生长因子受体2（vascular endothelial growth factor receptor 2，VEGFR2）基因突变，fms样酪氨酸激酶4（fms—like tyrosine kinase 4，FLT4）在血管生成过程中表达上调，11%~25%的继发性血管肉瘤出现FLT4基因扩增，有65%~95%的血管肉瘤表达VEGFR1和VEGFR2，VEGFR2低表达与预后差相关，因此，抗血管生成治疗可能对血管肉瘤有效。

安罗替尼是我国自主研发的新型多靶点口服酪氨酸激酶抑制剂，可强效抑制血管内皮细胞生长因子受体、血小板衍生生长因子受体、成纤维细胞生长因子受体和干细胞因子受体等多个靶点，具有抗肿瘤血管生成和抑制肿瘤生长的双重作用。2019年7月上旬，安罗替尼获国家药品监督管理局批准用于治疗腺泡状软组织肉瘤、透明细胞肉瘤及既往至少接受过含蒽环类治疗后进展或复发的其他晚期软组织肉瘤。目前已有多项安罗替尼治疗血管肉瘤的案例报道。国内学者祝冰晶等报道1例安罗替尼治疗原发性胸膜及心包血管肉瘤，用药2周停1周为1个周期，服药1个周期后症状明显改善。Ren等报道1例99岁老年男性头颈部血管肉瘤患者，每日口服安罗替尼12mg，用药2周停1周，服药期间出现食欲缺乏、头晕等不适症状，降低药物剂量后缓解，治疗10个月后皮疹逐渐变小，耐受良好。陈虎艳等报道一例高龄血管肉瘤口服安罗替尼治疗6个月时，患者全身体检未发现转移，治疗10个月后皮疹显著改善。

一项贝伐珠单抗［抗血管内皮生长因子（VEGF）人源化重组抗体］的单臂Ⅱ期试验研究，对30例局部晚期血管肉瘤和上皮样血管内皮瘤中的患者进行疗效评估和安全性评价。其中，4例患者（包括2例血管肉瘤和2例上皮样血管内皮瘤；17%）达到PR，15名患者（包括11例血管肉瘤和4例上皮样血管内皮瘤；50%）保持SD，平均无进展生存时间为26周，而且这些患者对贝伐珠单抗的耐受性良好。

2009年对复发性或转移性肉瘤的患者进行了索拉非尼的多臂多中心Ⅱ期研究。该研究纳入145名患者，其中的37例血管肉瘤患者中，有5例出现客观缓解（14%，1例CR及4例PR）。

（5）免疫治疗：近年来针对肿瘤免疫检查点的治疗是研究热点。有多个病例报道称，血管肉瘤经过传统手术及放化疗后出现进展后使用帕博利珠单抗单药有效，且不良反应可控。而另一项单中心回顾性研究分析了7例皮肤及乳腺血管肉瘤患者使用免疫治疗后的疗效，其中包括帕博利珠单抗联合阿西替尼（1例）、CTLA-4抑制剂（2例）、帕博利珠单抗（4例）。3个月后复查，5例患者疗效评价为PR，2例进展。因此，采用抗PD-1抗体进行治疗可能是一种新的治疗方案。

（病例提供者：张　超　吴海啸　天津医科大学肿瘤医院）
（点评专家：赵　军　天津医科大学肿瘤医院）

参考文献

[1] Antonescu C.Malignant vascular tumors--an update，Mod.Pathol，2014，27（Suppl 1）：S30-38.

[2] Lahat G，Dhuka AR，Hallevi H，et al.Angiosarcoma：clinical and molecular insights[J].Ann Surg，2010，251（6）：1098-1106.

[3] Mark RJ，Poen JC，Tran LM，et al.Angiosarcoma：A report of 67 patients and a review of the literature[J].Cancer，1996，77（11）：2400-2406.

[4] Young RJ，Brown NJ，Reed MW，et al.Angiosarcoma[J].The Lancet Oncology，2010，11：983-991.

[5] Gaballah AH，Jensen CT，Palmquist S，et al.Angiosarcoma：clinical and imaging features from head to toe[J].Br J Radiol，2017，90（1075）：20170039.

[6] Huang J，Mackillop WJ.Increased risk of soft tissue sarcoma after radiotherapy in women with breast carcinoma[J].Cancer，2001，92（1）：172-180.

[7] Fayette J，Martin E，Piperno-Neumann S，et al.Angiosarcomas，a heterogeneous group of sarcomas with specific behavior depending on primary site：a retrospective study of 161 cases[J].Ann Oncol，2007，18（12）：2030-2036.

[8] Schlemmer M，Reichardt P，Verweij J，et al.Paclitaxel in patients with advanced angiosarcomas of soft tissue：a retrospective study of the EORTC soft tissue and bone sarcoma group[J].Eur J Cancer，2008，44（16）：2433-2436.

[9] Fury MG，Antonescu CR，Zee KJV，et al.A 14-Year Retrospective Review of Angiosarcoma，The Cancer Journal，2005，11（3）：241-247.

[10] Stergioula A，Kokkali S，Pantelis E.Multimodality treatment of primary cardiac angiosarcoma：A systematic literature review[J].Cancer Treat Rev，2023，120：102617.

[11] Houpe JE，Seger EW，Neill BC，et al.Treatment of Angiosarcoma of the Head and Neck：A Systematic Review[J].Cutis，2023，111（5）：247-251.

[12] Dufresne A, Meeus P, Sunyach MP.Treatment of radiation-associated angiosarcoma[J].Curr Opin Oncol, 2023, 35（4）：296-300.

[13] Caterino M, De Felice M, Poliero L, et al.Is there a role for adjuvant therapy in radiation-induced angiosarcoma of the breast? A case report and review of the literature[J].Eur Rev Med Pharmacol Sci, 2023, 27（9）：4169-4174.

[14] De Nardi AB, de Oliveira Massoco Salles Gomes C, Fonseca-Alves CE, et al.Diagnosis, Prognosis, and Treatment of Canine Hemangiosarcoma: A Review Based on a Consensus Organized by the Brazilian Association of Veterinary Oncology, ABROVET[J].Cancers（Basel）, 2023, 15（7）：2025.

[15] Guan L, Palmeri M, Groisberg R.Cutaneous angiosarcoma: A review of current evidence for treatment with checkpoint inhibitors[J].Front Med（Lausanne）, 2023, 10：1090168.

[16] Wreesmann VB, Oomen KP, Brennan PA.Angiosarcomas of the head and neck: Impact of large data analysis on clinical management[J].J Oral Pathol Med, 2022, 51（10）：904-910.

[17] Ramakrishnan N, Mokhtari R, Charville GW, et al.Cutaneous Angiosarcoma of the Head and Neck-A Retrospective Analysis of 47 Patients[J].Cancers（Basel）, 2022, 14（15）：3841.

[18] Sato F, Yamamoto T.Breast angiosarcoma after primary breast cancer surgery: A systematic review[J].J Plast Reconstr Aesthet Surg, 2022, 75（9）：2882-2889.

[19] Messina V, Cope B, Keung EZ, et al.Management of Skin Sarcomas[J].Surg Oncol Clin N Am, 2022, 31（3）：511-525.

[20] Moreno Tellez C, Leyfman Y, D'Angelo SP, et al.Immunotherapy in Sarcoma: Where Do Things Stand? [J].Surg Oncol Clin N Am, 2022, 31（3）：381-397.

[21] May Lee M, Pierobon E, Riva G, et al.Angiosarcoma and Vascular Surgery: A Case Report and Review of Literature[J].Vasc Endovascular Surg, 2022, 56（8）：762-766.

[22] Kostaki M, Vourlakou C, Polydorou D, et al.Atypical presentation of cutaneous angiosarcoma: review of the literature[J].Clin Exp Dermatol, 2022, 47（9）：1636-1641.

[23] Phillips E, Jones RL, Huang P, et al.Efficacy of Eribulin in Soft Tissue Sarcomas[J].Front Pharmacol, 2022, 13：869754.

[24] Kerrison WGJ, Lee ATJ, Thway K, et al.Current Status and Future Directions of Immunotherapies in Soft Tissue Sarcomas[J].Biomedicines, 2022, 10（3）：573.

[25] Dajsakdipon T, Siripoon T, Ngamphaiboon N, et al.Immunotherapy and Biomarkers in Sarcoma[J].Curr Treat Options Oncol, 2022, 23（3）：415-438.

[26] Goerdt LV, Schneider SW, Booken N.Cutaneous Angiosarcomas: Molecular Pathogenesis Guides Novel Therapeutic Approaches[J].J Dtsch Dermatol Ges, 2022, 20（4）：429-443.

[27] Bi S, Zhong A, Yin X, et al.Management of Cutaneous Angiosarcoma: an Update Review[J].Curr Treat Options Oncol, 2022, 23（2）：137-154.

[28] Mashima E, Sawada Y.Epigenetics of Cutaneous Sarcoma[J].Int J Mol Sci, 2021, 23（1）：422.

[29]Bhaludin BN, Thway K, Adejolu M, et al.Imaging features of primary sites and metastatic patterns of angiosarcoma[J].Insights Imaging, 2021, 12（1）：189.

[30]Florou V, Wilky BA.Current Management of Angiosarcoma：Recent Advances and Lessons From the Past[J].Curr Treat Options Oncol, 2021, 22（7）：61.

病例10
假肌源性血管内皮瘤

一、病历摘要

（一）基本资料

患者张某，女性，51岁，因"右小腿肿物"入院。

现病史：患者2017年6月无明显诱因发现右大腿后外侧肿物，米粒大小，伴有压痛，活动正常。2017年7月于当地中医院就诊后予以外敷药物治疗，2017年8月出现破溃，伴有脓性分泌物，肿物缓慢增大，迁延不愈，继续外敷药物，无缓解，破溃加重。2017年10月于天津某医院局部麻醉下行肿物切除术，术后伤口愈合良好。后出现右小腿肿物，就诊于天津某医院行活检，我院病理会诊：（右小腿肿物）假肌源性血管内皮瘤/上皮样肉瘤样血管内皮瘤。同时复习天津某医院切片并补充免疫组化显示上次"右大腿"病变与本次病变相同，两者属于同一种肿瘤（注：该肿瘤为罕见的中间型或低度恶性血管内皮来源肿瘤，可单发或多发）。患者为进一步治疗，2018-01-16收入我院住院治疗。

既往史：既往体健，否认结核病、肝炎病史，否认糖尿病病史，否认白血病等恶性病史，否认食物、药物过敏史。

个人史：生于原籍，不抽烟，不饮酒。

家族史：否认肿瘤家族病史。

婚姻史：已婚，家人体健。

（二）专科检查

右股下段后外侧及右小腿中段内侧可见原手术切口瘢痕，均长约3cm，愈合良好，小腿术区皮肤可及红色肿物，约0.3cm，质韧，边界清楚，腹股沟未及肿大淋巴结，下肢末梢血运感觉好。

（三）辅助检查

天津某医院活检及我院病理见现病史相关内容。

二、诊疗经过

患者入院完善相关检查，PET-CT（2018-01-22）回报：①右大腿及小腿局切术后改变；②右小腿内侧皮下及距骨前方多发小结节，PET-CT显像略见放射性浓聚，考虑为恶性；③右侧髂骨、髋臼、坐骨及股骨中段多发骨质破坏，PET-CT显像可见放射性浓聚，考虑为转移（病例10图1）。

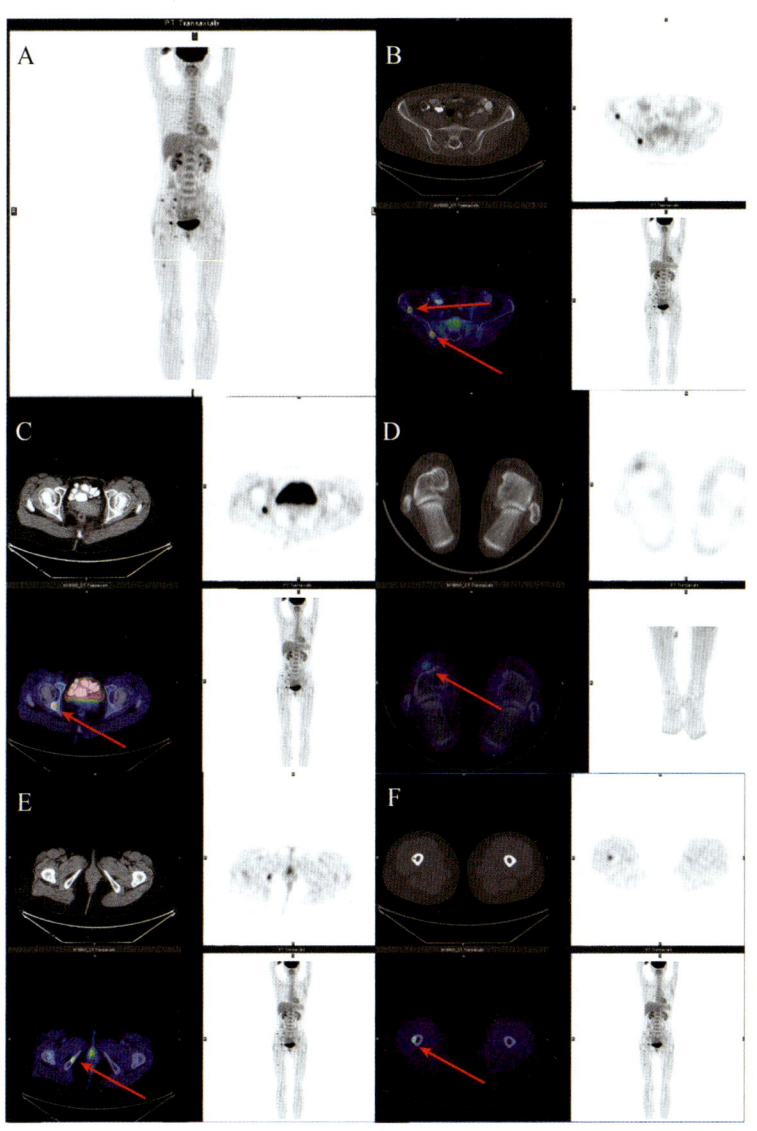

病例10图1　术前PET-CT（2018-01-22）检查

A：骨盆区域可见多发病灶；B：右髂骨多发病灶；C：右髋臼病灶；D：右距骨前方可见小结节；E：右坐骨病灶；F：右股骨中段病灶。

患者诊断考虑为右下肢假肌源性血管内皮瘤多发软组织及骨转移。完善术前相关检查，排除手术禁忌后，2018-01-25行右下肢多发肿物切除术，切除范围包括右小腿肿物、右足距骨前肿物、髂骨肿物。术后病理回报：（右小腿及右髂骨肿物）均为假肌源性血管内皮瘤，直径0.5～1cm，局部浸润皮下脂肪组织，皮肤切缘及深切缘（－）；（右足肿物）脂肪纤维组织及血管，其中见少许散在可疑瘤细胞。术后对症治疗，伤口甲级愈合顺利出院。

考虑到肿瘤是多发性的，是多原发还是转移无法确定。根据既往文献报道此病变易累及骨，初步认为骨病变是多原发性的，但部分骨病灶无法完整切除。对新鲜肿瘤组织和邻近正常组织进行全外显子组测序（WES），以识别肿瘤相关突变并制订下一步的个性化治疗（病例10图2）。WES测序发现患者存在SKP2基因突变，此基因与mTOR通路相关，推荐患者使用mTOR抑制剂依维莫司治疗，同时规律复查。依维莫司治疗于2018-03-01开始，剂量为0.8mg/（$m^2 \cdot d$）。

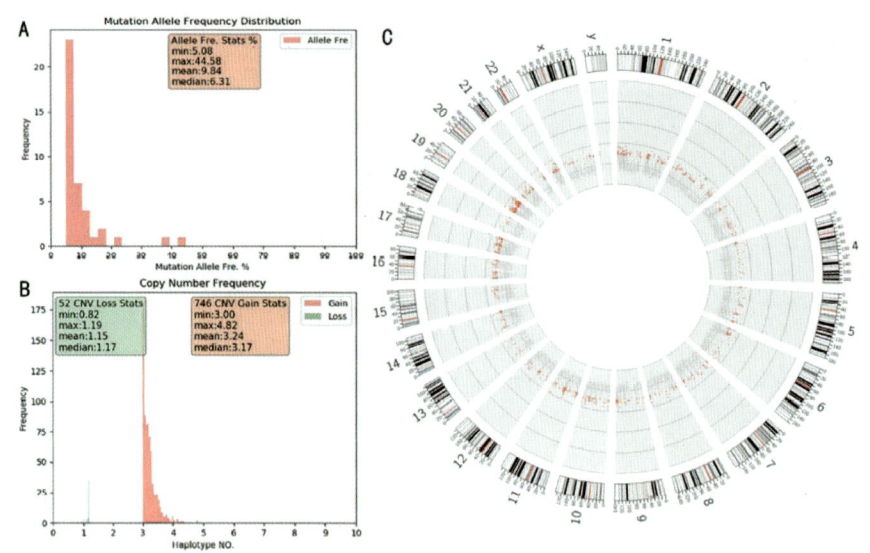

病例10图2　患者的基因突变状态

A：突变等位基因频率分布。突变基因的等位基因频率为5.08%～44.58%，平均为9.84%，中位数为6.31%。B：拷贝数变异频率（CNV）：52个基因存在丢失状态的CNV，746个基因存在扩增状态的CNV。C：CNV在常染色体和性染色体上的分布。

2018-04-10盆腔＋下肢CT：右侧股骨中段及右侧髂骨多发骨质密度不均，较前无明显变化；右侧髂骨皮质不连续，与原髂骨病变切除有关（病例10图3）。总体病变维持稳定，且药物无明显不良反应，患者仍正常工作生活，遂维持原方案治疗。

病例 10　假肌源性血管内皮瘤

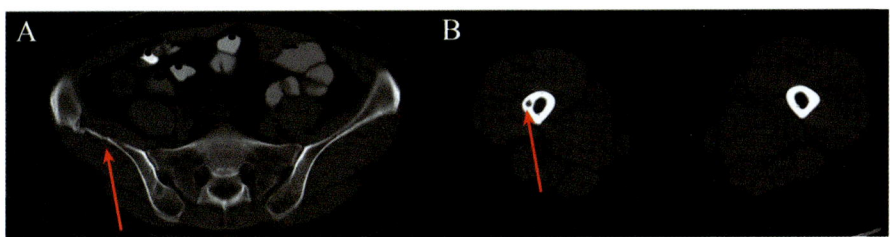

病例10图3　2018-04-10复查CT结果
A：右侧髂骨皮质不连续；B：右侧股骨骨质密度不均。

2018年11月复查PET-CT：①右小腿假肌源性血管内皮瘤及右足结节术后，右侧小腿内侧皮下及右侧距骨前方相当原手术区皮下见局限软组织影，PET显像略见放射性浓聚，考虑为术后改变可能性大；②右髂骨转移术后，右侧髂骨翼形态不规整，PET显像未见异常放射性浓聚，呈术后改变；③右侧髂骨体、髋臼、坐骨及股骨中段多发骨质破坏，此次PET显示放射性浓聚程度较前减低，提示病灶代谢较前减低，但仍存活性（病例10图4）。维持原方案治疗。

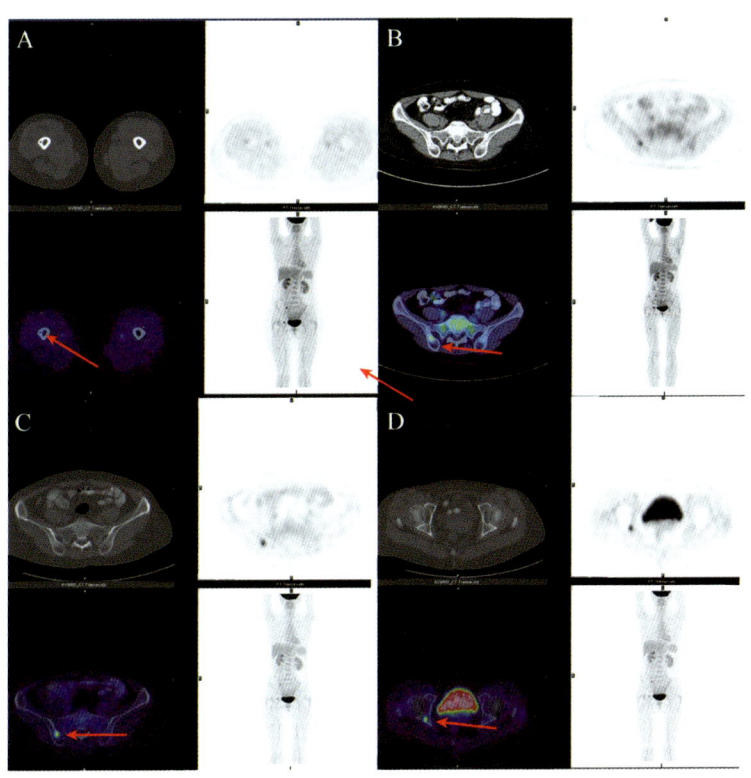

病例10图4　2018年11月复查PET-CT结果
A：右股骨病灶；B、C：右髂骨病灶；D：右髋臼病灶。以上病灶均可见放射性浓聚程度较前减低。

此外，还检查了全外周血中循环肿瘤DNA（ctDNA）的丰度，2018-02-02为0.17，2018-05-19和2019-04-10为0.13。维持原方案治疗。

2021-08-26复查PET-CT：①右侧小腿内侧皮下及右侧距骨前方相当原手术区皮下局限软组织影范围较前缩小，此次PET显像放射性浓聚程度较前减低，提示代谢较前减低、观察；②原右侧髂骨体、髋臼、坐骨及股骨中段多发骨质破坏未见明确显示，相应区域多发致密影，此次PET显示未见明显放射性浓聚，提示病灶代谢较前减低或活性受抑制（病例10图5）。考虑到病变均无活性，维持原方案治疗4年后停用靶向药物。后患者因周围型肺癌就诊于肺部肿瘤科。本病变无复发转移证据。

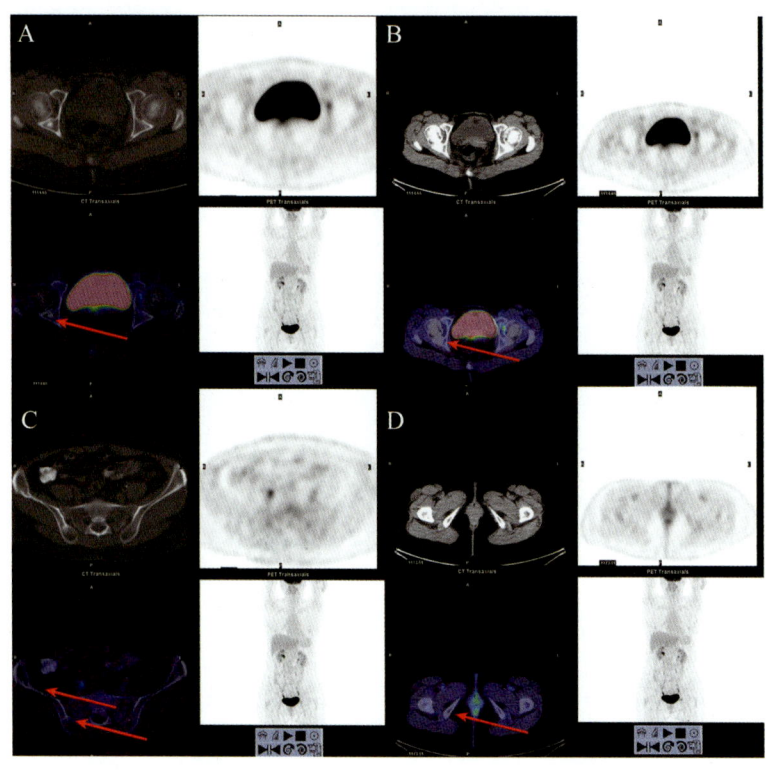

病例10图5　2021-08-26复查PET-CT结果

A、B：右髋臼病灶；C：右髂骨体病灶；D：右坐骨病灶。以上病灶均未见明显放射性浓聚。

三、病例点评

本例中患者首先出现右大腿肿物，外院行局部肿物切除后并未明确病理。后小腿再次出现肿物，外院穿刺病理我院会诊后考虑假肌源性血管内皮瘤，同时借阅大腿肿物切片，会诊同样考虑假肌源性血管内皮瘤。此病理类型在软组织肿瘤中极为罕见，在本例中不除外大腿及小腿多发，或者大腿转移至小腿可能。手术切除仍是此类患者的主要治疗方式。术前PET-CT虽回报右侧髂骨、髋臼、坐骨及股骨中段多发骨质破坏，但考虑假肌源性血管内皮瘤恶性程度有限、很少转移以及部分病例同时伴骨受累的特征，本例患者骨质破坏的原因为多发性病灶骨受累的可能性大，而非骨转移。近年来研究表明假肌源性血管内皮瘤中存在雷帕霉素（mTOR）通路相关基因突变，因此mTOR抑制剂依维莫司和西罗莫司可能会对多灶性、不可切除的假肌源性血管内皮瘤患者有效。本例患者后续手术＋口服依维莫司治疗后，末次复查PET-CT提示原骨质破坏区域未见确切显示，也证实了mTOR抑制剂的有效性。本例患者后期复查中查出周围型肺癌，就诊于肺部肿瘤科。但就假肌源性血管内皮瘤而言，预后良好。对于罕见病，基于基因测序的精准化诊疗给患者带来良好的受益。

本院近5年诊断此种病变共3例。其中一例与本例表现类似，累及多发骨，为青年男性，但此例患者未在我院进一步治疗，失访。另外一例为青年女性，也未在我院治疗，失访。

四、疾病介绍

（一）疾病概述

假肌源性血管内皮瘤是一种极为罕见的软组织肿瘤，生物学行为介于良性的血管瘤及恶性的血管肉瘤之间，有局部复发倾向，偶见远处转移，曾被命名为上皮样肉瘤样血管内皮瘤，最新的WHO（2020版）软组织肿瘤分类中将其归为中间型血管肿瘤。1992年，Mirra首次对这种肿瘤进行了描述，他们发表了5例形态相似的肿瘤患者的研究。2003年，在一项包含7例患者的研究中，Billings描述了这种肿瘤，其缺乏血管分化的明显组织学证据，如血管通道形成和胞质内腔；然而使用免疫组织化学染色，血管分化却又是明显的。因此，"上皮样肉瘤样血管内皮瘤"这一名称用来强调该肿瘤与上皮样肉瘤的相似性，因为该研究中的7例患者中有6例（86%）先前诊断为上皮样肉瘤。2011年，Hornick和Fletcher在一项对50例患者的研究中，扩展了我们对该肿瘤临床病理特征的认识，并首次引入术语"假肌源性血管内皮瘤"以强调其肌样特征。假肌源性血管内皮瘤于2013年首次被纳入WHO的软组织和骨肿瘤分类中。

假肌源性血管内皮瘤可发生于许多年龄段，平均发病年龄在30~40岁，以男性居多，男女比例为4∶1。好发于下肢，也可发生于骨、胸椎、头部以及胸壁，多发肿瘤也不少见。据估计，约2/3的病例表现为多灶性病变，大约25%的病例存在并发的骨受累，但骨受累的比例在不同研究中各不相同。具体而言，在Mirra等人的研究中，5例患者中有3例（60%）同时伴有骨受累。而Hornick和Fletcher描述的205处病变中只有29处（14%）伴有骨受累。

假肌源性血管内皮瘤的浅表病变可能表现为溃疡结节，类似于上皮样肉瘤，临床上类似皮肤纤维瘤的病例也有报道。而大多数患者表现为皮下肿块，尤其是下肢。这些肿块可以无症状或伴疼痛。一些患者表现出与肿瘤对深部结构（如脊神经根）产生的占位效应相关的症状，导致疼痛、肌肉无力或感觉丧失。

预后方面，Ahmad T.Mansour等人对几项回顾性研究进行了综述，共报道了82例患者，其中随访到了61例患者，随访期从3个月到19年不等，治疗方式包括手术、化疗和放疗。仅有3例患者（5%）发展成了远处转移，分别发生在诊断后的4年、8.5年和16年，26名患者（43%）在与初始肿瘤相同的区域出现局部复发或新病灶的证据，而复发主要发生在确诊后的第一年。另有2例患者（3%）发生区域淋巴结转移。

治疗方面，多项研究证实了mTOR通路相关基因的异常表达，为mTOR治疗假肌源性血管内皮瘤提供了理论基础。同时，已有使用依维莫司和西罗莫司并取得良好疗效的案例报道。

（二）诊断与治疗

1. 诊断

（1）临床表现：常见于中青年男性，发病部位多位于四肢，其中半数位于下肢，少数可发生在阴茎、肛周及胸椎等部位。皮损常表现为单个或多个疼痛性结节，可累及真皮、皮下组织、肌肉及骨组织。发生于浅表皮肤多表现为红斑或丘疹，可呈多灶性，少数病例皮肤伴有糜烂、溃疡或出血。发生于皮下脂肪者可为小结节状，也可为表现为局部软组织肿块。发生于肌肉内者多表现为境界欠清的结节或肿块。近半数患者有痛感，也有部分患者表现为肢体或手足胀痛，但体检时可触及不到肿块。少数病例有外伤史。发生于骨内者多因疼痛就诊，部分病例可因运动时感觉疼痛或因扭伤检查时发现骨内有病灶。

（2）影像学表现

1）超声：目前关于假肌源性血管内皮瘤超声征象的报道较少，无特异性，多表现为肌层内和（或）骨旁多发实性低回声肿物，血流丰富。

2）CT：无特异性，常显示为软组织肿物，密度与肌肉相近或略低于肌肉。若肿瘤侵及骨，常同时累及骨皮质和骨髓腔，以溶骨性骨质破坏为主，边界清楚，有或无硬化性边缘。

3）MRI：示肿瘤边界相对清晰或模糊不清，表现为浸润性病变，可累及皮肤、皮下脂肪、深筋膜和肌肉。在T_2WI脂肪抑制图像上呈高信号，在T_1WI图像上呈中低信号，与肌肉等信号，可累及皮肤、皮下脂肪、深筋膜和肌肉，增强扫描T_1WI脂肪抑制可见较明显强化。

4）PET-CT：显示肿瘤呈高代谢，多灶性病例可累及皮肤、皮下、深筋膜、肌肉和骨膜等不同组织平面。影像学监控应联合采用MRI和PET-CT检查。

（3）病理检查：组织学上，兼有上皮样肉瘤和上皮样血管内皮瘤的部分特点，没有明确的血管分化证据，无明显的肿瘤性血管腔形成及出血改变。主要表现为上皮样及梭形细胞的结节状浸润性生长，细胞边界较清楚，上皮样细胞有丰富的、嗜酸性的、玻璃样的胞质，有学者描述类似横纹肌母细胞，细胞的不典型性很轻微，核分裂象少见。细胞排列可有席纹状或旋涡状，灶性间质呈黏液样，类似恶性环状肉芽肿，也可见明显的纤维增生，坏死不如上皮样肉瘤明显，因为常常看不到血管分化的特征，病理医生不太容易想到血管肿瘤而容易误诊。免疫组化显示该肿瘤同时表达上皮及血管内皮标记，通常上皮标记AE1/3、CK呈弥漫阳性表达，血管标记CD31、ERG有不同程度表达，INI-1肿瘤细胞核着色，可与上皮样肉瘤鉴别，常不表达EMA、CD34、S-100、Desmin，Ki-67增殖指数不高，一小部分肿瘤表达FOSB，肿瘤细胞核及胞质均为阳性。

细胞分子遗传学方面，t（7；19）（q22；q13）可形成SERPINE1-FOSB融合性基因。该融合性基因是假肌源性血管内皮瘤肿瘤组织的一个稳定基因变异，较少出现于其他软组织或骨肿瘤中，对诊断具有较高特异性。

（4）鉴别诊断

1）上皮样肉瘤：两者单纯形态学区别困难，且免疫组化也表达AE1/AE3，具有一定的交叉性，但完善的免疫组化标记或分子检测是鉴别诊断的突破口：与假肌源性血管内皮瘤相反，上皮样肉瘤一般不表达CD31，且50%~70%可表达CD34，INI-1表达缺失。FISH检测显示SMARCB1缺失。

2）上皮样血管肉瘤：瘤细胞呈上皮样，部分病例肿瘤性血管腔隙不明显，可出现上皮与血管源性标记共表达，此时与假肌源性血管内皮瘤，特别是以上皮样细胞为主要成分的假肌源性血管内皮瘤容易混淆。但仔细观察镜下形态，上皮样血管肉瘤总能找见肿瘤性血管腔隙，瘤细胞异型性更加明显，CD31的表达模式不同于假肌源性血管内皮瘤特征的线性膜表达，且基本不见炎性背景。

3）上皮样血管内皮瘤：真皮或皮下结节性损害，大量的内皮细胞增生，血管内皮细胞多呈上皮样，具有显著的细胞内空泡，免疫组化表达内皮标记，也可表达角蛋白、上皮膜抗原等标记。

2. 治疗　大多数报道该病为隐匿性病程，虽然会发生局部复发，但很少远处转移，预后远远好于上皮样肉瘤。该病因为罕见，所以所有治疗均为个案报道，无对照，循证证据尚不充分，尚需更多的高质量研究来探讨该病的治疗。

（1）手术：鉴于假肌源性血管内皮瘤的罕见性，目前，其报道均为案例报道，尚未见大规模回顾性研究及相应临床指南发布。外科手术大范围切除病变区域为常规的治疗手法。在Hornick和Fletcher的研究中，术后局部复发的风险高达58%，若切除时发现边缘呈阳性，可以考虑放疗或化疗等辅助治疗。多数病例预后良好，只有少数文献报道转移到肺和淋巴结，出现局部复发也很少需要截肢。

（2）放疗及化疗：对于无法完全切除、有复发或远处转移者可考虑辅以放射治疗和化学药物治疗，但无统一放疗方案及指南，且疗效不肯定。

（3）靶向治疗：既往研究发现哺乳动物雷帕霉素靶蛋白（mTOR）通路参与多种关键细胞功能的调节，包括血管生成、细胞分裂及运动等，与肿瘤的形成有着密切关系。部分病例中发现PHE组织高度表达mTOR。已有研究指出雷帕霉素（mTOR）抑制剂依维莫司和西罗莫司对抑制进展性、复发性和多灶性的假肌源性血管内皮瘤有一定效果。

（病例提供者：吴海啸　李　婷　天津医科大学肿瘤医院）
（点评专家：赵　军　天津医科大学肿瘤医院）

参考文献

[1] Mirra JM, Kessler S, Bhuta S, et al.The fibroma-like variant of epithelioid sarcoma[J].Cancer, 1992, 69（6）: 1382-1395.

[2] Billings SD, Folpe AL, Weiss SW.Epithelioid sarcoma-like hemangioendothelioma[J].Am J Surg Pathol, 2003, 27（1）: 48-57.

[3] Hornick JL, Fletcher CD.Pseudomyogenic hemangioendothelioma: a distinctive, often multicentric tumor with indolent behavior[J].Am J Surg Pathol, 2011, 35（2）: 190-201.

[4] Caballero GA, Roitman PD.Pseudomyogenic Hemangioendothelioma（Epithelioid Sarcoma-Like Hemangioendothelioma）[J].Archives of Pathology and Laboratory Medicine, 2020, 144（4）: 529-533.

[5] Al-Qaderi A, Mansour AT.Pseudomyogenic Hemangioendothelioma[J].Archives of Pathology and Laboratory Medicine, 2019, 143（6）: 763-767.

[6] Inyang A, Mertens F, Puls F, et al.Primary Pseudomyogenic Hemangioendothelioma of Bone[J].Am J Surg Pathol, 2016, 40（5）: 587-598.

[7] Joseph J, Wang WL, Patnana M, et al.Cytotoxic and targeted therapy for treatment of pseudomyogenic hemangioendothelioma[J].Clin Sarcoma Res, 2015, 5: 22.

[8] Ozeki M, Nozawa A, Kanda K, et al.Everolimus for Treatment of Pseudomyogenic Hemangioendothelioma[J].Journal of Pediatric Hematology/Oncology, 2017, 39（6）: e328-e331.

[9] Gabor KM, Sapi Z, Tiszlavicz LG, et al.Sirolimus therapy in the treatment of pseudomyogenic hemangioendothelioma[J].Pediatric Blood & Cancer, 2018, 65（2）: e26781.

[10] Huang J, Shi W, Li J, et al.A case of pseudomyogenic hemangioendothelioma misdiagnosed as low-grade malignant fibrous histiocytoma and review of literature[J].Zhong Nan Da Xue Xue Bao Yi Xue Ban, 2022, 47（3）: 390-395.English, Chinese.

[11] Brance ML, Cóccaro NM, Roitman P, et al.Pseudomyogenic hemangioendothelioma with bone and soft tissue involvement with favorable response to pamidronate: a case report and systematic review of the literature[J].Arch Osteoporos, 2022, 17（1）: 28.

[12] McCollum KJ, Al-Rohil RN.Cutaneous Vascular Neoplasms of Uncertain Biological Behavior[J].Biology（Basel）, 2021, 10（11）: 1160.

[13] Mittal N, Rekhi B, Singhal P, et al.Multifocal Pseudomyogenic Hemangioendothelioma Involving the Scalp and Nose, Misdiagnosed as A Sarcoma: A Rare Case Report[J].Turk Patoloji Derg, 2022, 38（1）: 73-78.

[14] Shackelford AJ, Canterbury CR, Perrino MA, et al.Oral Pseudomyogenic Hemangioendothelioma: Case Report and Review of the Literature[J].Head Neck Pathol, 2020, 14（4）: 1134-1138.

[15] Ge Y, Lin X, Zhang F, et al.A rare case of pseudomyogenic hemangioendothelioma（PHE）/epithelioid sarcoma-like hemangioendothelioma（ES-H）of the breast first misdiagnosed as metaplastic carcinoma by FNAB and review of the literature[J].Diagn Pathol, 2019, 14（1）: 79.

[16] Shon W, Billings SD.Epithelioid Vascular Tumors: A Review[J].Adv Anat Pathol, 2019, 26（3）: 186-197.

[17] Pranteda G, Magri F, Muscianese M, et al.The management of pseudomyogenic hemangioendothelioma of the foot: A case report and review of the literature[J].Dermatol Ther, 2018, 31（6）: e12725.

[18] Raftopoulos E, Royer M, Warren M, et al.Pseudomyogenic Hemangioendothelioma: Case Report and Review of the Literature[J].Am J Dermatopathol, 2018, 40（8）: 597-601.

[19] Horan NA, DiMaio DJ.Pseudomyogenic hemangioendothelioma[J].Cutis, 2017, 100（6）: E13-E16.

[20] Mayoral-Guisado C, Toro-Zambrano W, López-Macías M, et al.Hemangioendotelioma pseudomiogénico en miembro superior: descripción de un caso y revisión de la literatura [Pseudomyogenic hemangioendothelioma in the upper limb: A case report and literature review] [J].Rev Esp Patol, 2017, 50（1）: 49-53.

[21] Shah AR, Fernando M, Musson R, et al.An aggressive case of pseudomyogenic

haemangioendothelioma of bone with pathological fracture and rapidly progressive pulmonary metastatic disease: case report and review of the literature[J].Skeletal Radiol, 2015, 44（9）: 1381-1386.

[22]Jo VY, Fletcher CD.WHO classification of soft tissue tumours: an update based on the 2013（4th）edition[J].Pathology, 2014, 46（2）: 95-104.

[23]Requena L, Kutzner H.Hemangioendothelioma[J].Semin Diagn Pathol, 2013, 30（1）: 29-44.

[24]Warmke LM, Collier CD, Davis JL.NR1D1: MAML1 epithelioid and spindle cell sarcoma mimicking pseudomyogenic hemangioendothelioma in core biopsy: A case report and review of the literature[J].Genes Chromosomes Cancer, 2023.

[25]Yang N, Huang Y, Yang P, et al.Clinicopathological study of pseudomyogenic hemangioendothelioma[J].Diagn Pathol, 2023, 18（1）: 25.

[26]Gant T, Bui CM, Brien E, et al.Pseudomyogenic Hemangioendothelioma: A Case of a Solitary Lesion With a Very Indolent Clinical Course[J].Cureus, 2022, 14（12）: e33172.

[27]Sassi F, Sahraoui G, Charfi L, et al.Pseudomyogenic hemangioendothelioma: A misleading vascular tumor[J].Int J Surg Case Rep, 2022, 99: 107639.

[28]Pasricha S, Sharma A, Pruthi M, et al.Multifocal primary pseudomyogenic hemangioendothelioma of bone managed with denosumab: A rare case with diagnostic and therapeutic challenge[J].J Cancer Res Ther, 2022, 18（3）: 817-819.

[29]Maximen J, Christory A, Bonneau-Lagacherie J, et al.Spontaneously regressive multifocal bone pseudomyogenic hemangioendothelioma in a 17-year-old boy: a case report[J].Skeletal Radiol, 2023, 52（1）: 119-127.

[30]Alhanash A, Aseafan M, Atallah J.Pazopanib as Treatment Option for Pseudomyogenic Hemangioendothelioma: A Case Report[J].Cureus, 2022, 14（5）: e25250.

[31]Gersmann AK, Haller F, Behnert N, et al.Primary pseudomyogenic haemangioendothelioma of the testis with a novel POTEI: FOSB gene fusion[J].Histopathology, 2022, 81（3）: 411-414.

病例11

尤文肉瘤/原始神经外胚层瘤

一、病历摘要

（一）基本资料

患儿王某，女性，13岁，因"发现左侧胸壁肿物15天"于2019-04-13第一次入院。

现病史：患儿于2019-03-29因左胸部疼痛于当地医院行胸部CT检查提示胸腔内肿物，行穿刺活检，病理我院会诊示：阅沧州市某医院HE及IHC切片（胸壁）小圆细胞肉瘤，结合免疫组化及FISH检测考虑为尤文肉瘤/原始神经外胚层瘤（PNET），活检组织局限，请结合临床（病例11图1）。免疫组化：Ki-67（60%+），CD99（+），TTF-1（-），NSE（-），CgA（-），S-100（-），Vim（+），NF（-），Fli-1（散在+），Syn（-）。FISH基因检测：EWSR1基因异常分离。患者自发病以来，饮食二便正常，体重无明显变化，无畏寒发热。

既往史：既往体健，否认结核、肝炎等传染病病史。

个人史：生于原籍，不抽烟，不饮酒，无其余特殊不良嗜好。

家族史：否认肿瘤家族史。

（二）专科检查

左胸壁前侧平4~6肋深部压痛及叩击痛，局部皮温较高，未及明显软组织肿物，四肢活动感觉均正常。

（三）辅助检查

X线片显示左下胸腔见团块状致密影，边界欠清（病例11图2）。

PET-CT显示：左侧第5肋前端局部膨大，骨质破坏，局部见巨大软组织肿物影，CT值39HU，PET显像见异常放射性浓聚，SUV值9.7，大小约8.2cm×7.8cm，肿物向胸腔内突入，与胸膜及心包分界不清，压迫左肺上叶，与之分界不清，舌段部分呈实变影。余双肺野清晰，未见放射性异常浓聚影或异常阴影。心脏及大血管正常显影。纵隔内未见异常浓聚影及淋巴结肿大等。（病例11图3）。

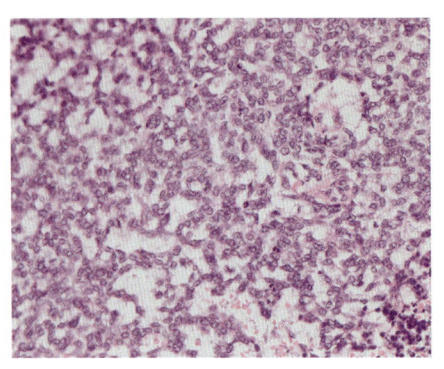

病例11图1　穿刺病理：尤文肉瘤/原始神经外胚层瘤

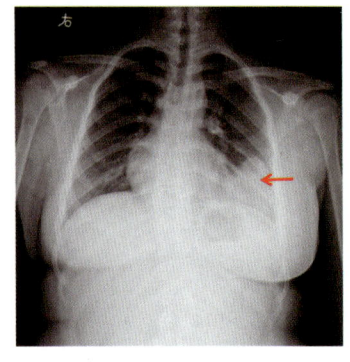

病例11图2　X线显示左下胸腔见团块状致密影，边界欠清

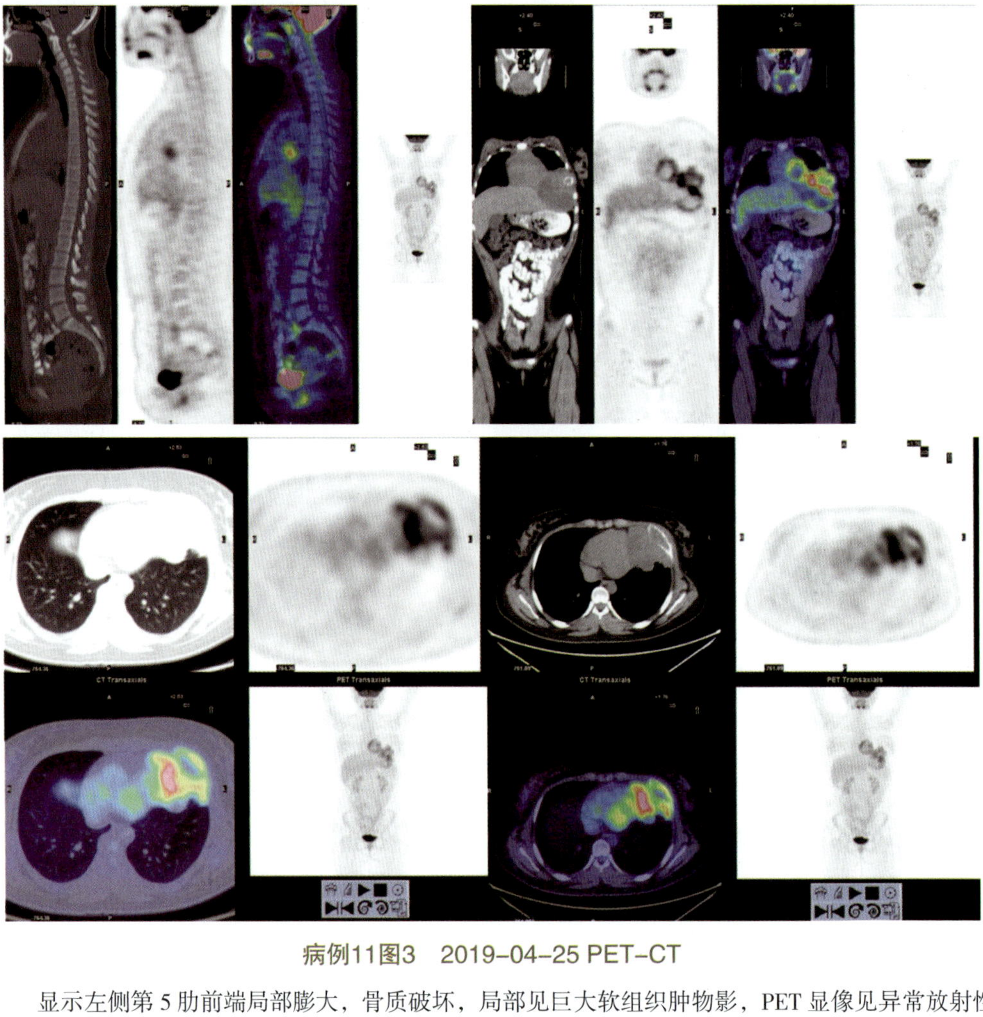

病例11图3　2019-04-25 PET-CT

显示左侧第 5 肋前端局部膨大，骨质破坏，局部见巨大软组织肿物影，PET 显像见异常放射性浓聚。

- 168 -

二、诊疗经过

根据病史及入院查体、辅助检查结果,该患者临床诊断为左胸壁尤文肉瘤/原始神经外胚层瘤。2019-04-13至2019-06-25予以IE＋CAV交替方案化疗共2轮,联合恩度(血管内皮抑制素)治疗,具体为:异环磷酰胺3g d1~d5＋美司钠解救(IFO后第0、第4、第8、第12小时)＋依托泊苷100mg d1~d5;环磷酰胺1200mg d1＋吡柔比星50mg d1~d2＋长春地辛3mg d1;化疗期间予以血管内皮抑制素30mg d1~d7;同时予以保肝、止吐对症治疗;化疗过程顺利。患者自诉化疗后胸闷、胸痛明显缓解。2019-05-31复查X线提示:与2019-04-15片比较,左下胸腔团块状高密度影范围较前减小。2019-07-10复查X线提示:与2019-05-31片比较,左下胸腔团块状高密度影范围继续减小(病例11图4)。

2019-07-17复查PET-CT提示:"胸壁原始神经外胚层瘤/尤文肉瘤"化疗后,左侧第5肋前端局部膨大,骨质破坏,局部见软组织肿物影,向胸腔内突入,CT值38HU,与邻近胸膜及心包分界不清,压迫左肺上叶,与之分界不清,PET显像见异常放射性浓聚,SUV值4.6,大小约5.1cm×2.4cm(之前为SUV值9.7,大小约8.2cm×7.8cm)。邻近左肺上叶舌段可见多发致密条索。余双肺野清晰,未见放射性异常浓聚影或异常阴影。心脏及大血管正常显影。纵隔内未见异常浓聚影及淋巴结肿大等。与2019-04-25 PET-CT片比较:左侧第5肋前端局部膨大伴骨质破坏较前明显减轻,软组织肿物较前明显减小,PET显示放射性浓聚程度较前明显减低,提示代谢较前明显减低,病灶仍存较高活性,邻近组织受累较前减轻(病例11图5)。

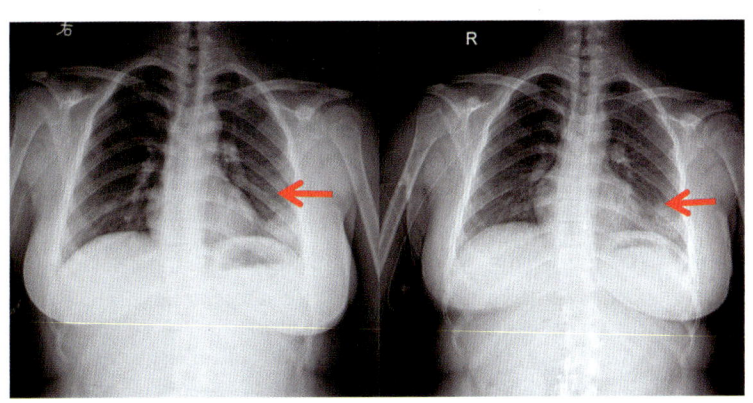

病例11图4　两轮化疗间歇期及化疗结束后复查X线提示左胸腔肿物影明显缩小
A:2019-05-31;B:2019-07-10。

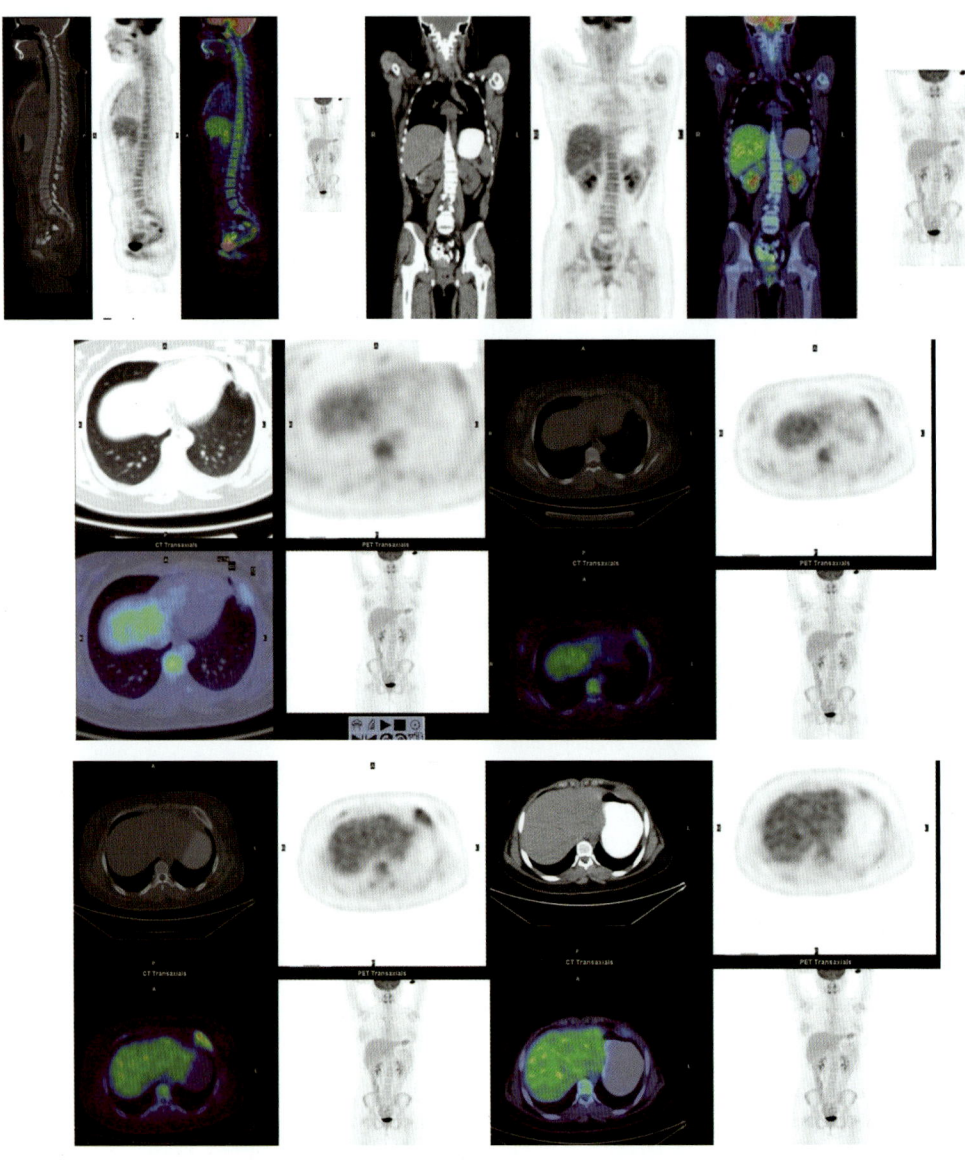

病例11图5　2019-07-17 PET-CT

显示与2019-04-25 PET-CT片比较：左侧第5肋前端局部膨大伴骨质破坏较前明显减轻，软组织肿物较前明显减小，PET显示放射性浓聚程度较前明显减低。

2019-07-18全身麻醉下行左胸壁肿物广泛切除＋胸腔闭式引流＋补片修补术（病例11图6），术后病理示：（左胸壁尤文肉瘤/外周原始神经外胚层瘤化疗后）见少许肿瘤组织残存，切缘（−），肺切缘（−）。免疫组化：Ki-67（70%＋），CD99（＋），Vim（＋），BCL-2（弱＋），Fli-1（弱＋），TLE-1（−），CK-pan（−），NSE（±），LCA（−），EMA（−）（病例11图7）。术后伤口Ⅰ期愈合，拆线后进

病例 11 尤文肉瘤/原始神经外胚层瘤

行术后辅助放疗,剂量56Gy/28f,过程顺利。

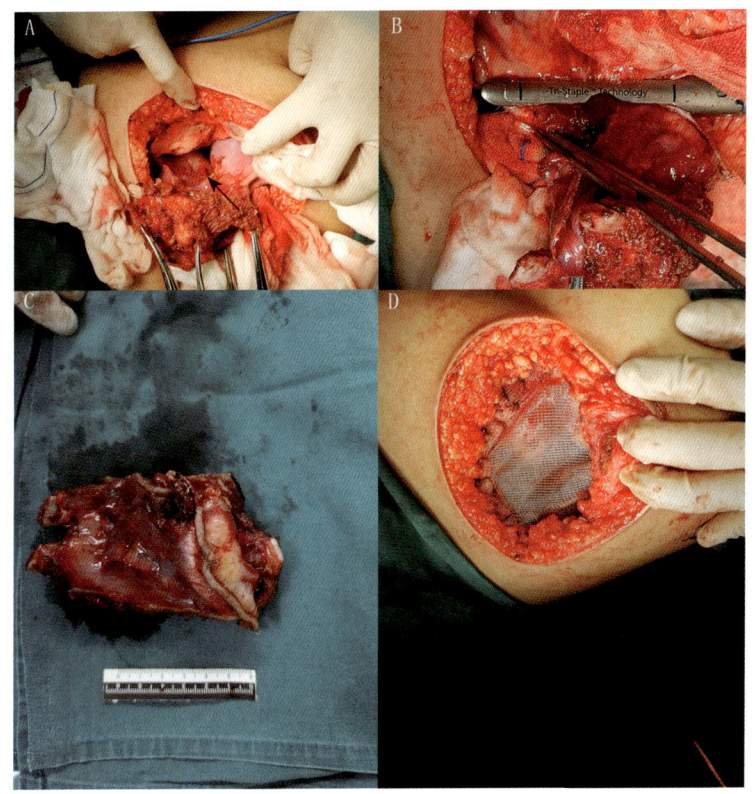

病例11图6 左胸壁肿物广泛切除

A:肿物部分侵犯肺叶(箭头处);B:连带部分受累肺叶一并切除;C:胸壁缺损予以补片修补;D:大体标本。

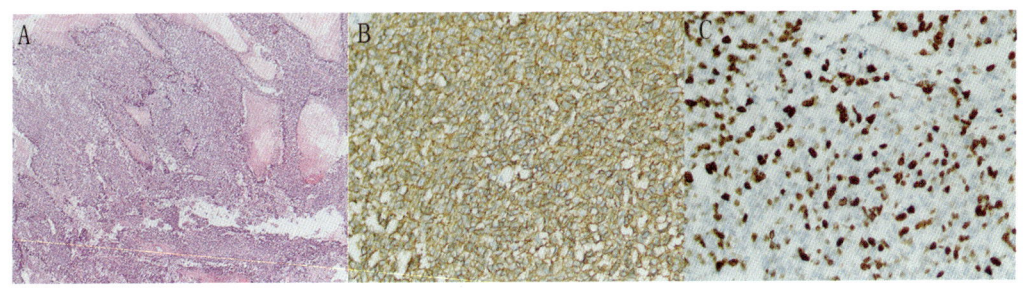

病例11图7 术后病理

A:HE染色;B:CD99免疫组化染色(+);C:Ki-67免疫组化染色(+)。

放疗结束后于2019-11-26复查CT提示:与2019-07-16胸部CT片对比:"左侧胸壁术后"改变,双肺多发结节,考虑转移瘤;左肺多发实变、索条,考虑炎性病变;纵隔内部分小淋巴结略增大;左侧胸膜增厚;其余基本同前(病例11图8)。

2019年12月至2020年5月予以IE＋CAV交替方案化疗共3轮，联合恩度（血管内皮抑制素）治疗，具体为：异环磷酰胺3g d1～d5＋美司钠解救（IFO后第0、第4、第8、第12小时）＋依托泊苷100mg d1～d5；环磷酰胺1200mg d1＋吡柔比星50mg d1～d2＋长春地辛3mg d1；化疗期间予以血管内皮抑制素30mg d1～d7；同时予以保肝、止吐对症治疗；化疗过程顺利。2020-07-28复查CT提示：与2019-11-26对比，双肺多发结节较前缩小（病例11图9）。

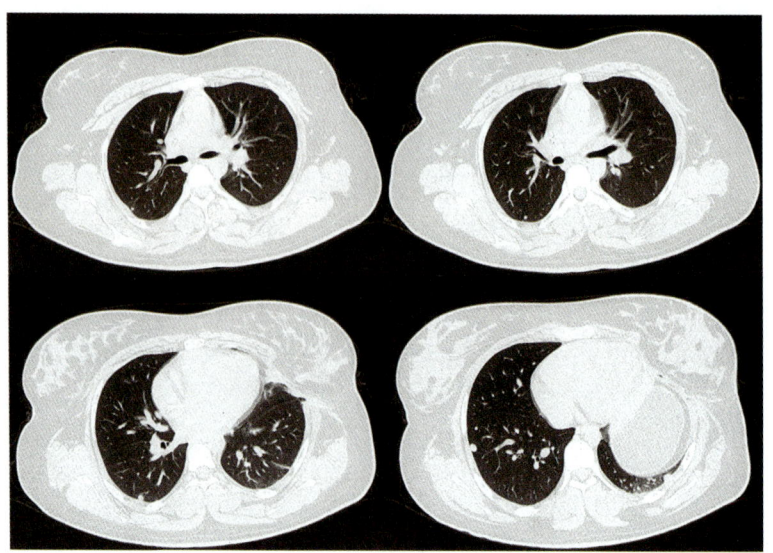

病例11图8　2019-11-26 CT：与2019-07-16对比，双肺多发结节，考虑转移瘤

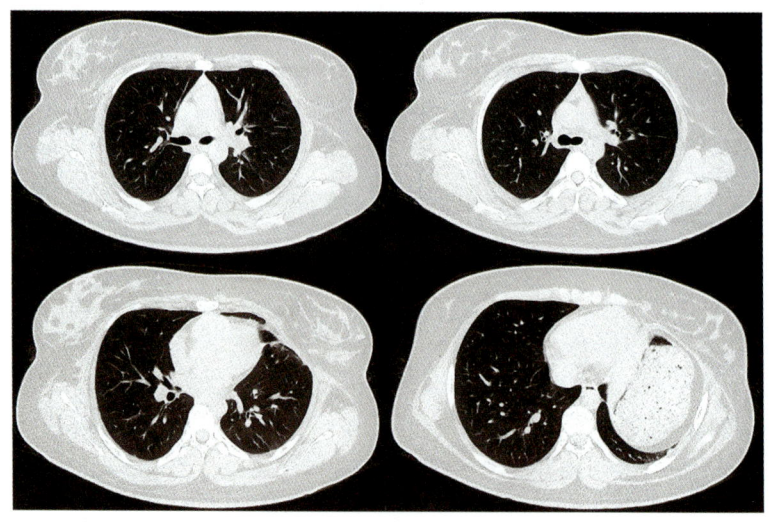

病例11图9　2020-07-28 CT

与2019-11-26对比，双肺多发结节较前明显缩小，部分显示不清。

2020年7月至2021年9月患者因化疗反应过重而暂停化疗，予以阿帕替尼维持治疗，具体为500mg PO Qd，期间出现散在手足皮疹、对症治疗后缓解，2020年8月在当地医院复查CT提示患者病情SD，继续用药。2021-09-02我院复查CT提示：与2020-07-28胸部CT比较：双肺结节较前增多、增大；提示病情进展（病例11图10），停用阿帕替尼。

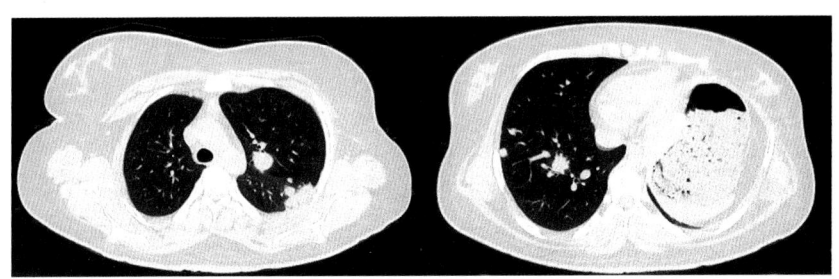

病例11图10　2021-09-02 CT：与2020-07-28比较，双肺结节较前增多、增大

2021年11月至2021年12月行IE＋CAV方案化疗一轮，2021-12-28复查胸部CT提示病情进展（病例11图11）。

2022年1月至2022年4月予以GT方案化疗联合恩度治疗3周期，具体为：吉西他滨1600mg d1、d8＋多西他赛120mg d8；化疗期间予以恩度30mg d1～d7；同时予以保肝、止吐对症治疗；化疗过程顺利；2022-04-02复查CT提示病情进展（病例11图12）。

2022年4～5月予以特瑞普利单抗联合安罗替尼2周期，具体为：特瑞普利单抗240mg d1（2周1次）＋安罗替尼12mg PO Qd（连续口服2周，休息1周）；2022-05-28复查CT提示病情进展（病例11图13）。后患者行肺部病变介入治疗，并用替莫唑胺＋帕博丽珠单抗治疗，病变稳定。

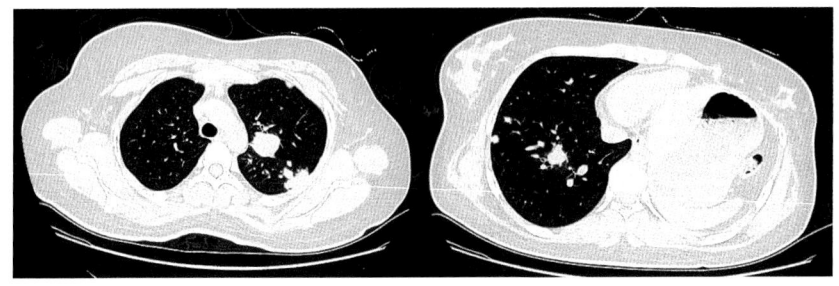

病例11图11　2021-12-28 CT：与2021-09-02比较，双肺结节较前增多、增大

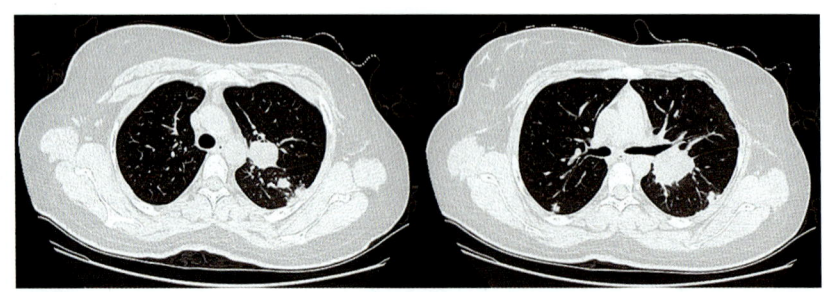

病例11图12　2022-04-02 CT：与2021-12-28比较，双肺结节较前增多、增大

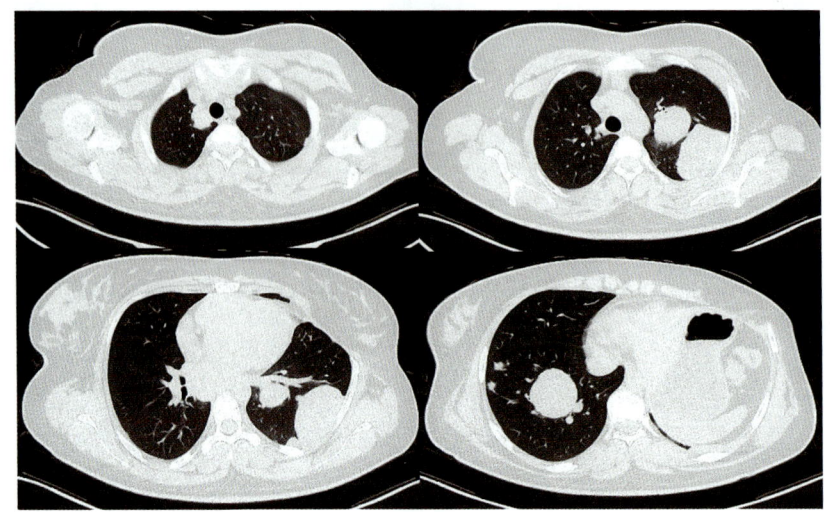

病例11图13　2022-05-28 CT：与2022-04-02比较，双肺结节较前增多、增大

三、病例点评

本例患者为典型尤文家族肿瘤，存在EWSR1基因特征性异常分离，经我院确诊后即进行术前新辅助化疗，方案为经典的IE及CAV交替方案，同时联合了抗血管生成治疗，经过治疗后软组织肿物明显缩小，行胸壁肿物广泛切除并术区放疗后继续原方案辅助治疗，术后4月余出现肺转移，原IE及CAV交替方案联合抗血管生成治疗后肺转移灶仍持续缩小。后续肺转移灶进展后，先后予以阿帕替尼、GT方案化疗、特瑞普利单抗联合安罗替尼多线治疗，但总体控制时间均不如一线化疗方案，后期病情进展迅速；进一步可行肿瘤组织基因检测寻找新的治疗靶点指导后线治疗。

四、疾病介绍

（一）疾病概述

历史上尤文肉瘤家族肿瘤（ewing sarcoma family of tumors，ESFTs）曾被认为包括

传统的骨与软组织尤文肉瘤（ewing sarcoma，ES）和原始神经外胚层肿瘤（primitive neuroectodermal tumors，PNETs）。20世纪初，Stout首次描述了一种原发于尺神经的由小圆细胞组成的实体肿瘤，将其命名为原始神经外胚层肿瘤（PNET），随后Ewing等发现了由未分化细胞组成的原发于长骨的尤文肉瘤。很长一段时间里PNET和Ewing肉瘤被认为是组织学起源完全不同的肿瘤，直到Angervall（1975年）和Jafe等（1984年）分别描述了"一种类似Ewing肉瘤的骨外软组织肿瘤""骨的原始神经外胚层肿瘤"后，两者的区别变得越来越模糊。目前大多数学者认为Ewing肉瘤、原始神经外胚层肿瘤属同一族肿瘤，大部分为起源于神经嵴细胞的恶性小圆细胞肿瘤，PNET和Ewing肉瘤两者在免疫组化、细胞遗传学及分子遗传学存在相似之处，目前认为ES和PNET具有相同的染色体易位，生物学特性一致，最常见的是t（11；22）（q24；q12）易位重排后出现特征性的融合基因—EWSR1/FLI1，发生率超过80%。PNET虽然名称中带有原始，但与尤文氏肉瘤相比，组织学并没有明显的区别，而是表现出神经分化的特征。2013年WHO病理分类更新后删除了PNET和ES的区别，目前仍有部分病理学家保留PNET的诊断，但鉴于它们有共同的生物学特性，共同的治疗策略和临床试验方案，故绝大部分临床医生已将两种疾病作为一类进行治疗。ESFTs发病罕见，但是儿童骨与软组织第二常见的肉瘤，20岁以下的发病率不到百万分之三，绝大多数发病年龄在5～25岁，25岁以后发病极其罕见，男性发病率略多于女性。ESFTs可发生于全身任何部位，骨盆是最常见的发病部位，股骨、胫骨、肱骨、肩胛骨、四肢软组织及胸壁亦为好发部位。就世界范围内，白种人的发病率最高、其次为黄种人、黑种人最低，有数据表明，白种人发病率是黑种人的10倍左右。

（二）诊断与治疗

1. 诊断

（1）临床表现

1）病史：大多数患者无明显诱发因素，发病年龄一般为5～25岁，男性略多于女性，无明显流行病学特征。

2）症状：尤文肉瘤可发生在全身的任何部位，常见的发病部位包括骨盆、胸壁、四肢等。最常见的症状为疼痛及肿胀，一般为间歇发作、夜间明显，并进行性加重，如侵犯骨质可能出现严重的骨痛；当形成软组织肿物时则表现为局部的肿胀，发生于特殊部位如胸部、脊柱以及颅内的肿瘤则会出现肿瘤压迫胸腔、脊髓以及颅内组织导致的胸部疼痛、呼吸受限、肢体运动及感觉功能障碍、头痛、恶心等症状；肿瘤出现远处转移则会引起相应脏器受累的症状。

3）体征：最重要的体检发现是发病部位的肿胀、触痛等，肿物大小与发病部位密切相关，发生于胸壁、腹部的软组织肿物常不能触及，出现骨骼受累的情况下可能有明显的骨叩痛。

（2）影像学检查

1）X线：①起源于骨的尤文肉瘤：X线上以溶骨性改变为最多见，且骨质破坏范围与肿块大小相一致（骨外尤文肉瘤除外），少数表现为骨质硬化；原发部位的骨质破坏呈典型的虫蚀状、小片状或较大范围的溶骨性破坏，边界模糊，典型的骨膜反应为葱皮状，部分可见Codman'S三角，有的病例可出现放射状骨针。病变早期即可见广泛的软组织肿块影；②起源于软组织的尤文肉瘤：X线下可见软组织肿块影形成，而骨质破坏不明显。

2）CT：表现和X线基本一致，但能更清楚地显示病变的范围，并能发现X线检查阴性的病变。CT能发现早期病变细微的骨质破坏及破坏区内的骨质增生硬化和残余骨碎片，并能发现X线不能发现的骨质改变以及软组织肿块。另外，由于CT的密度分辨率较高，可以较好地观察髓腔的变化。此外，通过CT可以判断是否有肺部转移，从而决定肿瘤的分期。CT三维重建图像，可为临床提供清晰而丰富的立体诊断信息，能直观、立体、多角度清晰显示肿瘤，可以显示病灶的立体解剖关系，能使手术模拟和手术方案的制订更加精确，从而提高手术的质量。典型的CT影像特征包括原发病灶骨质的硬化、骨皮质变薄、破坏，周围软组织肿块包绕，典型的病变可见放射状骨针形成，增强扫描呈明显强化，溶骨性骨质破坏也较为常见，破坏区内及周围可见软组织肿块，中央可见低密度坏死区。

3）MRI：典型的MRI表现为正常骨髓信号消失，代之以不规则软组织信号，T_1WI呈低信号，T_2WI呈高低混杂信号，内可见点片状出血、坏死区，瘤周水肿T_2WI表现为高信号。增强扫描病灶呈不均匀强化，出血、坏死区无强化。MRI是观察该肿瘤最详细的检查，不用重建即可以多方位观察病变，MRI可敏感、确切地显示肿瘤对骨内外侵犯的范围及其与邻近组织器官的关系，但是对肿瘤内新生骨和骨膜反应的显示不如平片和CT。如果MRI检查发现骨跳跃性转移，应高度怀疑本病。另外，MRI对软组织肿块的显示明显优于X线平片，在显示肿瘤对骨髓腔及邻近组织的侵犯方面也比较敏感，MRI能敏感地显示骨髓腔内的早期浸润，另外可以清楚地显示瘤周水肿及神经血管解剖关系等，还有助于指导制订治疗方案，并被广泛地应用于肿瘤疗效评价。

4）PET-CT：一次扫描可进行全身解剖和功能显像，显像剂^{18}F-FDG作葡萄糖类似物，可被代谢活跃的肿瘤细胞大量摄取，能够清晰显示原发病灶及较早显示周围组织浸润情况，为进行准确的临床分期、选择合适治疗方案以及提示活组织检查取材部位提供有力的依据。

（3）病理检查：依据2020年WHO《骨与软组织肿瘤分类》标准，ESFTs被归入骨与软组织未分化的小圆细胞肉瘤组，其包括尤文肉瘤、EWSR1-非ETS融合的小圆细胞肉瘤、CIC-重排肉瘤和BCOR基因变异的肉瘤。尤文肉瘤是带有FET（通常为EWSR1）-ETS基因融合的小圆细胞肉瘤，以前作为尤文肉瘤亚型的CIC-重排肉瘤和BCOR基因变异的肉瘤由于具有完全不同的基因和临床特征在2020新版中被独立出来，不再作为尤文肉瘤的亚型。以前起源于胸壁的小细胞肉瘤又称Askin瘤，而起源于软组织的小细胞肉瘤被称为原始神经外胚层瘤，这两个术语在新版中不再使用。

1）尤文肉瘤：镜下由形态一致性小圆细胞组成，呈弥漫或分叶状排列，成片的瘤细胞可见纤维组织分隔；肿瘤细胞核呈圆形，染色质均匀，可见核分裂象，胞质含糖原颗粒，呈透明或空泡状，PAS（+），瘤细胞缺乏网状纤维；可呈无菊形团坏死结构；免疫组化方面：MIC基因产物CD99阳性表达率高，具有相对特异性，神经标志物S-100蛋白、NF、NSE表达可阳性，而LCA等淋巴瘤系列标志，CEA、EMA等上皮标志，ACT、MG等肌源性标志均阴性。有报道PAX7可作为尤文肉瘤的特异性抗体。NKX2.2也被报道为尤文肉瘤的免疫组织化学标志物，尽管NKX2.2敏感度较高，但特异性中等，其在嗅神经母细胞瘤、滑膜肉瘤、恶性黑色素瘤均有表达，在小细胞癌（80%）和分化良好的神经内分泌肿瘤（45%）中亦观察到阳性表达，建议与CD99、PAX7联合应用。尤文肉瘤的典型分子遗传特征为位于22号染色体的EWSR1基因与ETS转录因子家族成员之间的融合，最常见的是与11号染色体上的FLI1（＞80%）融合，其余包括与ERG（5%~10%）、ETV1（＜1%）和ETV4（＜1%）融合；另一个较为少见的基因融合是16号染色体上的FUS与ERG基因或FEV基因发生融合。一项报道的15例病例中，与FUS基因发生融合的有ERG（11例）、FEV（3例）和NFATC2基因（1例）（病例11图14，病例11表1）。EWSR1和FUS是RNA结合蛋白TET家族成员，在人体组织中广泛表达并参与多水平的基因调控。基因序列分析显示FUS和EWSR1基因之间存在广泛的同源序列，提示两者具有同源性，FUS或为ES的替代易位伙伴。

经典尤文肉瘤的基因融合以蓝色线条显示，涉及RNA结合蛋白Tet家族（EWSR1和FUS）和ETS转录因子家族（最常见的是FLI1）之间的融合。其他尤文家族肉瘤的融合以红色粗体显示。5'融合端以紫色突出显示，3'融合端以绿色突出显示。

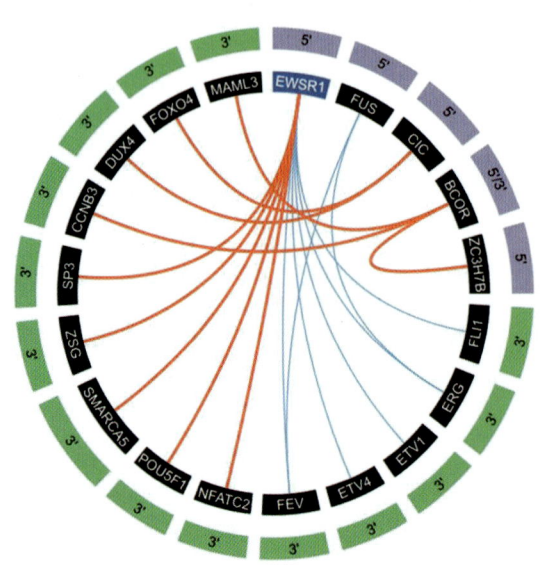

病例11图14　尤文家族肉瘤的基因融合

病例11表1　尤文肉瘤融合

染色体易位	融合基因	比例
t（11；22）（q24；q12）	EWSR1-FLI1	>80%
t（21；22）（q22；q12）	EWSR1-ERG	5%~10%
t（7；22）（p22；q12）	EWSR1-ETV1	<1%
t（17；22）（q21；q12）	EWSR1-ETV4	<1%
t（2；22）（q36；q12）	EWSR1-FEV	<1%
t（16；21）（p11；q22）	FUS-ERG	<1%
t（16；20）（p11；q13）	FUS-NFATC	<1%

2）EWSR1-非ETS融合的小圆细胞肉瘤：带有EWSR1或FUS基因重排的非ETS家族基因融合的圆形细胞肉瘤代表了一种罕见亚群，占尤文肉瘤家族总体的1%（病例11表2）。目前文献报道的融合基因包括锌指家族成员PATZ1（1p36）和SP3（2p31）、染色质重塑基因SMARCA5（4q31）、与胚胎干细胞相关的转录因子POU5F1（6p21）以及T细胞介导的转录因子NFATC2（20q13）。有学者发现EWSR1-PATZ1融合肉瘤，与经典尤文肉瘤相比，患者发病年龄较大，且具有非典型的组织学特征。肿瘤镜下细胞呈圆形或梭形，位于胶原基质中，有丝分裂活性较低，较少观察到坏死，免疫组化显示CD99、S-100、肌源性标记和突触素阳性。有研究报道1例39岁女性的伴有染色体 t（6；22）（p21；q12）易位的右侧耻骨起源侵袭性肿瘤，形态学表现为短梭形肿瘤细胞弥漫分布，免疫组化显示Vimentin、S-100和NSE阳性，分子检测发现EWSR1与POU5F1融合。也有报道EWSR1-SP3融合肉瘤，增长迅

病例 11 尤文肉瘤/原始神经外胚层瘤

速并伴有广泛转移，组织学表现为小圆细胞肿瘤，免疫组化显示BCL-2阳性，CD99和NSE弱阳性；分子学检查显示t（2；22）（q31；q12）易位，但有关此类肿瘤的报道极少。有研究报道了4例EWSR1-NFATC2融合肉瘤患者的肿瘤特征；所有患者年龄均>18岁，形态学与不典型尤文肉瘤肿瘤细胞相似，细胞核具有多形性，染色质粗糙，核仁清晰可辨，核分裂及坏死易见；免疫组化显示CD99染色呈强阳性，BCL-2阳性，结蛋白阴性，FLI1呈弱阳性。近期此种类型融合肉瘤的文献报道较多，总结发现，多为骨或软组织肿瘤，并且倾向发生于成年男性的长骨，与尤文肉瘤、肌上皮肿瘤和骨外黏液样软骨肉瘤免疫形态学近似；多数肿瘤表现为上皮样细胞形态，具有胶原基质。肿瘤均为CD99膜阳性和NKX2.2核阳性，部分病例也可表达PAX7。最近报道，NKX3.1是EWSR1-NFATC2肉瘤有效的免疫组化标志物。WSR1-SMARCA5相关尤文家族肉瘤的组织学特征为小圆细胞，细胞核深染，胞质空泡状，免疫组化显示CD99、Vimentin、Syn和NSE阳性，分子学检查显示存在t（4；22）（q31；q12）易位。

3）CIC重排肉瘤：非经典尤文家族肉瘤中最常见和最具特征性的亚型是CIC重排肉瘤。首例CIC重排圆细胞肉瘤于1996年被报道，患者为12岁男性，原发病灶在脚踝，伴有肺转移，具有t（4；19）（q35；q13.1）易位。研究表明，在EWSR1基因重排阴性的尤文家族肉瘤中，约66%存在CIC-DUX4融合（病例11表2）。CIC重排肉瘤主要发生在儿童和青少年，发病年龄3~80岁及以上。多数肿瘤发生于躯干、四肢或

病例11表2 其他尤文家族肉瘤基因融合

亚型	染色体易位	融合基因
EWSR1 和非 ETS 家族基因重排的肉瘤	t（20；22）（q13；q12）	EWSR1-NFATc2
	t（4；22）（q31；q12）	EWSR1-SMARCA5
	t（2；22）（q31；q12）	EWSR1-SP3
	t（1；22）（p36；q12）	EWSR1-PATZ1
	t（6；22）（p21；q12）	EWSR1-POU5F1
CIC-重排肉瘤	t（4；19）（q3；q13.1）	CIC-DUX4
	t（10；19）（q26；q13）	CIC-DUX4
	t（X；19）（q13；q13.3）	CIC-FOXO4
BCOR-重排肉瘤	inv（X）（p11.4p11.22）	BCOR-CCNB3
	t（X；4）（p11.4；q31.1）	BCOR-MAML3
	t（X；22）（p11.4；q13）	ZC3H7B-BCOR
未分化小圆细胞肉瘤	-	-

头颈部的深层软组织，有时伴有继发性骨侵犯。CIC重排肉瘤在显微镜下表现为小、中体积肿瘤细胞，呈弥漫或结节状分布，肿瘤细胞之间为纤维性间隔；细胞核呈圆形或卵圆形，核深染或染色质空泡状，核仁可见，核分裂象多见。免疫组化显示，约85%病例CD99染色为灶状阳性，缺乏在尤文肉瘤中观察到的强烈弥漫性阳性，95%病例WT1核阳性。DUX4和ETV4是近期报道的敏感性和特异性较高的免疫组化标志物。与经典尤文肉瘤相比，CIC重排肉瘤更具侵袭性，预后更差，最常见的首发症状为肺转移，5年总体生存率约50%。目前大多数CIC-DUX4融合肉瘤均按照ES治疗方案进行治疗，约70%患者对治疗方案反应不佳，即使有效，疗效维持时间通常较短，很快产生耐药，且随后疾病进展迅速。

4）BCOR重排肉瘤：是非经典尤文家族肉瘤的第二大亚型。最早是由Pierron等通过对594例骨来源肉瘤病例进行RNA测序分析发现，他发现有4%（24/594）检测出BCOR-CCNB3融合，并且在这些病例中未检测到尤文肉瘤经典的EWSR1基因断裂。BCOR-CCNB3融合病例约占所有BCOR重排肉瘤的60%，除此之外，也可见BCOR-MAML3和ZC3H7B-BCOR融合的报道。BCOR-CCNB3融合肉瘤主要发生于儿童和青少年，以男性多见，常累及骨盆、下肢和椎旁，内脏起源的极为罕见。显微镜下肿瘤细胞呈圆形、短梭形，实性片状排列，局部可呈漩涡状排列。免疫组化显示CD99胞膜、胞质或核旁阳性，但其强度弱于经典尤文肉瘤，病例多呈强而弥漫的CCNB3核阳性，也可以观察到BCOR表达，但其也可以在滑膜肉瘤中表达，特异性不如CCNB3。由于CCNB3和BCOR免疫组化检查缺乏足够的敏感性和特异性，因此分子检测对于BCOR重排肉瘤诊断至关重要。与其他尤文家族肉瘤不同，BCOR重排肉瘤对经典的尤文肉瘤化疗方案敏感性较高，并且患者生存率与尤文肉瘤患者相似。尽管BCOR重排肉瘤在病理形态学和临床治疗上与尤文肉瘤有相似之处，但基因组学显示这一新的肿瘤亚型在生物学上与尤文肉瘤和CIC重排肉瘤均存在差异。因此，BCOR-CCNB3融合肉瘤目前被认为是独立的肉瘤类型，与尤文肉瘤相比，BCOR重排肉瘤的生物学行为更为惰性。

（4）鉴别诊断

1）急性骨髓炎：早期两者的表现近似，但骨髓炎常伴有弥漫性软组织肿胀，而尤文肉瘤常为局限性肿物，急性骨髓炎的病史相对较短，而尤文肉瘤的病史较长；急性骨髓炎常有明确的急性发作病史及全身感染症状，影像检查上常能发现特征性的死骨，骨破坏与增生常同时发生，而尤文肉瘤无此影像学特征。

2）小细胞骨肉瘤：骨肉瘤一般位于长骨的干骺端，而尤文肉瘤多发生于骨干、骨盆等，骨肉瘤影像检查上常能发现骨及软组织肿物内的肿瘤性骨化征象。

3）间叶软骨肉瘤：常发生于长骨的干骺端，影像学检查常可发现软骨样钙化，镜下可见软骨样基质成分。

4）骨巨细胞瘤：尤文肉瘤在管状骨的局限性中心性扩张表现与骨巨细胞瘤表现相似，但骨巨细胞瘤多发生在干骺端、成偏心生长及皂泡样骨质破坏，无骨膜反应，且发病年龄一般较尤文肉瘤大。

5）骨干结核：有髓腔膨胀和葱皮样骨膜反应，但患者症状较轻，发病缓慢，部分患者同时伴有全身其他部位的结核并合并有结核的低热、盗汗等全身中毒症状，结核菌素试验可作为鉴别检查之一。

6）骨淋巴瘤：两者的相同点是软组织肿物明显而骨质破坏较轻，但骨淋巴瘤患者一般针状骨膜反应明显，且发病年龄大。

7）应力性骨折：儿童应力性骨折常伴有骨膜下出血、血肿钙化及层状骨膜反应，导致骨干增粗，与尤文肉瘤相似。但应力性骨折患者骨折部位骨膜新生骨光整，无骨质破坏，CT及MRI检查常可发现骨折线。

2. 肿瘤分期　尤文肉瘤的分期主要遵循美国癌症联合委员会（AJCC）的TNM分期系统和Eneeking外科分期系统。

（1）AJCC（TNM）分期（病例11表3）

四肢、躯干、头骨和面部骨骼的骨肿瘤：原发肿瘤T的定义：

T_X：原发肿瘤无法评估。

T_0：无原发肿瘤。

T_1：肿瘤最大径≤8厘米。

T_2：肿瘤最大径>8厘米。

T_3：原发部位出现跳跃病灶。

脊柱的肿瘤：原发肿瘤T的定义：

T_X：原发肿瘤无法评估。

T_0：无原发肿瘤。

T_1：肿瘤局限于一个节段脊椎。

T_2：肿瘤局限于2个或2个以上节段相邻脊椎。

T_3：肿瘤局限于4个或更多的相邻椎体的肿瘤，或任何不相邻的椎体的肿瘤。

T_4：肿瘤累及椎管或大血管。

　　T_{4a}：肿瘤累及椎管。

　　T_{4b}：肿瘤侵犯大血管或有大血管瘤栓的证据。

骨盆的肿瘤：原发肿瘤T的定义：

T_X：原发肿瘤无法评估。

T_0：无原发肿瘤。

T_1：肿瘤局限于骨盆一个区，同时无骨外受累。

　　T_{1a}：肿瘤最大径≤8厘米。

　　T_{1b}：肿瘤最大径＞8厘米。

T_2：肿瘤局限于骨盆一个区伴有骨外受累，或肿瘤累及骨盆两个区同时没有骨外受累。

　　T_{2a}：肿瘤最大径≤8厘米。

　　T_{2b}：肿瘤最大径＞8厘米。

T_3：肿瘤累及骨盆两个区，同时伴有骨外受累。

　　T_{3a}：肿瘤最大径≤8厘米。

　　T_{3b}：肿瘤最大径＞8厘米。

T_4：肿瘤累及骨盆三个区或跨越骶髂关节。

　　T_{4a}：肿瘤累及骶髂关节并达到骶神经孔内侧。

　　T_{4b}：肿瘤累及髂外血管或主要盆腔大血管有瘤栓。

淋巴结N的定义：

TNM分期系统中的"N"代表淋巴结。

N_X：区域淋巴结无法评估。

N_0：无区域淋巴结转移。

N_1：有区域淋巴结转移，这对原发性恶性骨肿瘤来讲是较为罕见的。

注：由于肉瘤的淋巴结转移非常罕见，当没有淋巴结浸润的临床证据时，采用上述N_X可能不合适，应使用N_0表示。

转移M的定义：

TNM系统中的M表示肿瘤是否扩散到身体其他部位，称为远处转移。

M_X：转移无法评估。

M_0：无远处转移。

M_1：有远处转移。

　　M_{1a}：肺转移。

　　M_{1b}：骨转移或其他部位转移。

组织学级别G的定义：

肿瘤的组织学等级（G），它描述了在显微镜下观察肿瘤细胞和健康细胞比较的相似程度。

G_X：肿瘤级别不能确定。

G_1：高分化-低级别。

G_2：中分化-低级别。

G_3：低分化-高级别。

病例11表3 美国癌症联合委员会（AJCC）骨肿瘤分期系统（第八版）

ⅠA期	T_1	N_0	M_0	G_1，G_X
ⅠB期	T_2/T_3	N_0	M_0	G_1，G_X
ⅡA期	T_1	N_0	M_0	G_2，G_3
ⅡB期	T_2	N_0	M_0	G_2，G_3
Ⅲ期	T_3	N_0	M_0	G_2，G_3
ⅣA期	任何T	N_0	M_{1a}	AnyG
ⅣB期	任何T	N_1	任何M	AnyG
	任何T	任何N	M_{1b}	AnyG

（2）Eneeking分期（病例11表4）

组织学级别G的定义：

G_0：良性肿瘤。

G_1：低度恶性肿瘤，临床表现为无痛、缓慢生长，反应区可见卫星灶，无跳跃灶，一般认为远处转移率低于25%。

G_2：高度恶性肿瘤，临床表现为生长迅速、症状明显，有卫星灶、跳跃灶，偶有局部转移，远处转移率常大于25%。

外科部位T的定义：

T_1：间室内。

T_2：间室外。

转移M的定义：

M_0：无转移。

M_1：区域性转移（淋巴结转移）或远处脏器转移。

病例11表4 Eneeking分期

分期	分级	部位	转移
ⅠA	G_1	T_1	M_0
ⅠB	G_1	T_2	M_0
ⅡA	G_2	T_1	M_0

续表

分期	分级	部位	转移
ⅡB	G_2	T_2	M_0
Ⅲ	$G_{1\sim2}$	$T_{1\sim2}$	M_1

3. 治疗　NCCN指南强调尤文肉瘤患者需首先接受至少9周的化疗，视疗效决定后续治疗计划，化疗完成后需在开始局部治疗前再次分期。与骨肉瘤不同，放疗与外科手术都是尤文肉瘤的局部治疗手段。对于外科手术阳性切缘的患者，建议选择放疗后再化疗，或者同步放化疗。治疗后出现局部进展的患者，以化疗为主，可同时考虑局部放疗和（或）手术。当尤文肉瘤出现远处寡转移，可考虑转移灶切除或放疗，尤文肉瘤出现多发肺转移灶，但仅有肺转移，且对治疗部分反应的患者，可行肺肿瘤切除＋全肺放疗，如果仅有肺转移但对治疗完全有效的，考虑行全肺放疗。对于广泛转移的患者，主要依靠化疗，也可行姑息性手术或放疗用于缓解局部症状。

（1）化疗：传统的尤文肉瘤是对化疗高度敏感的肿瘤类型，目前化疗仍然是传统尤文肉瘤的主要治疗方法。20世纪70年代之前，当仅用局部控制措施（手术或放射治疗）治疗时，尤文肉瘤具有极高的病死率。而后多中心的临床研究在尤文肉瘤中采用了辅助化疗，这是革命性进步，之后该病的治疗效果得到明显改善。

1973—1978年尤文肉瘤研究国际小组（inter-grop ewing's sarcoma study，IESS）进行了其第一项临床研究，该研究联合环磷酰胺、长春新碱及放线菌素-D（VAC方案）用于尤文肉瘤的术后辅助治疗，部分患者应用VAC方案化疗联合全肺放疗，部分患者以VAC方案联合多柔比星治疗，结果显示，VAC联合多柔比星相比单纯VAC方案能显著提高患者的5年无病生存率（DFS，60% vs 24%）；VAC方案联合全肺放疗也能有效提高患者的5年生存率。IESS-Ⅱ期试验（1978—1982年）证明，间断高剂量VAC联合多柔比星较持续中等剂量对于骨盆外尤文肉瘤有较高的5年无复发生存率（73% vs 56%），这表明尤文肉瘤的化疗敏感性具有剂量强度依赖性及细胞周期依赖性。随后大量研究表明多柔比星在改善尤文肉瘤患者预后具有重要作用。

此外，联合应用依托泊苷和烷化剂也被证明在尤文肉瘤中具有协同抗肿瘤作用，分次给药可提高两种药物的疗效，如在诱导期加入异环磷酰胺可改善具有局部高危因素患者的生存率。有研究报道了与VAC联合多柔比星相比、使用长春新碱、放线菌素-D、异环磷酰胺、多柔比星联合方案能将5年生存率由44%提高到62%。美国儿童肿瘤和儿童癌症研究组的研究结果表明，在局部治疗后辅助标准方案（环磷酰胺、阿霉素和长春新碱）化疗基础上加入异环磷酰胺和依托泊苷能显著改善非转移性尤文肉瘤患者的预后，5年DFS从54%提高到69%，但对转移性患者疗效并未提高。因此后续研究者多在环磷酰胺、阿霉素和长春新碱的方案基础上，加用异环磷酰胺和依托泊苷来提高尤文肉瘤的无疾病进展生存。

也有研究表明长周期多药物联合并不能改善患者的预后，如在前期接受VAC联合多柔比星治疗的患者，维持阶段继续加用异环磷酰胺和依托泊苷后生存率没有明显改善。欧洲尤文肉瘤国际合作组（european intergrop cooperative ewing sarcoma study，EICESS）研究显示，在长春新碱、放线菌素D、异环磷酰胺和多柔比星治疗非转移性高危因素尤文肉瘤患者中加入依托泊苷并没有提高5年生存率。美国儿童肿瘤和儿童癌症研究组的二次试验中，患者被随机分为VCD联合异环磷酰胺和依托泊苷治疗48周和30周，结果显示剂量强化组和标准化疗组在疗效上没有任何显著差异。而长周期多药物联合化疗会带来严重的不良事件，尤其是骨髓抑制所导致的中心粒细胞缺乏性发热，严重时可出现感染导致住院甚至致命。因此，目前普遍的应对策略是在治疗方案中加入粒细胞集落刺激因子（G-CSF）来维持每个周期的总剂量和缩短治疗间隔时间来增强剂量。

目前，化疗的反应率是评估预后的重要标准之一，大部分学者用组织学坏死率来代表化疗的反应率。有研究将尤文肉瘤患者的化疗后反应分为3级：Ⅰ级（肉眼可见肿瘤残留）、Ⅱ级（显微镜下可见肿瘤残留）、Ⅲ级（镜下未见肿瘤残留），而三组患者的5年生存率分别为34%、68%和95%，差异非常显著。因此，化疗的反应率可能超过肿瘤大小等其他因素对预后的影响。

综上，从不同化疗方案对该病的疗效分析可见，几乎所有针对尤文氏肉瘤的化疗方案均基于六种药物：多柔比星、环磷酰胺、长春新碱、放线菌素-D、异环磷酰胺和依托泊苷。目前比较主流的化疗方案是VCD联合多柔比星，而在此方案上加入异环磷酰胺和依托泊苷是否能提高疗效仍有一定争议，且多周期多药物联合可能会增加不良事件的发生率。术前新辅助化疗在局部治疗之前进行，目的是缩小原发肿瘤的大小并处理微转移病灶；达到保肢和生存期延长的双重目标；而辅助化疗则是为了延长患者的DFS和5年生存率。

（2）手术：在20世纪70年代以前，四肢尤文肉瘤患者首选的治疗方法是截肢术，截肢虽然能达到局部控制，但由于尤文肉瘤恶性度高、极易出现血运转移，总体预后也不尽人意。20世纪80年代左右，由于骨恶性肉瘤尤其是骨肉瘤及尤文肉瘤的放疗、化疗方案不断进步，手术治疗也有了更多方案。目前，有超过80%的四肢恶性骨肿瘤患者可以保肢，且大多数预后与截肢者一致，但生活质量截然不同。外科手术方法包括：旋转成型、瘤段骨截除和重建（如自体灭活骨移植、同种异体骨移植、异体骨假体结合或金属假体）。通常认为手术切缘阳性与局部复发相关，手术切缘充足的患者存活率高于切缘不足的患者。当发现切缘阳性时，应尽可能再次手术切除。减少并发症并保留更多肢体功能是各类手术选择的原则。截肢的适应证包括肿瘤巨大、侵犯重要血管神经及周围脏器组织、无法控制或移位的病理性骨折以及肢体远端如足踝关节或手腕部病变、保肢手术评估功能不如义肢的。截肢与保肢手术的总生存率没有明显差异，而保肢手术可能会出现植入物排异、感染、松动、沉降等并发症。

（3）放疗：一般认为，尤文肉瘤属于放疗敏感的肿瘤类型，放疗适用于原发肿瘤的局部控制。放疗联合手术对比单纯放疗能明显降低复发率（5%~10% vs 35%），但对于总生存的影响不大。

目前公认尤文肉瘤原发病灶的放疗推荐剂量为40~60Gy，有研究者认为术后辅助放疗的剂量可根据术后组织学来决定，肉眼可见残留推荐剂量为58.8Gy，显微镜下残留推荐剂量为45Gy。放疗后复发常和放疗区域边界肿瘤残留相关，因此推荐进行扩野放疗，放疗计划区应设计到肿瘤边缘2~3cm外。曾经全肢体放疗是尤文肉瘤的标准放疗方案，现在已被精准受累野放疗替代，两者在随机对照试验中显示出相同的疗效。放疗的剂量分割一般分为传统标准剂量分割（180~200cGy/d，每周5天）和超剂量分割（120~160cGy/次，每天两次），两者疗效无差别，但超剂量分割放疗可能造成的迟发性不良事件更少。

术后放疗已被用作手术后局部高复发风险患者的标准治疗方案，但术后放疗的理想介入时间目前尚有争议。有研究提示接受早期术后放疗（术后60天内）较延迟放疗更能降低局部复发率，但对5年生存率没有影响（两种治疗的5年生存率均为64%）。近期的项研究显示延迟放疗与生存率下降之间存在显著的关联。术前放疗在原发病灶较大、化疗反应不佳的肿瘤以及不能获得安全切缘的患者有明显的治疗价值，术前放疗后再手术的患者局部控制率较高，但其生存率可能会低于手术联合术后辅助放疗的患者，这可能是因为接受术前放疗的患者中，预后不良因素的患者比例较高。

对于非转移性局部尤文肉瘤患者来说，单纯放疗的效果与单纯手术或手术联合放疗可能一致，有研究者发现手术对于局部肿瘤的控制可能更好，但手术治疗的患者EFS或OS相对于放疗并没有优势，与标准分割放疗方案相比，超分割放疗并不能改善EFS或OS。放疗的5年局部控制率一般为53%~86%，而多学科治疗的5年局部控制率为58%~93%。目前主流观点认为，尤文肉瘤的局部控制手段以手术或手术辅助放疗为主，局部复发率为5%~10%；而单纯放疗的局部复发率则高达35%；但局部肿瘤复发并不会影响患者的总生存率。

放疗在尤文肉瘤转移灶的治疗中也有重要的作用，尤其是在肺转移中。早期的研究认为在大剂量含多柔比星方案化疗之前进行预防性肺放疗可控制肺微小转移灶，但由于近二十年化疗方案改进后疗效的提升，这种预防照射已经被淘汰。但在肺转移患者中进行转移灶的放疗能明显改善生存，并呈剂量依赖性，且不良事件可控。骨及骨髓跳跃转移的预后较差，只有不到10%的患者通过标准化疗和局部治疗治愈，40%~50%的患者在接受大剂量化疗的同时对大部分或全部受累部位进行放疗后可获得长期缓解。

放疗的并发症分为早期和晚期。早期并发症通常从放疗的第二周开始，并随疗程逐渐加重；一般包括皮肤红斑、脱屑、水肿和伤口不愈合。长期不良反应发生在治疗后数月或数年，包括水肿、纤维化、骨质疏松和病理性骨折、生长发育障碍和继发恶性肿瘤。据统计，中剂量适形放射治疗引起的继发恶性肿瘤的发生率在4%~8%。长期随访表明，尤文肉瘤放疗结束后20年内继发骨肉瘤的累积风险约为20%。美国梅奥诊所随访了过去25年的397例尤文肉瘤患者，结果提示26例（6.5%）患者发生继发恶性肿瘤；12例肉瘤、8例血液系统恶性肿瘤和9例其他恶性肿瘤；肉瘤继发于放疗，而血液系统恶性肿瘤继发于化疗；其中肉瘤的平均潜伏期为10.9年（1.5~32.5年），血液系统恶性肿瘤为4.8年（1.7~12.9年）；其他继发恶性肿瘤患者的预后明显好于继发肉瘤或血液系统恶性肿瘤的患者。其他研究也报道了类似的结果，尤文肉瘤患者的放疗野中，20年内继发肉瘤的发生率为6.5%，且发病率与剂量有关，在接受小于48Gy的患者中没有继发肉瘤。尤文肉瘤放疗后放射性骨病的发生率也较高，高达63%的患者可发生放疗后病理性骨折，可能是由于手术部位创伤经放疗后延迟愈合导致，而且放疗野的病理性骨折也可能诱发恶性肿瘤。

总之，目前手术仍是尤文肉瘤局部控制的首选方式，特别是能获得安全的切除边界时；然而，对于无法手术切除或切缘不理想的肿瘤，推荐进行放疗。病灶内切除的患者，即使术后辅助放疗，局部复发也几乎达100%，因此不推荐进行减瘤术联合放疗。对于化疗反应不佳的患者，放疗也可以起到改善局部肿瘤控制的作用。放疗在转移性病灶中仍可发挥一定作用，能明显改善出现转移患者的生存率。放疗介入的最佳时机仍不明朗，超剂量分割放疗在改善局部控制率未见明显优势，但可能会减少晚期局部并发症的发生率。放疗有很高的局部并发症发生率，包括放疗野可出现剂量依赖性继发恶性肿瘤的风险，因此，应尽量减少放疗的剂量。

（病例提供者：任志午　肖婉祎　天津医科大学肿瘤医院）
（点评专家：廖智超　天津医科大学肿瘤医院）

参考文献

[1] Chen C, Borker R, Ewing J, et al.Epidemiology, treatment patterns, and outcomes of metastatic soft tissue sarcoma in a community-based oncology network[J].Sarcoma, 2014, 2014: 145764.doi: 10.1155/2014/145764.

[2] Windheuser A, Gardner N.Recognizing and treating patients with Ewing sarcoma[J].JAAPA, 2023, 36（9）: 1-4.

[3] Tian Z, Yao W.Chemotherapeutic drugs for soft tissue sarcomas: a review[J].Front Pharmacol, 2023, 14: 1199292.

[4] Gong H, Xue B, Ru J, et al.Targeted Therapy for EWS-FLI1 in Ewing Sarcoma[J].Cancers（Basel）, 2023, 15（16）: 4035.

[5] PDQ Pediatric Treatment Editorial Board.Ewing Sarcoma and Undifferentiated Small Round Cell Sarcomas of Bone and Soft Tissue Treatment（PDQ®）: Health Professional Version, 2023. In: PDQ Cancer Information Summaries[Internet].Bethesda（MD）: National Cancer Institute（US）; 2002.

[6] Locquet MA, Brahmi M, Blay JY, et al.Radiotherapy in bone sarcoma: the quest for better treatment option[J].BMC Cancer, 2023, 23（1）: 742.

[7] Apte SS, Mor E, Mitchell C, et al.Practical Management of Adult Ultra-Rare Primary Retroperitoneal Soft Tissue Sarcoma: A Focus on Perivascular Epithelioid Tumours and Extraosseous Ewing Sarcoma[J].Curr Oncol, 2023, 30（7）: 5953-5972.

[8] Gupta A, Riedel RF, Shah C, et al.Consensus recommendations in the management of Ewing sarcoma from the National Ewing Sarcoma Tumor Board[J].Cancer, 2023.

[9] Spiguel MH, Schuch LF, Kovalski LN, et al.Ewing's sarcoma of the head and neck: A systematic review[J].Oral Dis, 2023.

[10] Digklia A, Dolcan A, Kucharczyk MA, et al.Optimal Delivery of Follow-Up Care Following Treatment for Adults Treated for Ewing Sarcoma[J].Cancer Manag Res, 2023, 15: 537-545.

[11] Daher M, Zalaquett Z, Chalhoub R, et al.Molecular and biologic biomarkers of Ewing sarcoma: A systematic review[J].J Bone Oncol, 2023, 40: 100482.

[12] Tsibulnikov S, Fayzullina D, Karlina I, et al.Ewing sarcoma treatment: a gene therapy approach[J].Cancer Gene Ther, 2023, 30（8）: 1066-1071.

[13] Setty BA, Gikandi A, DuBois SG.Ewing Sarcoma Drug Therapy: Current Standard of Care and Emerging Agents[J].Paediatr Drugs, 2023, 25（4）: 389-397.

[14] Fleuren EDG, Vlenterie M, van der Graaf WTA.Recent advances on anti-angiogenic multi-receptor tyrosine kinase inhibitors in osteosarcoma and Ewing sarcoma[J].Front Oncol, 2023, 13: 1013359.

[15] Caltavituro A, Buonaiuto R, Pietroluongo E, et al.Shifting from a Biological-Agnostic Approach to a Molecular-Driven Strategy in Rare Cancers: Ewing Sarcoma Archetype[J]. Biomedicines, 2023, 11（3）: 874.

[16] Ceranski AK, Carreño-Gonzalez MJ, Ehlers AC, et al.Hypoxia and HIFs in Ewing sarcoma: new perspectives on a multi-facetted relationship[J].Mol Cancer, 2023, 22（1）: 49.

[17] Hu X, Li D, Cai J.Experience of CT diagnosis and management of primary renal Ewing's sarcoma: A retrospective analysis of 6 cases and a literature review[J].Medicine（Baltimore）, 2022, 101（49）: e32189.

[18] Evdokimova V, Gassmann H, Radvanyi L, et al.Current State of Immunotherapy and Mechanisms of Immune Evasion in Ewing Sarcoma and Osteosarcoma[J].Cancers（Basel）, 2022, 15（1）: 272.

[19] Apfelbaum AA, Wrenn ED, Lawlor ER.The importance of fusion protein activity in Ewing sarcoma and the cell intrinsic and extrinsic factors that regulate it: A review[J].Front Oncol, 2022, 12: 1044707.

[20] Yoshida A.Ewing and Ewing-like sarcomas: A morphological guide through genetically-defined entities[J].Pathol Int, 2023, 73（1）: 12-26.

[21] Albarrán V, Villamayor ML, Chamorro J, et al.Receptor Tyrosine Kinase Inhibitors for the Treatment of Recurrent and Unresectable Bone Sarcomas[J].Int J Mol Sci, 2022, 23（22）: 13784.

[22] Sánchez-Molina S, Figuerola-Bou E, Sánchez-Margalet V, et al.Ewing Sarcoma Meets Epigenetics, Immunology and Nanomedicine: Moving Forward into Novel Therapeutic Strategies[J].Cancers（Basel）, 2022, 14（21）: 5473.

[23] Li M, Chen C.Regulation of Metastasis in Ewing Sarcoma[J].Cancers（Basel）, 2022, 14（19）: 4902.

[24] Cidre-Aranaz F, Watson S, Amatruda JF, et al.Small round cell sarcomas[J].Nat Rev Dis Primers, 2022, 8（1）: 66.

[25] Slotkin EK, Meyers PA.Irinotecan dose schedule for the treatment of Ewing sarcoma[J].Pediatr Blood Cancer, 2023, 70（1）: e30005.

[26] Karlina I, Schroeder BA, Kirgizov K, et al.Latest developments in the pathobiology of Ewing sarcoma[J].J Bone Oncol, 2022, 35: 100440.

[27] Sparreboom BD, Trautman J, Yaxley J.Ewing sarcoma: A pictorial review of typical and atypical locations with reference to the updated 2020 WHO classification system[J].J Med Imaging Radiat Oncol, 2022, 66（6）: 812-818.

[28] Li M, Chen CW.Epigenetic and Transcriptional Signaling in Ewing Sarcoma-Disease Etiology and Therapeutic Opportunities[J].Biomedicines, 2022, 10（6）: 1325.

[29] Bläsius F, Delbrück H, Hildebrand F, et al.Surgical Treatment of Bone Sarcoma[J].Cancers（Basel）, 2022, 14（11）: 2694.

[30]Wright A,Desai M,Bolan CW,et al.Extraskeletal Ewing Sarcoma from Head to Toe:Multimodality Imaging Review[J].Radiographics,2022,42(4):1145-1160.

[31]Fayzullina D,Tsibulnikov S,Stempen M,et al.Novel Targeted Therapeutic Strategies for Ewing Sarcoma[J].Cancers(Basel),2022,14(8):1988.

病例12

骨巨细胞瘤

例一：左胫骨近端骨巨细胞瘤术后复发

一、病历摘要

（一）基本资料

患者穆某，男性，28岁，因"左小腿近端疼痛3个月余"2021-04-08第一次入院。

现病史：患者于2021年1月无明显诱因出现左小腿近端疼痛，按压后尤其明显，2021年3月于当地医院就诊后行X线检查提示：左胫骨外侧平台不规则骨质破坏、轻度膨胀、性质待定。患者未在当地医院就诊，来我院就诊。

患者自发病以来，饮食二便正常，体重无明显变化，无畏寒发热。

既往史：既往体健，否认结核、肝炎等传染病病史。

个人史：生于原籍，少量抽烟，少量饮酒，无其余特殊不良嗜好。

家族史：否认肿瘤家族史。

婚育史：已婚、育有一子。

（二）专科检查

左小腿近端外侧深部压痛明显，未及软组织肿物，皮温稍高，右膝关节活动无受限，下肢末梢血运及感觉均正常。

（三）辅助检查

X线片显示左胫骨上段偏外侧骨质密度不均匀，局部可见溶骨性骨质破坏，病变边界不清楚，呈轻度膨胀性改变，周围未见明确硬化缘，局部骨皮质变薄（病例12图1）；

CT提示：左胫骨上段偏外侧溶骨性骨质破坏，呈轻度膨胀性改变，内可见软组织密度影，局部骨皮质变薄，考虑骨巨细胞瘤可能性大（病例12图2）。

ECT显示全身骨显像清晰，两侧对称，放射性分布不均匀，于左侧胫骨上段可见异常放射性浓集区，其余诸骨未见明显异常。双肾影淡，膀胱可见正常生理性分布

（病例12图3）。

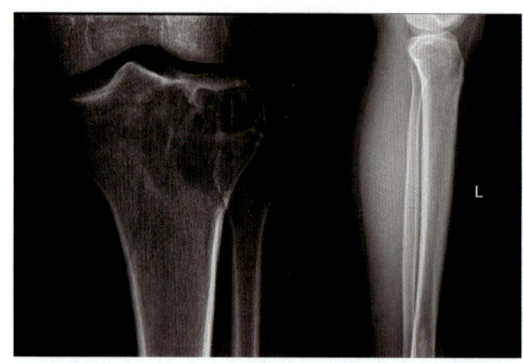

病例12图1　2021-04-08 X线正侧位片显示左胫骨近端骨破坏

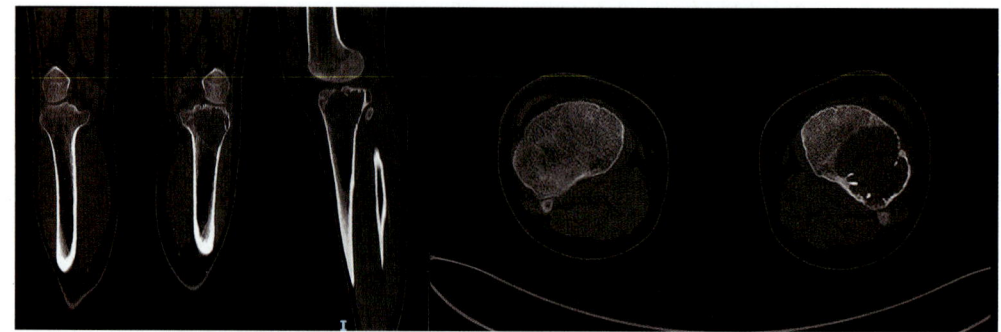

病例12图2　2021-04-13 CT显示左胫骨近端偏心性溶骨破坏

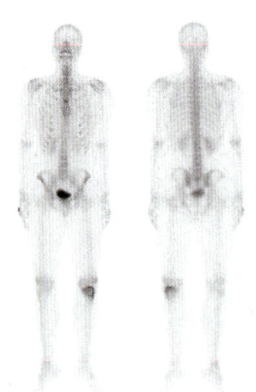

病例12图3　2021-04-14 ECT显示左胫骨近端异常放射性浓聚

二、诊疗经过

根据病史及入院查体、辅助检查结果，该患者临床诊断为左胫骨近端溶骨性骨

病例12 骨巨细胞瘤

质破坏，考虑为骨巨细胞瘤可能性大，于2021-04-15全身麻醉下行左胫骨近端病灶冰冻＋刮除＋高速磨钻打磨＋无水乙醇浸泡灭活＋关节面下区域植骨＋瘤腔骨水泥填塞＋钢板螺钉内固定（病例12图4），术中冰冻：富于巨细胞肿瘤，形态学考虑骨巨细胞瘤可能性大，术后病理回报：（左胫骨近端肿物）富于巨细胞的肿瘤，结合免疫组化考虑骨巨细胞瘤，生长活跃；免疫组化：SATB-2（弱+），P63（+），CD68（相应+），Ki-67（热区20%+），CD34（-），SMA（散在弱+）（病例12图5）。

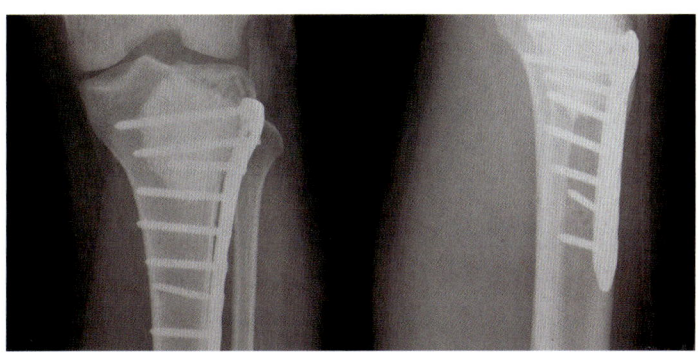

病例12图4　术后X线显示关节面植骨影，残腔骨水泥填塞影，接骨板及螺钉固定

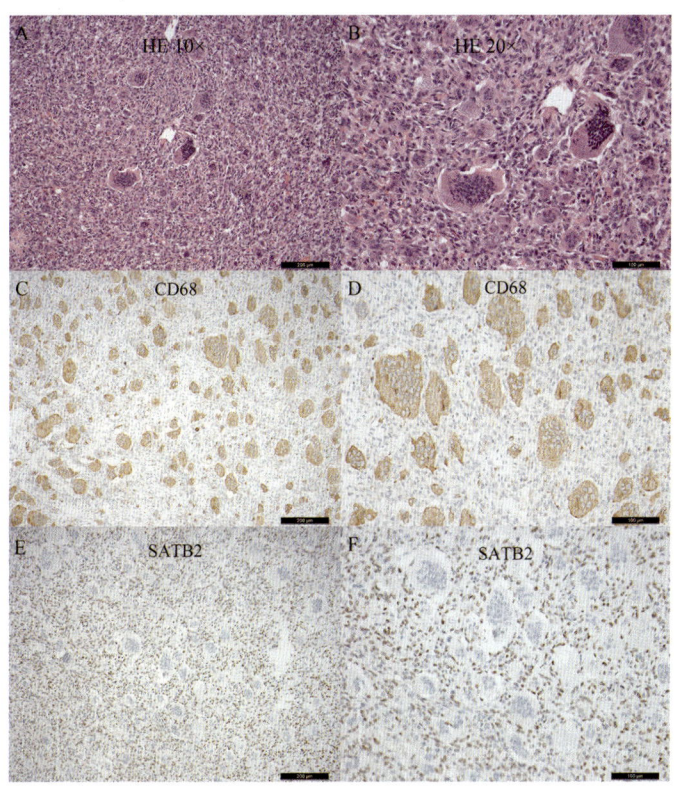

病例12图5　术后病理诊断为骨巨细胞瘤

术后积极进行渐进功能锻炼并定期复查，膝关节功能恢复良好。2021-08-25复查X线提示：左胫骨近端骨巨细胞瘤术后术区可见金属内固定影，术区骨质密度不均匀，可见致密影；余所示腓骨及股骨骨质密度未见明显异常（病例12图6）。

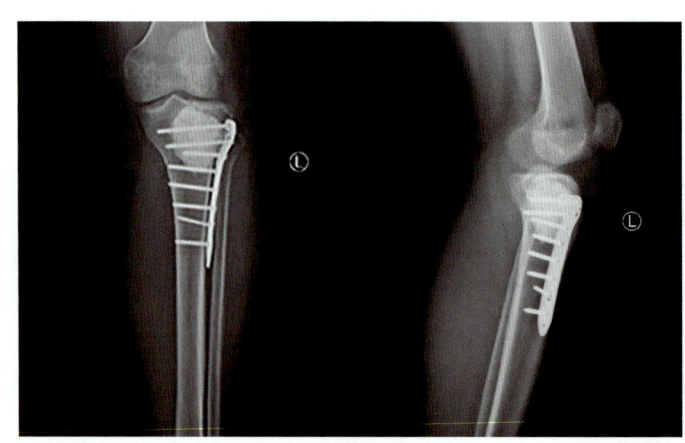

病例12图6　2021-08-25 X线可见左胫骨近端术后骨水泥及接骨板螺钉位置良好

术后10个月后2022年2月底患者于左小腿原术区近端偏外侧发现肿物，质硬，边界不清楚，活动差，伴有压痛。2022-03-02复查X线提示：左胫骨近端术区可见金属内固定影，与前对比可见左胫骨平台外侧骨质破坏（病例12图7）。考虑为病变复发，建议再次手术及地诺单抗治疗。

患者因个人因素未接受治疗，左膝关节疼痛呈进行性加重，小腿近端外侧肿物增大迅速，并逐渐出现左膝关节活动受限。2022-06-14复查X线提示：左胫骨平台外侧骨质破坏较前明显加重（病例12图8）。2022-06-20行CT检查提示：左小腿上段术区皮下可见条片状软组织密度影，边界不清；左胫骨上段呈术后改变，术区可见金属固定物影及髓腔内填充团块样高密度影；左胫骨外侧胫骨平台骨质破坏伴异常软组织密度影，周围骨皮质变薄不连续，与周围肌肉分界不清，邻近腓骨小头骨皮质欠连续；左胫骨下段局部内侧骨皮质增厚，左胫骨下端及右距骨可见致密结节影；左膝关节腔内可见液性密度影；左股骨远端及左髌骨骨质密度不均伴骨质密度减低区，左股骨外侧髁为著；右膝关节诸骨未见明显骨质破坏征象（病例12图9）。2022-06-23行ECT检查提示：全身骨显像清晰，两侧对称，放射性分布不均匀，于左侧膝关节以及胫骨上段、左侧腓骨头可见异常放射性浓集区，其余诸骨未见明显异常。双肾影淡，膀胱可见正常生理性分布（病例12图10）。

病例 12　骨巨细胞瘤

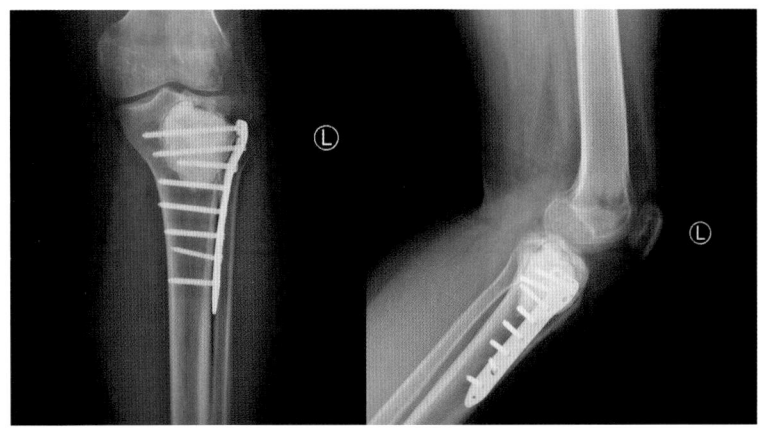

病例12图7　2021-03-02 X线显示左胫骨平台外侧骨质破坏

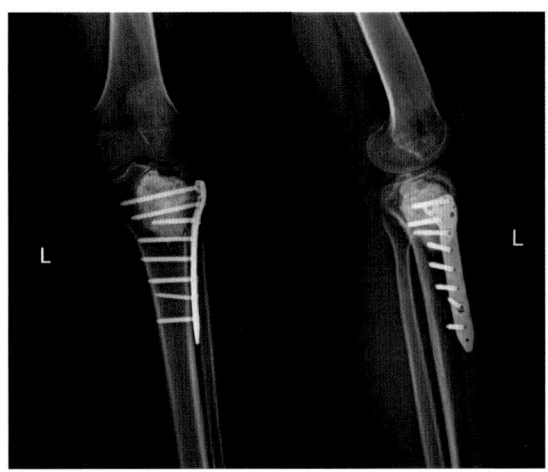

病例12图8　2021-06-14 X线显示左胫骨平台外侧骨质破坏较前明显

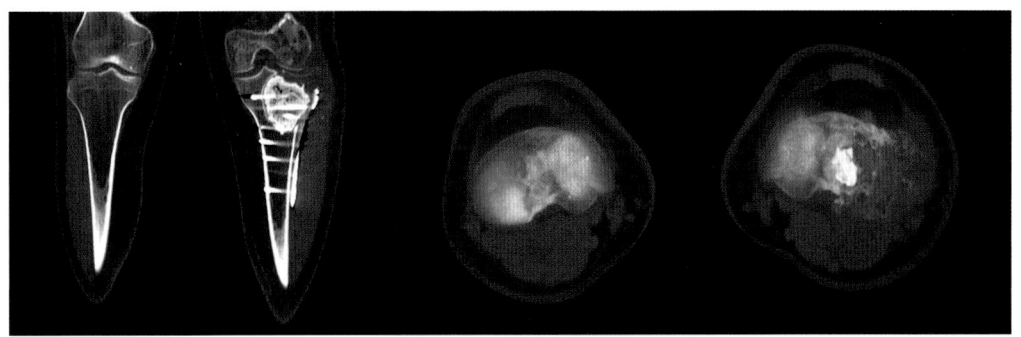

病例12图9　2021-06-20 CT显示左胫骨平台外侧骨质破坏较前明显

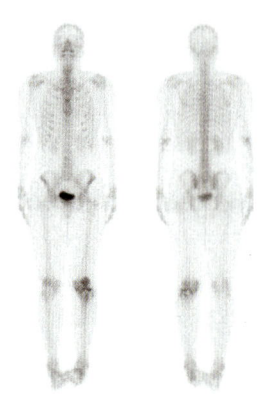

病例12图10　2021-06-23 ECT显示左侧膝关节以及胫骨上段、左侧腓骨头病变

为控制骨破坏，患者于2022-06-25开始使用地诺单抗（denosumab）120mg治疗，于治疗第1个月的第1日、第8日、第15日、22日及29日分别给予120mg额外给药，以后每月1次，并定期予以影像学复查。

2022-09-26复查CT提示：左小腿上段术区皮下可见条片状软组织密度影，边界不清；左胫骨上段呈术后改变，术区可见金属固定物影及髓腔内填充团块样高密度影；左胫骨外侧胫骨平台骨质破坏伴异常软组织密度影，周围骨皮质变薄不连续，与周围肌肉分界不清，邻近腓骨小头骨皮质欠连续；左膝关节腔内可见液性密度影；左股骨远端及左髌骨骨质密度不均伴骨质密度减低区，左股骨外侧髁为著；右膝关节诸骨未见明显骨质破坏征象。与2022-06-20下肢CT片比较：左胫骨外侧胫骨平台骨质破坏及异常软组织密度影范围较前缩小、密度较前有所增高，余无著变（病例12图11）。患者继续使用地诺单抗，定期复查，拟择期行手术治疗。考虑到关节面破坏严重，拟行胫骨近端病变骨瘤段截除＋膝关节假体置换＋腓肠肌肌瓣转位覆盖手术。

病例12图11　2022-09-26 CT

显示与前对比左胫骨外侧胫骨平台骨质破坏及异常软组织密度影范围较前缩小、密度较前有所增高。

三、病例点评

1. 本例患者为典型胫骨近端骨巨细胞瘤，初诊X线可见典型的肥皂泡样骨质破坏，骨皮质明显变薄，ECT可见异常的放射性浓聚。

2. 该患者初诊时关节面骨质菲薄，进行了保留关节面的手术，虽进行了高速磨钻打磨及无水乙醇灭活等处理措施，但对于关节面的肿瘤处理仍无法达到100%满意，这是造成后续关节面下肿瘤复发的重要因素之一。若直接行瘤段骨截除＋膝关节置换则可能降低复发率，但关节功能有所丧失。

3. 肿瘤复发后予以RANKL单抗后骨质破坏范围较前有明显好转，但药物仅通过抑制破骨细胞样巨细胞的活化，从而减少溶骨的发生，但肿瘤基质细胞仍存在并以减慢的速度增殖，因此地诺单抗治疗后还会有肿瘤细胞成分残留。本例患者接受单抗治疗后仍建议应行手术治疗。

例二：右尺骨远端骨巨细胞瘤术后，右桡骨远端复发、肺转移

一、病历摘要

（一）基本资料

患者张某，女性，20岁，因"右尺骨远端骨巨细胞瘤瘤外院术后2年余，右桡骨远端破坏发现6天"2018-10-09第一次入院。

现病史：患者于2015年10月因右尺骨远端骨破坏于当地医院行刮除植骨术，术后病理为骨巨细胞瘤，术后3个月出现骨质吸收及肿瘤复发，2016-03-04外院再次行右尺骨远端瘤段截除。2018年9月出现右腕部酸胀感，2018-10-03行CT检查提示：右桡骨远端骨质破坏伴周围软组织肿物，考虑复发，双肺多发结节，考虑转移。

患者自发病以来，饮食二便正常，体重无明显变化，无畏寒发热。

既往史：既往体健，否认结核、肝炎等传染病病史。

个人史：生于原籍，未到过疫区，无毒物接触史。

家族史：父母及兄弟姐妹无相关疾病病史，无遗传病史。

（二）专科检查

右前臂远端尺侧可见原纵向手术瘢痕，愈合良好，尺骨远端部分凹陷缺如，尺骨断端无肿胀疼痛，前臂远端尺侧肿胀压痛明显，局部皮温较高，腕关节轻度尺偏

畸形，背伸及屈曲明显受限，右手各手指活动感觉无异常。

（三）辅助检查

CT检查提示：右尺骨远端缺如，局部皮下条索影；右桡骨远端骨质破坏伴周围软组织肿物，大小约3.0cm×2.4cm；双肺多发结节，较大者大小约2.0cm×1.9cm，考虑转移，纵隔内及双侧腋下未见明显肿大淋巴结，双肺门不大，双侧胸腔未见积液（病例12图12）。

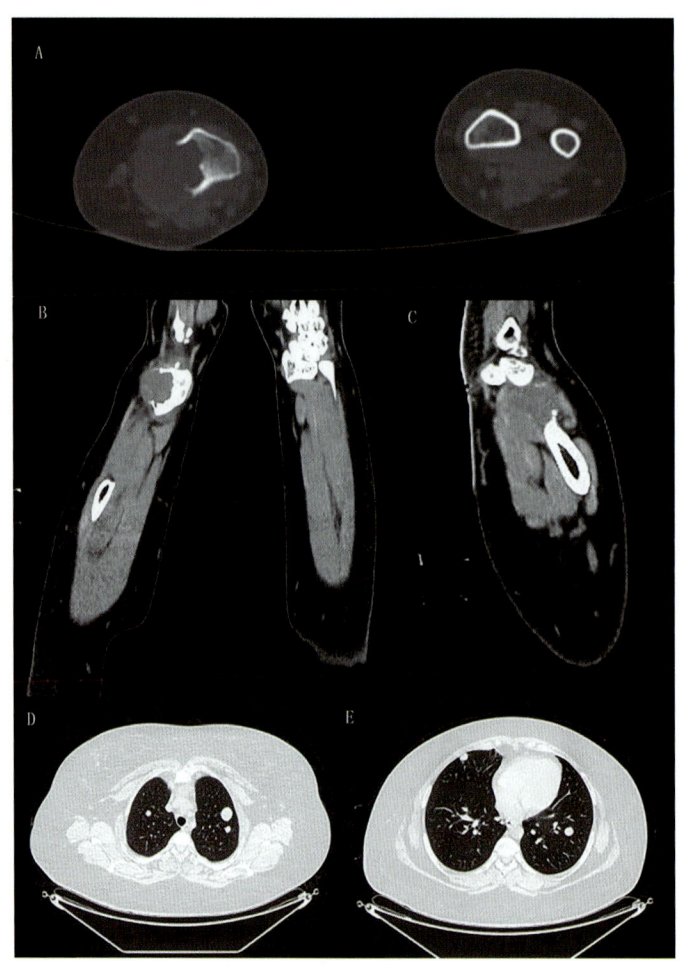

病例12图12　CT图像

A～C：显示右桡骨远端骨质破坏伴周围软组织肿物，考虑复发，D～E：显示双肺多发结节，考虑转移。A：前臂水平位；B：前臂冠状位；C：前臂矢状位；D：双肺上叶；E：双肺中叶。

MRI提示：右前臂皮下可见手术瘢痕，右侧尺骨远端缺如，断端未见明显异常信号影。右侧桡骨远端骨质破坏伴软组织肿物，T_1WI呈稍低信号，抑脂T_2WI呈不均匀稍高及高信号，增强后呈明显不均匀强化，边界不清，大小约为

3.1cm×2.4cm×2.9cm，累及周围肌组织及右腕关节，邻近右侧桡骨髓腔内可见片状稍长T_1稍长T_2信号影，增强后可见不均匀轻度强化，边界不清；腕骨未见明显骨质破坏（病例12图13）。

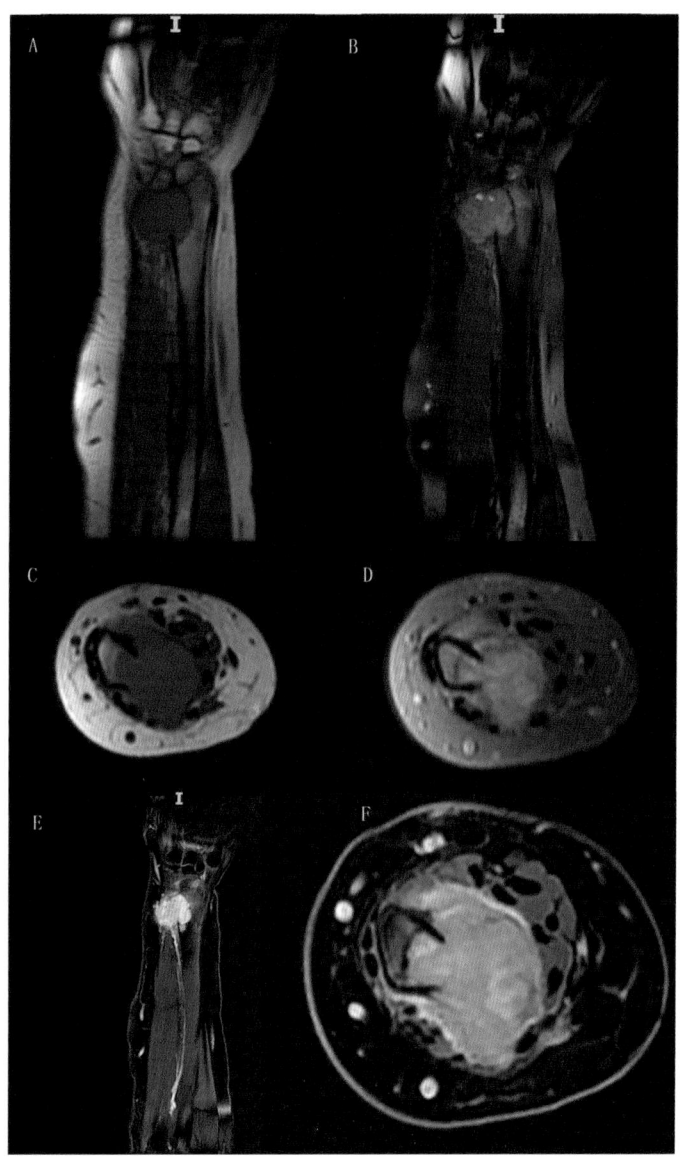

病例12图13　MRI图像

A～D为T_1及T_2磁共振影像，E、F为强化磁共振影像。A：T_1WI序列冠状位；B：T_2WI序列冠状位；C：T_1WI序列水平位；D：T_2WI序列水平位；E：强化冠状位；F：强化水平位。

ECT检查提示：全身骨显像清晰，两侧对称，放射性分布不均匀，于右侧腕关节可见异常放射性浓集区，其余诸骨未见明显异常。双肾影淡，膀胱可见正常生理性分布（病例12图14）。

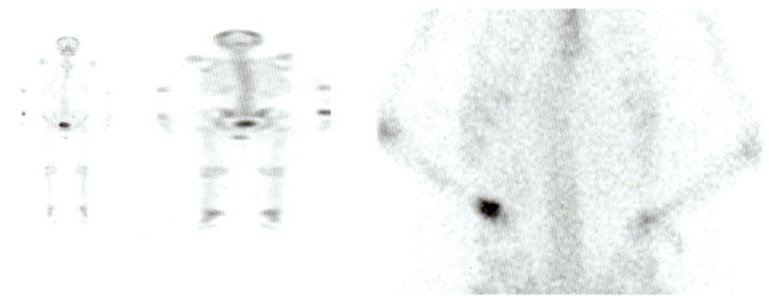

病例12图14　ECT显示右侧腕关节可见异常放射性浓集区

二、诊疗经过

根据病史及入院查体、辅助检查结果，该患者临床诊断为右尺骨远端骨巨细胞瘤术后，右桡骨远端溶骨性骨质破坏伴周围软组织肿物，考虑为骨巨细胞瘤复发及肺转移。于2018-10-25右桡骨远端瘤段骨截除＋同种异体骨移植＋内固定，手术顺利，术后病理回报：软组织查见复发的肿瘤组织，核分裂象5个/10HPF，结合病史及免疫组化，符合骨巨细胞瘤；免疫组化：CD68（＋），CD163（灶＋），clusterin（多核细胞＋），Ki-67（30%，＋），P63（＋）（病例12图15）。

术后伤口甲级愈合，于2018-11-20开始使用地诺单抗，并进行定期复查。2019-04-10复查X线提示：右腕部骨巨细胞瘤复发术后，腕关节间隙略狭窄，并可见金属内固定影，右桡骨断端骨痂形成，断端对位对线尚可，周围软组织未见明确肿物影，尺桡骨近端骨质未见异常（病例12图16）。2019-04-16复查CT提示：双肺多发结节，较大者大小约1.3cm×1.1cm；各支气管开口通畅。前纵隔胸腺区软组织密度增高，纵隔内及双腋下未见明显肿大淋巴结；双肺门不大；双胸腔未见积液；与2018-10-03对比，双肺结节较前明显缩小（病例12图17）。

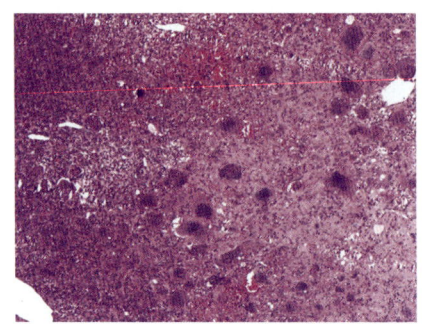

病例12图15　术后病理

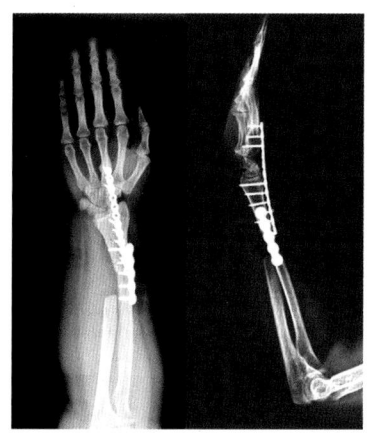

病例12图16　术后X线复查显示局部异体骨及内固定重建位置良好，未见复发

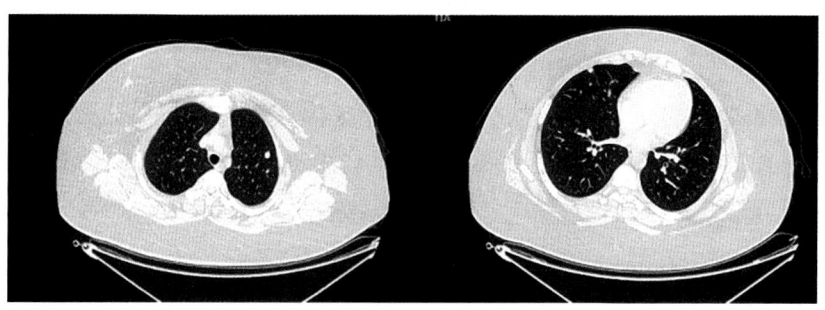

病例12图17　2019-04-16 CT显示使用地诺单抗后双肺多发结节转移灶较前明显缩小

患者于2019年8月出现右前臂原术区疼痛，复查X线提示：原移植同种异体骨部分吸收，并出现移植段错位，但未见肿瘤复发（病例12图18）。因个人原因拒绝再次手术翻修及重建，使用外固定支具保护后疼痛能缓解，继续使用地诺单抗，并定期复查胸部CT（病例12图19至病例12图22），病情稳定。

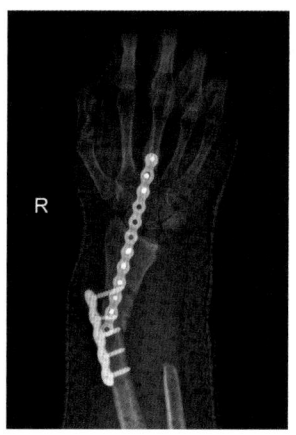

病例12图18　2019-8-24 X线显示移植骨错位

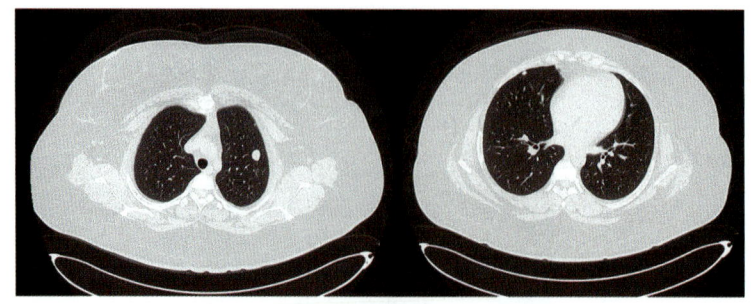

病例12图19　2019-8-28 CT提示：左肺上叶病灶稍增大，余双肺转移灶稳定，无明显变化

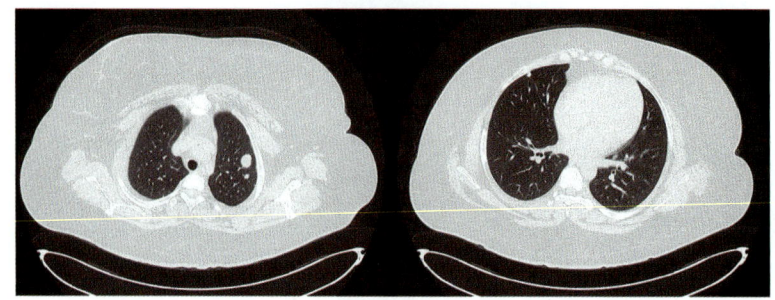

病例12图20　2020-06-10 CT提示：左肺上叶病灶稍增大，余双肺转移灶稳定，无明显变化

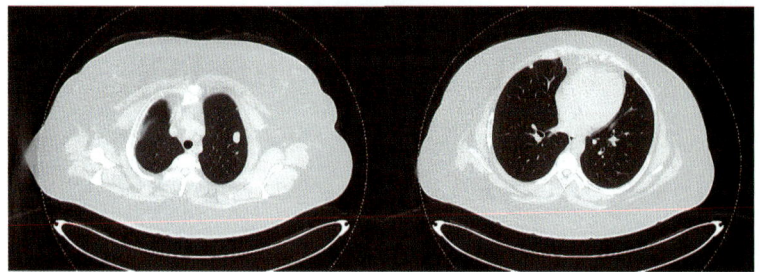

病例12图21　2020-12-09 CT提示：左肺上叶病灶缩小，余双肺转移灶稳定，无明显变化

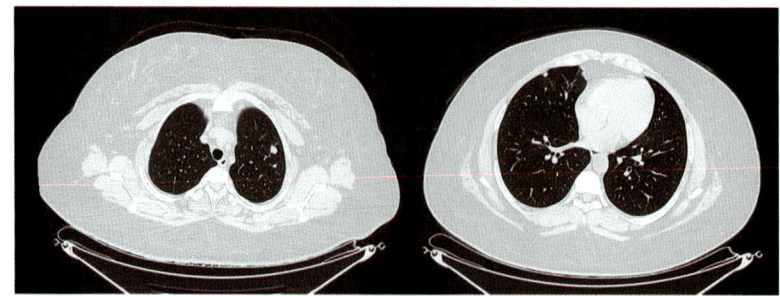

病例12图22　2021-05-08 CT提示：左肺上叶病灶缩小，余双肺转移灶稳定，无明显变化

患者于2022-07-22复查X线提示：原移植同种异体骨部分吸收短缩，移植段错位伴尺偏，断端可见骨痂形成，未见肿瘤复发（病例12图23）。患者右手活动感觉

正常,仍使用外固定支具保护。2022-07-26复查CT提示:双肺多发结节,较大者大小约2.2cm×1.3cm;右肺中叶索条;各支气管开口通畅。前纵隔胸腺区软组织密度增高,纵隔内及双腋下未见明显肿大淋巴结;双肺门不大;双胸腔未见积液;与2021-05-08对比,左肺上叶结节较前增大,余无著变(病例12图24)。因影像学提示患者肺转移灶病情进展,停用地诺单抗治疗。后患者失访。

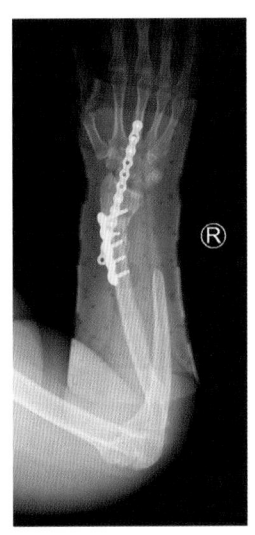

病例12图23　2022-07-22 X线显示移植骨断端畸形愈合

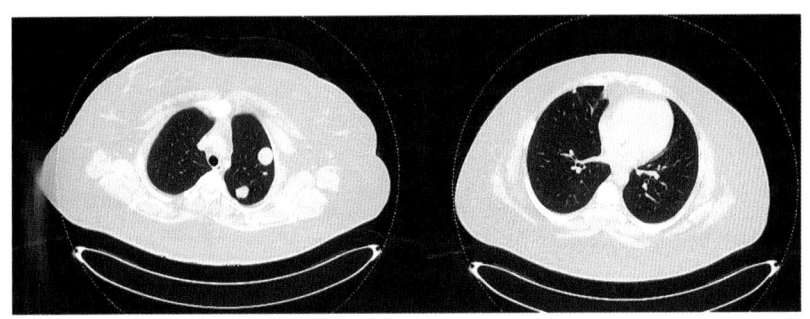

病例12图24　2022-07-26 CT:左肺上叶病灶增大、增多,余双肺转移灶稳定,无明显变化

三、病例点评

1. 桡骨远端骨巨细胞瘤是一种特殊部位骨巨细胞瘤,该部位患者较其他部位更容易复发,且因其临近腕关节而致术后腕关节功能较差。因此桡骨远端骨巨细胞瘤常出现较大的软组织肿物,其手术治疗一般选择为瘤段截除才能获得较为安全的手术切缘,故本病例选择行桡骨远端瘤段截除,随访证实该手术方式获得了长期的局部无复发控制。

2. 桡骨远端瘤段截除后的重建一般分为三种：同种异体骨移植、带血管蒂腓骨移植、3D打印假体置换。本例患者选择行同种异体骨移植＋内固定重建方案，虽获得了长期的局部肿瘤控制，但后期出现了骨吸收及内固定接骨板的折断，可二期手术进行翻修并选择其他重建方式来获得腕关节功能恢复。骨骺停止发育后的患者选择带血管蒂腓骨移植重建腕关节的手术方式为首选。

3. 桡骨远端的骨巨细胞瘤较其他部位易发生肺转移，有文献报道发生桡骨远端骨巨细胞瘤肺转移的中位时间为3.8年，影像学上骨巨细胞瘤肺转移瘤多见于双肺的外带及肺底部，表现为圆形、卵圆形结节状、密度均匀的结节，结节边缘光滑，部分结节与周围肺组织之间有一窄的透亮区；本例患者的肺转移影像完全符合以上特点。骨巨细胞肺转移的治疗以综合治疗模式为主，肺转移灶能手术切除者可选择手术切除以获得较好预后，这一观点已获共识。本例患者肺转移为多发，不能手术切除；因此其内科治疗尤其重要，对于骨巨细胞瘤肺转移的患者目前可选择的治疗包括：细胞毒药物治疗、靶向药物、α-2b干扰素、二膦酸盐、抗血管生成药物等，该病例应用地诺单抗后获得了肺转移灶的长期控制，但后续出现了耐药，进一步的药物治疗可考虑抗血管生成治疗及细胞毒药物治疗等。

四、疾病介绍

（一）疾病概述

骨巨细胞瘤最早于1818年由Cooper首次报道，后来的学者发现骨巨细胞瘤是一种具有局部侵袭性的肿瘤，而且部分可能具有恶性潜能。骨巨细胞瘤起源于骨髓未分化的结缔组织，主要是由富含血管的圆形或卵圆形单核基质细胞及分布与其间的多核巨细胞组成，男女发病率相近，也有学者报道女性发病率高于男性，多好发于20～40岁的成年人，儿童青少年很少发病。

世界范围内原发的骨巨细胞瘤占所有骨肿瘤的4%～5%，但我国骨肿瘤患者中这一比例明显偏高，可达13%～20%，一般而言，90%的骨巨细胞瘤好发于四肢长骨干骺端，如股骨远端、胫骨近端、桡骨远端、股骨近端和腓骨近端等部位，随疾病进展常侵犯骨骺；约10%见于短骨、扁骨或某些不规则骨，如骶骨、胸腰椎和手足等部位（病例12图25有学者统计214例骨巨细胞瘤的发病部位分布）。少部分骨巨细胞瘤可继发于Paget骨病（Paget's disease of bone，PDB），发生率约1%；其在意大利和英国的白人中报道较多，恶性程度较高，发病高峰在40岁以后，男性发生率高于女性，5年生存率低于50%，好发于骨盆、脊柱和颌面部不规则骨，具有家族聚集效应，若PDB型骨巨细胞瘤患者出现多发性骨巨细胞瘤病灶，则以中轴骨上的灶数量居多。骨巨细胞瘤大部分为良性病变，部分生长活跃，骨巨细胞瘤具有潜在恶性，5%～10%的病例病变呈侵袭性生长，甚至发生肺转移。患者可伴有肿胀，关节功能受限，病程从数周到数月不等，无特异性表现。根据单核细胞和多核巨细胞的组织学特点，曾将其分为Ⅰ级、Ⅱ级、Ⅲ级，但是这种分级常与骨巨细胞瘤的生物学行为不一致，30%左右的骨巨细胞瘤经手术治疗后会复发，发生远处转移的病例占5%～10%，分级的意义不大。

骨巨细胞瘤约占所有原发性骨肿瘤的5%，目前认为骨巨细胞瘤是一种良性肿瘤，但具有侵袭性行为和转移潜能。虽然很少致命，但该肿瘤可能与局部骨结构的实质性紊乱有关，且肿瘤好发在关节周围，会造成关节功能的影响。虽然被认为是骨的良性肿瘤，但其手术后的复发率相对较高，转移发生率在1%～9%。早期研究认为转移的发生率与肿瘤的局部侵袭性生长和复发相关联。对于理想的治疗方法的选择，目前还没有广泛的共识。有学者提倡不同的手术技术，从病灶内刮除术到广泛切除。治疗的目的是根除肿瘤，保留肢体功能，预防局部复发和远处转移。

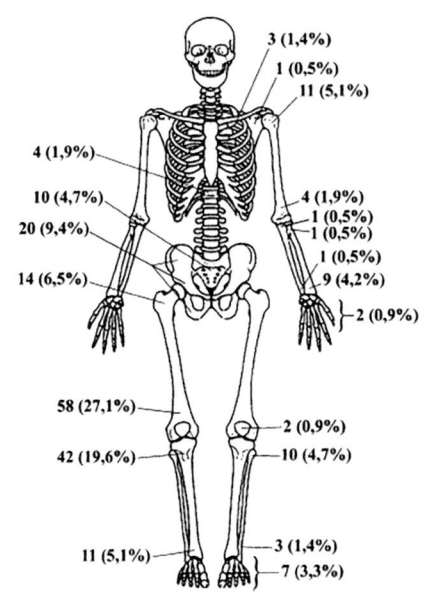

病例12图25　214例骨巨细胞瘤的发病部位分布

（二）诊断与治疗

1．诊断

（1）临床表现

1）病史：大多数患者无明显诱发因素，发病年龄一般为20～40岁，无性别差异，无明显流行病学特征。

2）症状：原发性骨巨细胞瘤以受累区域的疼痛为主，可由间歇性逐渐转为持续性并逐渐加重，邻近关节者可引起关节活动受限，出现软组织肿物时局部可扪及肿块，常有局部明显压痛，严重的骨质破坏可导致病理骨折后出现活动受限、畸形及剧烈疼痛。位于脊柱的骨巨细胞瘤常因为肿瘤侵犯椎体后造成椎体高度丢失，导致脊柱稳定性丧失而出现受累脊柱节段的神经刺激症状，如麻木、疼痛等，严重时出现椎体压缩性骨折导致肢体运动感觉障碍甚至截瘫。

3）体征：最主要的受累骨解剖部位的压痛及叩击痛，由于骨巨细胞瘤常为偏心性生长，因此压痛一般也为偏心性。伴有软组织肿物时体检可触及软组织肿块，部分可以有关节腔渗出或病理性骨折。

（2）影像学检查

1）X线检查：骨巨细胞瘤的影像学表现特征为肿瘤常偏心性生长于长骨骨端，横向扩张程度接近纵向扩张程度或大于纵向扩张程度。在X线检查中，骨巨细胞瘤通常表现为长骨骨端偏心性的溶骨破坏区，病变延及关节软骨面下，皮质膨胀变薄，可见膨胀的骨嵴，形成"皂泡样""蜂窝样"改变；病变边缘清晰，硬化边和骨膜反应少见；当出现软组织侵犯时X线有时可发现较大的软组织肿胀影。

2）CT检查：骨巨细胞瘤的CT影像学特征为溶骨性骨质破坏，出现不同程度的骨嵴，边缘清晰，骨皮质薄弱膨胀，无分隔，钙化少见；缺少硬化边是骨巨细胞瘤的CT特征性影像学征象之一。增强CT扫描可发现肿瘤实性部分产生液平面，强化显著。部分隐匿性的骨皮质中断经X线检查无法诊断出来，但是通过CT检查可有效显示骨质破坏区域的形态，呈虫蚀状或筛孔状改变。有学者认为骨皮质破坏不完整的骨巨细胞瘤有恶性倾向，病灶边缘呈虫蚀状或筛孔状骨质破坏可以认为骨巨细胞瘤是Ⅱ级或以上；但是也有文献报道，只有明显的骨皮质中断和软组织肿块才能作为骨巨细胞瘤具备侵袭性的CT征象。CT检查在软组织肿胀方面明显高于X线检查，在显示肿瘤形态、密度等细微结构方面效果更佳。个别骨巨细胞瘤患者可出现肺转移，因此胸部CT可作为骨巨细胞瘤的常规筛查项目。

3）MRI检查：骨巨细胞瘤的磁共振检查发现T_2WI特征为不均匀性高信号，病灶临近组织出现低信号环型特征，病灶边缘清晰，T_1WI特征为低信号或等信号。增强磁共振扫描可发现肿瘤实体出现显著或中度强化。磁共振可发现骨质破坏、骨皮质变薄，并在形态不规则或密度不均匀的软组织肿物诊断方面具备优势；部分病例T_1WI呈等或低信号，T_2WI呈高信号，还有部分病例病灶及周围组织呈现出片状异常信号；少部分病例病灶存在跳跃转移情况等。骨巨细胞瘤的磁共振检查在诊断瘤体和临近组织结构的关系、瘤体内的坏死、出血等情况存在明显优势，特别是肿瘤和临近组织和周围组织的血管神经的关系，对骨巨细胞瘤制订手术方案、评估临床分期、评估术后关节功能具有重要的临床价值。

4）ECT检查：骨巨细胞瘤少数可能出现骨跳跃病灶及多发病灶，全身骨扫描有助于发现这些病灶。ECT主要在判断肿瘤浸润范围及寻找跳跃转移的意义较大，有助于确定手术范围，特别是对X线片判断较困难的部位如骨盆、脊柱等处的肿瘤，价值更大；但需要强调的是，ECT检查的主要价值在于能够早期发现侵犯部位并且及时探查远处的转移灶，而不是了解局部病灶的解剖改变。

目前较成熟的骨巨细胞瘤瘤影像学分期仍沿用Campanacci分期，其分期标准为：I期肿瘤病灶边界清晰，四围有硬化带环绕，基本无骨皮质受累；II期肿瘤有明显的边界，无骨硬化，皮质骨变薄与膨胀；III期肿瘤边界不清，有皮质骨穿破、软组织侵袭。随着分期的增高，骨巨细胞瘤的侵袭性不断增加，骨皮质及软组织侵袭程度不断加重，其手术复发率亦增高。

（3）病理检查及病理分型：骨巨细胞瘤的大体标本表面常覆以薄层骨壳，骨壳消失处，可见纤维组织包膜，肿瘤组织常为碎块呈褐色、粉色或灰白色，质软而脆，常见出血、坏死或形成大小不等囊腔，内含少许血性及棕黄色液体，肿瘤组织可有纤维间隔，肿瘤常位于长骨的干骺端。骨巨细胞瘤典型的镜下组织学一般显示由圆形、卵圆形、多角形及梭形的单核细胞以及均匀分布其间的破骨细胞样巨细胞构成，巨细胞核数一般为15~20个，甚至上百个，平均大于15个。单核基质细胞的核与巨细胞的形态相似，染色质疏松，有1~2个小核仁，胞质界限不清，细胞间含有少量胶原，可见到核分裂象，但没有病理性核分裂。骨巨细胞瘤还可以出现以下各种继发性改变，如出血、坏死及纤维组织细胞和泡沫细胞增生，似非骨化性纤维瘤和良性纤维组织细胞瘤。有时也可出现局灶性反应骨，可能与小范围的骨皮质破坏有关，且常出现在病灶周围，尤其是软组织复发或肺转移灶中。部分骨巨细胞瘤可合并动脉瘤样骨囊肿。如果高度怀疑骨巨细胞瘤，应首先进行穿刺或切开活检。目前已知，骨巨细胞瘤中的多核巨细胞形态虽然与破骨细胞相似，但无破骨作用。据光学显微镜、电子显微镜观察的结果，多核巨细胞是由单核间质细胞融合而成的，且无增殖分裂现象，相反变性却较常见，单核间质细胞则增生活跃，具有分裂能力，这是本病的特征，故应把单核间质细胞看作是本瘤的主要成分，单核基质细胞具有增殖能力，是肿瘤细胞，其可以向组织细胞、破骨细胞、肌纤维母细胞分化。

对于骨巨细胞瘤的诊断许多病理学家将其分为三级，对于判断肿瘤的良、恶性程度及预后和治疗等都具有一定的参考价值。但有些骨巨细胞瘤细胞分化好，组织学上属于良性，而临床上表现为恶性。2%骨巨细胞瘤患者可以发生肺转移，称为良性转移，在原发病灶和转移灶内都没有发现组织学上的恶性表现。

Ⅰ级：单核间质细胞多呈梭形或卵圆形，大小一致，无异型性，细胞虽丰富，但并不致密，排列较疏松。偶见细胞核肥大、深染和核分裂象，但无病理性核分裂。多核巨细胞量多，分布较均匀，体积较大，核数较多。

Ⅱ级：介于Ⅰ级和Ⅲ级之间，其所包括的病变差异范围较广，单核间质细胞可呈轻度至较明显的异型性。细胞丰富，排列紧密，大小、形状不同。核较肥大深染，大小不等，核分裂象也较多见，偶尔可出现病理性核分裂。多核巨细胞分布不均，胞质较少，核可有异型性。

Ⅲ级：单核间质细胞丰富而肥大，异型性更明显，大小形状不一，核大深染，核分裂象多见，较易见到病理性核分裂。细胞排列紧密，与纤维肉瘤相似。多核巨细胞小而少，分布不均匀，核数少并呈异型性，较易见坏死灶。

（4）鉴别诊断

1）动脉瘤样骨囊肿：多发生于20岁以下的青少年，好发于脊柱及扁骨，但也可发生于长骨的干骺端。X线可显示骨的偏心膨胀，骨皮质消失，与骨巨细胞瘤镜下不同，动脉瘤样骨囊肿中多核巨细胞分布不均且多位于出血灶附近，胞体较小，间质为成熟的纤维组织。与骨巨细胞瘤类似的是，单纯病灶刮除复发率较高，大块切除或刮除灭活后植骨的治疗效果较好。部分患者经常出现骨巨细胞瘤合并动脉瘤样骨囊肿的情况。

2）甲状旁腺功能亢进：一般为多发病灶，成年女性常见，早期症状为骨性疼痛，实验室检查可发现血钙升高、血磷降低，呈现为典型的钙磷倒置现象；血液中碱性磷酸酶及甲状旁腺激素升高。该病好发于长骨的骨干及干骺端、髂骨、手足骨等。镜下在正常骨结构消失的基础上出现大量纤维组织增生，小型多核巨细胞分布不均匀，并可见出血灶及吞噬含铁血黄素的巨噬细胞，病灶周围可见骨样基质和新生骨小梁及破骨细胞吸收后残留的板层骨。此病在切除亢进的甲状旁腺原发病灶后，骨病灶可随之修复。

3）良性纤维组织细胞瘤：骨巨细胞瘤的单核细胞可呈梭形并出现席纹状结构，镜下类似于纤维组织细胞瘤，但后者缺乏卵圆形单核细胞背景中均匀分布的多核巨细胞的典型巨细胞瘤的区域。

4）巨细胞修复性肉芽肿：常见于10~20岁青少年，好发于下颌骨。现在认为发生于下颌骨的骨巨细胞瘤通常并非真性骨巨细胞瘤而是巨细胞修复性肉芽肿。镜下多核巨细胞体积小，数量中等，分布不均匀，常聚集于出血、坏死及含铁血黄素沉积部位，并可见骨样及骨组织形成，病灶经单纯刮除后预后良好。

2. 肿瘤分期 骨巨细胞瘤的分期主要遵循美国癌症联合委员会（AJCC）的TNM分期系统和Eneeking外科分期系统，可参考病例11中的相关内容。

3. 治疗 骨巨细胞瘤治疗仍以手术治疗为主，但骨巨细胞瘤的复发率在文献报道中不尽相同，大部分为15%～25%。有学者认为手术刮除肿瘤联合苯酚、过氧化氢、甲基丙烯酸甲酯、无水乙醇等处理瘤腔可降低肿瘤的复发率。对于需要行广泛切除及假体重建的骨巨细胞瘤患者，仍存在手术难度大、术后并发症及复发率高的风险。近年来，新兴药物（地诺单抗、双膦酸盐等）的出现为骨巨细胞瘤的治疗提供了新的选择，同时3D打印技术及精准放疗技术的发展也使骨巨细胞瘤的治疗有了新方法。

（1）手术：骨巨细胞瘤的手术治疗方式应根据病灶的部位、大小、侵犯骨质的范围及周围软组织受累情况进行选择，目前的手术治疗方式主要包括刮除灭活填塞术及整块切除后重建术。骨巨细胞瘤术后复发的概率较高，造成其术后复发的原因主要有：①骨巨细胞瘤有较强的侵袭性，肿瘤的实际范围大于肉眼所见及影像学检查所见，肿瘤具有多分隔特性，不同的肿瘤部位肿瘤血管生长即侵袭程度不同，且其生长部位多邻近关节，易致关节内侵袭生长；②外科治疗措施的彻底与否直接影响骨巨细胞瘤的复发。一般瘤内刮除术不易达到所需的安全边界，瘤内刮除术操作不当，易残留有未被开放的肿瘤间隔，亦可成为复发的根源，另外不易控制的肿瘤瘤腔内出血易致邻近正常组织的污染，而且一旦合并有病理骨折者，肿瘤的实际侵犯范围则常超出瘤内刮除所能达到的切除范围；③骨巨细胞瘤的复发与影像学Campanicci分级相关，影像学分级越高，局部复发率越高。手术方法的选择应从肿瘤易复发、恶变及向邻近组织侵袭蔓延的潜在恶性生物学行为为出发点。手术的关键是彻底清除所有肿瘤组织，同时要考虑对肢体功能的重建。

1）刮除灭活填塞术：对于X线片的Campanicci诊断标准为Ⅰ级，正常骨比较完整并残留一定厚度的，应以局部肿瘤彻底刮除加以灭活措施及充填骨腔为主，在手术中应注重精细的操作及瘤腔内物理或化学方法的处理。在刮除过程中，病灶的彻底清除、瘤腔彻底灭活、骨水泥或植骨充填是三个缺一不可的重要步骤。手术时应充分暴露肿瘤侵袭的变薄皮质骨并去除，或直接经囊外暴露；刮除之前四周软组织应以纱布进行覆盖保护以避免肿瘤形成种植污染而导致复发，彻底刮除肿瘤直到正常骨，并对瘤壁进行高速磨钻研磨，去除骨嵴及硬化环，然后进行灭活。目前比较主流的瘤腔化学灭活方式包括95%乙醇、液氮、苯酚、过氧化氢等，可以达到对刮除之后骨壁残存瘤细胞的杀灭作用，操作过程中要使所有的刮除缘浸泡在灭活溶剂内，又要充分保护周围正常组织免受化学溶剂的破坏。瘤腔的物理灭活方式包括电灼、微波加热。瘤腔的充填可用骨水泥或植骨。采用骨水泥，宜用放射不透光性骨水泥，以便在术后随访复查时判断有无复发。骨水泥既可以和刮除缘牢固结合，并具有足够的强度，同时骨水泥凝固时释放的聚合热达80～90℃，对刮除缘可形成再次高温灭活的作用。另外，填入的骨水泥可迅速与宿主骨结成一体，术后不必使用外固定，也可以早期负重活动，获得良好的关节功能，这在缩短疗程的同时也扩大了刮除手术的适应范围。大约手术后半年，充填的骨水泥外周即可出现薄层反应骨，这是由于骨水泥的聚合热反应致使病灶内壁出现骨质坏死—血管长入—纤维化骨化的过程。此反应骨可提示手术的范围，如在反应骨以外出现破坏，即可高度怀疑复发。

2）整块切除：对无妨碍或不严重影响肢体功能的肿瘤可行瘤段切除，如腓骨上端、尺骨下段等部位的肿瘤行瘤段彻底切除效果较好，且可以不进行重建。对于X线片为Ⅱ级，肿瘤侵及破坏软骨下骨质大于全关节的1/4、小于2/3者，尤其膝关节周围的骨巨细胞瘤，可采用肿瘤骨大块切除带血管腓骨、髂骨移植术，提供牢固的力学支持，避免软骨面塌陷，在保肢的前提下最大限度恢复膝关节的生理功能。带血管蒂腓骨移植可提供长节段移植填充材料，肿瘤可做到长节段边缘切除，明显降低局部复发率。因属带血运骨移植，术后骨愈合快，膝关节功能恢复快。另外采用双腓骨支撑力会更强，髂骨块作为支撑骨可使关节面受力均匀，避免软骨面的塌陷，最大限度地恢复膝关节结构和功能。不足之处是手术复杂，用时较长，需要熟练的显微外科技术。对于X线片为Ⅱ级或Ⅲ级，周围软组织较好者，可行瘤段切除带血管蒂腓骨移植或人工关节置换术，既保证了瘤体切除的彻底性，又保存了肢体的完整性，保留了肢体的大部分或部分功能，最大限度地减轻患者的心理负担。

3）脊柱骨巨细胞瘤的手术治疗：脊柱骨巨细胞瘤占全部骨巨细胞瘤的6%～7%。与四肢骨巨细胞瘤相比，脊柱骨巨细胞瘤因局部解剖复杂，不易彻底切除。化学或物理等辅助治疗方法具有无法实施的特点，因此脊柱骨巨细胞瘤的治疗比较困难，近年来不断更新的手术方法及内固定器械对大多数胸、腰椎骨巨细胞瘤可以做到广泛或边缘切除，使其局部复发率控制在理想的范围内。如Tomita的全椎体整块切除术（total en-bloc spondylectomy，TES）及Boriani提出的楔形椎体切除术，之后又有许多学者又对上述手术方式进行了补充、改进。但目前某些特殊部位（颈椎、骶骨）的骨巨细胞瘤广泛或者边缘切除仍存在很大的难度。脊柱骨巨细胞瘤可遵循WBB分期（病例12图26）来指导手术。按照X线片、CT、MRI影像，把椎体水平断面分为12个放射状的区域，依椎管中心为圆点，由左后侧起始，依次分为1～12区；同时在水平断面上由外层向内层分为A、B、C、D、E 5层，A层为骨外软组织，B层为骨浅层，C层为骨深层，D层为硬膜外层，E层为硬膜内层；另外，在脊柱纵轴上计数被累及椎体的数目。据此，确定肿瘤的空间位置和范围，以及受累节段的毗邻关系，根据肿瘤的空间位置和范围，制订手术方案。①当肿瘤位于椎体的4~8区或5~9区，至少1侧椎弓根无肿瘤侵犯时，做整块椎体切除术；②当肿瘤位于3~5区或8~10区（以椎弓根为中心）时，行矢状扇形切除术；③肿瘤位于10~3区时，采用后弓切除。上述操作均在距离肿瘤至少一区的健康位置做楔形截骨。

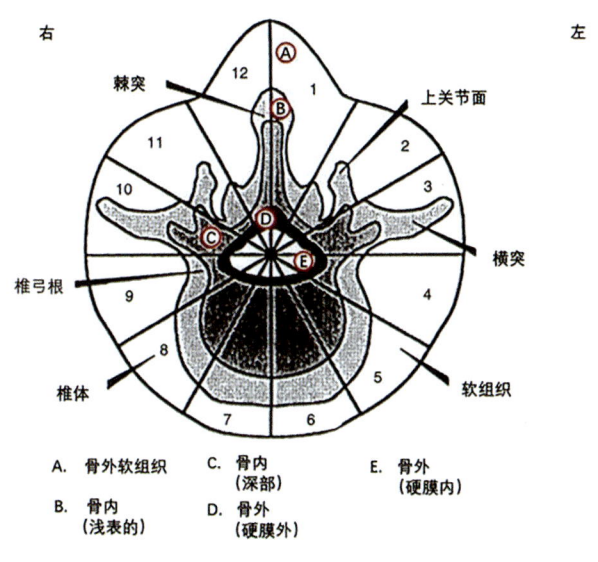

病例12图26　脊柱WBB分区

4）截肢：骨巨细胞瘤通常无截肢手术的指征，但对于少数主要神经血管受肿瘤侵犯或反复复发而患者经济状况不佳或保肢手术后并发难以控制的深部感染，且保留的肢体功能不如义肢的情况下也应采取截肢。

（2）介入治疗：对头、颈、脊柱肿瘤常使用血管栓塞，用于控制肿瘤出血、缩短手术时间、获得最好的外科切除。脊柱骨巨细胞瘤患者术后复发率高达10%~40%。骶骨、骨盆周围血管异常丰富，发生于这些部位的骨巨细胞瘤手术中经常会出现大量出血，或者造成周围重要结构损伤，术前可考虑行瘤体介入血管栓塞，尽可能减少术中、术后出血，缩小手术切除范围，也可单独使用导致肿瘤坏死、缩小肿瘤体积；同时骶骨和脊柱的骨巨细胞瘤难以达到广泛切除，连续动脉栓塞治疗可能是一种较好的治疗方法，一般在栓塞后数月疼痛减轻，数年后肿瘤体积可有不同程度的减小。有学者对骶骨和脊柱骨巨细胞瘤进行术前栓塞，可明显减少术中出血和保证最大限度的肿瘤切除，获得满意的局部肿瘤控制和临床效果，对于骶骨和脊柱骨巨细胞瘤这是可行的技术。涉及骶髂关节的骨巨细胞瘤反复的动脉栓塞和刮除具有创伤较小、出血少、并发症少的优势。骶骨肿瘤手术切除难度大，术后功能影响大，刮除后复发率高，血管栓塞对于骨盆、脊柱部位骨巨细胞瘤的治疗可能是一个有效选择。但是血管栓塞需一定设备和具有操作技术的介入科专家完成，并且供应肿瘤的血管复杂、血供丰富，栓塞后肿瘤虽出现短暂缺血，但可迅速出现血供再次建立，有时并不能达到治疗的目的，往往需与其他治疗方式联合应用。

（3）放疗：骨巨细胞瘤的放疗始于20世纪三四十年代，早期应用较多，主要用于复发及难于手术切除或不可手术切除的病例。后来的主流观点认为，放疗可诱发骨巨细胞瘤的恶变，有相当一部分报道认为，放疗可导致继发骨肉瘤、皮肤癌等恶性肿瘤的发生，概率约为10%，更重要的是放疗对骨巨细胞瘤的疗效不确切。但近年来有学者指出，随着放疗设备及精准放疗技术的不断进步，放疗对骨巨细胞瘤显示出确切的疗效，同时尚难确定放疗后继发肉瘤的发生是否全为放射因素导致；最新的随访资料表明，现代放疗技术治疗的患者中，放射诱发的继发恶性肿瘤的发生率不超过1%，但随着随访时间的延长，发病率可能会增加。随着基因组学的不断进步，现在认为一些骨巨细胞肿瘤患者出现的放疗后继发肉瘤可能是因为患者具有遗传易感性或肿瘤异质性，即最初的活检或切除标本未能充分反应肿瘤的全貌。体外实验结果证实，放疗对体外培养的骨巨细胞瘤细胞有较强的细胞毒性作用。临床研究显示，40Gy以下的放疗剂量对组织生长的影响属于可接受的范围，对伤口的愈合不会造成明显的影响，而低于50Gy剂量的关节周围组织放疗不会刺激关节液的渗出，对于关节粘连的影响也是可逆的。

因此，放疗可能是骨巨细胞瘤的一种安全有效的治疗选择，而且总剂量在不超过40Gy时，继发恶性肿瘤及其他并发症的可能性较低。当骨巨细胞瘤为强侵袭性、多发性、反复复发、解剖部位特殊（通常是脊柱或骶骨病变）或不能进行完全切除或刮除时，可建议进行放疗，总剂量尽量不超过40Gy。

（4）药物治疗：骨巨细胞瘤的外科治疗目前还存在很多困难，特别是特殊部位如脊柱骨盆及关节周围的骨巨细胞瘤，Ⅰ期手术可能会造成较大的骨质缺损及周围脏器损伤而导致骨及关节功能的丧失，甚至出现大小便失禁或截瘫的并发症，而且由于骨巨细胞瘤的侵袭性生长特征，术后复发的概率较高，因此围术期的药物治疗也是骨巨细胞瘤治疗的重要手段，术前的新辅助药物治疗可使肿瘤的破坏范围缩小，边界清楚，为手术治疗创造机会，术后的辅助药物治疗，可降低肿瘤的复发概率，为骨巨细胞瘤的长周期控制创造条件。目前常用于骨巨细胞瘤的治疗的全身药物包括双膦酸盐和地诺单抗。

1）双膦酸盐：对羟基磷灰石晶体具有高亲和力，可以在体内和体外抑制骨破坏。有研究者提出双膦酸盐的作用是由于其能抑制破骨细胞与骨表面附着而抑制溶骨开始，而且双膦酸盐可通过抑制破骨细胞、单核巨细胞前体细胞以及肿瘤破骨细胞生成的自分泌环，从而抑制骨破坏的发生发展。双膦酸盐应用于骨巨细胞瘤治疗的临床应用最早见于21世纪初，2001年Fujimoto首先将双膦酸盐结合放疗用于难治性骨巨细胞瘤的治疗，作者报道了3例个案，包括骶骨1例，脊柱2例，发现患者的症状获得明显改善。后来，越来越多的学者针对骨巨细胞瘤的双膦酸盐治疗设计了对照研究，大多数研究证明，用辅助性全身双膦酸盐治疗的可显著降低骨巨细胞瘤的术后复发率。也有研究将双膦酸盐混合在骨水泥中进行局部手术治疗，但缺乏足够的证据支持这种治疗方法。

2）抗RANKL单抗：目前一般认为骨巨细胞瘤主要包括3种主要细胞类型：纺锤形间充质基质细胞、单核细胞和多核破骨细胞样巨细胞；纺锤形基质细胞被认为是主要的肿瘤成分，可表达高水平的核因子κB配体（RANKL）受体激活剂，而巨细胞过表达RANK受体；RANK和RANKL相互作用是骨巨细胞瘤破骨细胞活性增强和产生溶骨性病变的主要原因。地诺单抗是一种完全的人单克隆抗体，对RANKL具有亲和力，并对RANKL通路有抑制作用。体外研究证实应用地诺单抗会抑制破骨细胞样巨细胞的活化，从而减少溶骨的发生；体内研究证明地诺单抗可导致骨巨细胞瘤范围明显缩小，但基质细胞仍存在并以减慢的速度增殖。因此地诺单抗不同于细胞毒药物对恶性肿瘤细胞的杀伤作用，其治疗后还会有肿瘤细胞成分残留。

目前有很多研究应用地诺单抗治疗骨巨细胞瘤，一般地诺单抗治疗的适应证包括两类，其一是复发患者，其二是被认为是肿瘤无法切除者（是指切除术会导致严重的并发症，如神经、血管损伤，严重的关节功能障碍），有学者采用地诺单抗对骨巨细胞瘤进行新辅助治疗，期望减缓或中断骨巨细胞瘤溶骨的进展，获得手术治疗的机会。在脊柱骨巨细胞瘤患者中应用地诺单抗可控制局部肿瘤进展，对于神经功能障碍可明显改善，肿瘤减小使得可采取更安全、更简单的手术方式。在关节周围如股骨近端、股骨远端、胫骨近端等部位应用地诺单抗可使患者最终接受刮除术而避免行关节置换。基于已有的研究，美国FDA批准地诺单抗治疗骨巨细胞瘤的适应证是成人骨巨细胞瘤，包括不可切除或者外科切除可能导致严重的功能障碍。由于骨巨细胞瘤地诺单抗治疗后的组织病理提示肿瘤基质细胞仍然成活，停药后会出现破骨细胞活性的上调，因此单用地诺单抗治疗骨巨细胞瘤并不能根治肿瘤，即使使用地诺单抗达到了肿瘤的长周期控制，在治疗中断后的短时间内即可能出现肿瘤复发，有报道显示，在出现中断治疗后的病情进展后再次使用地诺单抗可能会出现耐药。而且，多项研究表明地诺单抗联合手术治疗仍然有15%左右的复发率。因此，到

目前为止，应用地诺单抗对骨巨细胞瘤复发的影响还存在争议，其复发的机制可能包括：①地诺单抗能抑制巨核细胞分化，而非抑制基质细胞，因此在停止给药后基质细胞继续增殖容易导致复发；②地诺单抗治疗后肿瘤组织被新生骨组织替代，使得真实肿瘤边界难以辨别，不易被刮除；③肿瘤周边不规则成骨形成较厚的骨壳，因此不易将包裹在里边的肿瘤完全刮除；④破骨细胞与成骨细胞耦联，当破骨细胞被抑制时基质细胞成骨作用迅速增强；这些问题还需要更多的病例和更长时间的随访数据来综合分析。

尽管目前大多数学者认为使用地诺单抗治疗骨巨细胞瘤可获得较好的效果，但地诺单抗治疗的长期并发症仍然未知。常见的不良事件包括低钙血症、肾功能损害、皮肤感染、下颌骨坏死、周围神经病变、和不典型骨折；因此，对于不可手术的患者长期应用地诺单抗需要监测下颌骨坏死和避免病理性骨折。

（病例提供者：任志午　赵　纲　天津医科大学肿瘤医院）

（点评专家：邢汝维　天津医科大学肿瘤医院）

参考文献

[1] Pitsilos C, Givissis P, Papadopoulos P, et al.Treatment of Recurrent Giant Cell Tumor of Bones: A Systematic Review[J].Cancers（Basel）, 2023, 15（13）: 3287.

[2] Agarwal S, Rathi AK, Singh K, et al.Extracorporeal irradiation in malignant bone tumors: Single institution experience and review of literature[J].J Cancer Res Ther, 2023, 19（Supplement）: S1-S5.

[3] Tan X, Zhang Y, Wei D, et al.Denosumab for giant cell tumors of bone from 2010 to 2022: a bibliometric analysis[J].Clin Exp Med, 2023.doi: 10.1007/s10238-023-01079-0.

[4] Wessel LE, Strike SA, Singh A, et al.The Role of Denosumab in the Treatment of Primary Tumors of Bone[J].J Hand Surg Am, 2023, 48（9）: 923-930.doi: 10.1016/j.jhsa.2023.02.013.

[5] Yakoub MA, Torrence D, Hwang S, et al.Giant-cell-poor giant cell tumor of bone: report of two cases and literature review[J].Skeletal Radiol, 2023, 52（9）: 1791-1798.doi: 10.1007/s00256-023-04292-w.

[6] Wang A, Maloney E, Al-Dasuqi K, et al.Update of pediatric bone tumors-other mesenchymal tumors of bone, hematopoietic neoplasms of bone, and WHO classification of undifferentiated small round cell sarcomas of bone[J].Skeletal Radiol, 2023, 52（8）: 1443-1463.doi: 10.1007/s00256-023-04286-8.

[7] Fanburg-Smith JC, Smith JD, Flemming DJ.Bone and soft tissue tumors: clinicoradiologic-

坏。有研究者提出双膦酸盐的作用是由于其能抑制破骨细胞与骨表面附着而抑制溶骨开始，而且双膦酸盐可通过抑制破骨细胞、单核巨细胞前体细胞以及肿瘤破骨细胞生成的自分泌环，从而抑制骨破坏的发生发展。双膦酸盐应用于骨巨细胞瘤治疗的临床应用最早见于21世纪初，2001年Fujimoto首先将双膦酸盐结合放疗用于难治性骨巨细胞瘤的治疗，作者报道了3例个案，包括骶骨1例，脊柱2例，发现患者的症状获得明显改善。后来，越来越多的学者针对骨巨细胞瘤的双膦酸盐治疗设计了对照研究，大多数研究证明，用辅助性全身双膦酸盐治疗的可显著降低骨巨细胞瘤的术后复发率。也有研究将双膦酸盐混合在骨水泥中进行局部手术治疗，但缺乏足够的证据支持这种治疗方法。

2）抗RANKL单抗：目前一般认为骨巨细胞瘤主要包括3种主要细胞类型：纺锤形间充质基质细胞、单核细胞和多核破骨细胞样巨细胞；纺锤形基质细胞被认为是主要的肿瘤成分，可表达高水平的核因子κB配体（RANKL）受体激活剂，而巨细胞过表达RANK受体；RANK和RANKL相互作用是骨巨细胞瘤破骨细胞活性增强和产生溶骨性病变的主要原因。地诺单抗是一种完全的人单克隆抗体，对RANKL具有亲和力，并对RANKL通路有抑制作用。体外研究证实应用地诺单抗会抑制破骨细胞样巨细胞的活化，从而减少溶骨的发生；体内研究证明地诺单抗可导致骨巨细胞瘤范围明显缩小，但基质细胞仍存在并以减慢的速度增殖。因此地诺单抗不同于细胞毒药物对恶性肿瘤细胞的杀伤作用，其治疗后还会有肿瘤细胞成分残留。

目前有很多研究应用地诺单抗治疗骨巨细胞瘤，一般地诺单抗治疗的适应证包括两类，其一是复发患者，其二是被认为是肿瘤无法切除者（是指切除术会导致严重的并发症，如神经、血管损伤，严重的关节功能障碍），有学者采用地诺单抗对骨巨细胞瘤进行新辅助治疗，期望减缓或中断骨巨细胞瘤溶骨的进展，获得手术治疗的机会。在脊柱骨巨细胞瘤患者中应用地诺单抗可控制局部肿瘤进展，对于神经功能障碍可明显改善，肿瘤减小使得可采取更安全、更简单的手术方式。在关节周围如股骨近端、股骨远端、胫骨近端等部位应用地诺单抗可使患者最终接受刮除术而避免行关节置换。基于已有的研究，美国FDA批准地诺单抗治疗骨巨细胞瘤的适应证是成人骨巨细胞瘤，包括不可切除或者外科切除可能导致严重的功能障碍。由于骨巨细胞瘤地诺单抗治疗后的组织病理提示肿瘤基质细胞仍然成活，停药后会出现破骨细胞活性的上调，因此单用地诺单抗治疗骨巨细胞瘤并不能根治肿瘤，即使使用地诺单抗达到了肿瘤的长周期控制，在治疗中断后的短时间内即可能出现肿瘤复发，有报道显示，在出现中断治疗后的病情进展后再次使用地诺单抗可能会出现耐药。而且，多项研究表明地诺单抗联合手术治疗仍然有15%左右的复发率。因此，到

目前为止，应用地诺单抗对骨巨细胞瘤复发的影响还存在争议，其复发的机制可能包括：①地诺单抗能抑制巨核细胞分化，而非抑制基质细胞，因此在停止给药后基质细胞继续增殖容易导致复发；②地诺单抗治疗后肿瘤组织被新生骨组织替代，使得真实肿瘤边界难以辨别，不易被刮除；③肿瘤周边不规则成骨形成较厚的骨壳，因此不易将包裹在里边的肿瘤完全刮除；④破骨细胞与成骨细胞藕联，当破骨细胞被抑制时基质细胞成骨作用迅速增强；这些问题还需要更多的病例和更长时间的随访数据来综合分析。

尽管目前大多数学者认为使用地诺单抗治疗骨巨细胞瘤可获得较好的效果，但地诺单抗治疗的长期并发症仍然未知。常见的不良事件包括低钙血症、肾功能损害、皮肤感染、下颌骨坏死、周围神经病变、和不典型骨折；因此，对于不可手术的患者长期应用地诺单抗需要监测下颌骨坏死和避免病理性骨折。

（病例提供者：任志午　赵　纲　天津医科大学肿瘤医院）

（点评专家：邢汝维　天津医科大学肿瘤医院）

参考文献

[1]Pitsilos C, Givissis P, Papadopoulos P, et al.Treatment of Recurrent Giant Cell Tumor of Bones：A Systematic Review[J].Cancers（Basel），2023，15（13）：3287.

[2]Agarwal S, Rathi AK, Singh K, et al.Extracorporeal irradiation in malignant bone tumors：Single institution experience and review of literature[J].J Cancer Res Ther，2023，19（Supplement）：S1-S5.

[3]Tan X, Zhang Y, Wei D, et al.Denosumab for giant cell tumors of bone from 2010 to 2022：a bibliometric analysis[J].Clin Exp Med，2023.doi：10.1007/s10238-023-01079-0.

[4]Wessel LE, Strike SA, Singh A, et al.The Role of Denosumab in the Treatment of Primary Tumors of Bone[J].J Hand Surg Am，2023，48（9）：923-930.doi：10.1016/j.jhsa.2023.02.013.

[5]Yakoub MA, Torrence D, Hwang S, et al.Giant-cell-poor giant cell tumor of bone：report of two cases and literature review[J].Skeletal Radiol，2023，52（9）：1791-1798.doi：10.1007/s00256-023-04292-w.

[6]Wang A, Maloney E, Al-Dasuqi K, et al.Update of pediatric bone tumors-other mesenchymal tumors of bone, hematopoietic neoplasms of bone, and WHO classification of undifferentiated small round cell sarcomas of bone[J].Skeletal Radiol，2023，52（8）：1443-1463.doi：10.1007/s00256-023-04286-8.

[7]Fanburg-Smith JC, Smith JD, Flemming DJ.Bone and soft tissue tumors：clinicoradiologic-

坏。有研究者提出双膦酸盐的作用是由于其能抑制破骨细胞与骨表面附着而抑制溶骨开始，而且双膦酸盐可通过抑制破骨细胞、单核巨细胞前体细胞以及肿瘤破骨细胞生成的自分泌环，从而抑制骨破坏的发生发展。双膦酸盐应用于骨巨细胞瘤治疗的临床应用最早见于21世纪初，2001年Fujimoto首先将双膦酸盐结合放疗用于难治性骨巨细胞瘤的治疗，作者报道了3例个案，包括骶骨1例，脊柱2例，发现患者的症状获得明显改善。后来，越来越多的学者针对骨巨细胞瘤的双膦酸盐治疗设计了对照研究，大多数研究证明，用辅助性全身双膦酸盐治疗的可显著降低骨巨细胞瘤的术后复发率。也有研究将双膦酸盐混合在骨水泥中进行局部手术治疗，但缺乏足够的证据支持这种治疗方法。

2）抗RANKL单抗：目前一般认为骨巨细胞瘤主要包括3种主要细胞类型：纺锤形间充质基质细胞、单核细胞和多核破骨细胞样巨细胞；纺锤形基质细胞被认为是主要的肿瘤成分，可表达高水平的核因子κB配体（RANKL）受体激活剂，而巨细胞过表达RANK受体；RANK和RANKL相互作用是骨巨细胞瘤破骨细胞活性增强和产生溶骨性病变的主要原因。地诺单抗是一种完全的人单克隆抗体，对RANKL具有亲和力，并对RANKL通路有抑制作用。体外研究证实应用地诺单抗会抑制破骨细胞样巨细胞的活化，从而减少溶骨的发生；体内研究证明地诺单抗可导致骨巨细胞瘤范围明显缩小，但基质细胞仍存在并以减慢的速度增殖。因此地诺单抗不同于细胞毒药物对恶性肿瘤细胞的杀伤作用，其治疗后还会有肿瘤细胞成分残留。

目前有很多研究应用地诺单抗治疗骨巨细胞瘤，一般地诺单抗治疗的适应证包括两类，其一是复发患者，其二是被认为是肿瘤无法切除者（是指切除术会导致严重的并发症，如神经、血管损伤，严重的关节功能障碍），有学者采用地诺单抗对骨巨细胞瘤进行新辅助治疗，期望减缓或中断骨巨细胞瘤溶骨的进展，获得手术治疗的机会。在脊柱骨巨细胞瘤患者中应用地诺单抗可控制局部肿瘤进展，对于神经功能障碍可明显改善，肿瘤减小使得可采取更安全、更简单的手术方式。在关节周围如股骨近端、股骨远端、胫骨近端等部位应用地诺单抗可使患者最终接受刮除术而避免行关节置换。基于已有的研究，美国FDA批准地诺单抗治疗骨巨细胞瘤的适应证是成人骨巨细胞瘤，包括不可切除或者外科切除可能导致严重的功能障碍。由于骨巨细胞瘤地诺单抗治疗后的组织病理提示肿瘤基质细胞仍然成活，停药后会出现破骨细胞活性的上调，因此单用地诺单抗治疗骨巨细胞瘤并不能根治肿瘤，即使使用地诺单抗达到了肿瘤的长周期控制，在治疗中断后的短时间内即可能出现肿瘤复发，有报道显示，在出现中断治疗后的病情进展后再次使用地诺单抗可能会出现耐药。而且，多项研究表明地诺单抗联合手术治疗仍然有15%左右的复发率。因此，到

目前为止，应用地诺单抗对骨巨细胞瘤复发的影响还存在争议，其复发的机制可能包括：①地诺单抗能抑制巨核细胞分化，而非抑制基质细胞，因此在停止给药后基质细胞继续增殖容易导致复发；②地诺单抗治疗后肿瘤组织被新生骨组织替代，使得真实肿瘤边界难以辨别，不易被刮除；③肿瘤周边不规则成骨形成较厚的骨壳，因此不易将包裹在里边的肿瘤完全刮除；④破骨细胞与成骨细胞耦联，当破骨细胞被抑制时基质细胞成骨作用迅速增强；这些问题还需要更多的病例和更长时间的随访数据来综合分析。

尽管目前大多数学者认为使用地诺单抗治疗骨巨细胞瘤可获得较好的效果，但地诺单抗治疗的长期并发症仍然未知。常见的不良事件包括低钙血症、肾功能损害、皮肤感染、下颌骨坏死、周围神经病变、和不典型骨折；因此，对于不可手术的患者长期应用地诺单抗需要监测下颌骨坏死和避免病理性骨折。

（病例提供者：任志午　赵　纲　天津医科大学肿瘤医院）

（点评专家：邢汝维　天津医科大学肿瘤医院）

参考文献

[1]Pitsilos C, Givissis P, Papadopoulos P, et al.Treatment of Recurrent Giant Cell Tumor of Bones: A Systematic Review[J].Cancers（Basel）, 2023, 15（13）: 3287.

[2]Agarwal S, Rathi AK, Singh K, et al.Extracorporeal irradiation in malignant bone tumors: Single institution experience and review of literature[J].J Cancer Res Ther, 2023, 19（Supplement）: S1-S5.

[3]Tan X, Zhang Y, Wei D, et al.Denosumab for giant cell tumors of bone from 2010 to 2022: a bibliometric analysis[J].Clin Exp Med, 2023.doi: 10.1007/s10238-023-01079-0.

[4]Wessel LE, Strike SA, Singh A, et al.The Role of Denosumab in the Treatment of Primary Tumors of Bone[J].J Hand Surg Am, 2023, 48（9）: 923-930.doi: 10.1016/j.jhsa.2023.02.013.

[5]Yakoub MA, Torrence D, Hwang S, et al.Giant-cell-poor giant cell tumor of bone: report of two cases and literature review[J].Skeletal Radiol, 2023, 52（9）: 1791-1798.doi: 10.1007/s00256-023-04292-w.

[6]Wang A, Maloney E, Al-Dasuqi K, et al.Update of pediatric bone tumors-other mesenchymal tumors of bone, hematopoietic neoplasms of bone, and WHO classification of undifferentiated small round cell sarcomas of bone[J].Skeletal Radiol, 2023, 52（8）: 1443-1463.doi: 10.1007/s00256-023-04286-8.

[7]Fanburg-Smith JC, Smith JD, Flemming DJ.Bone and soft tissue tumors: clinicoradiologic-

pathologic molecular-genetic correlation of novel fusion spindled, targetable-ovoid, giant-cell-rich, and round cell sarcomas[J].Skeletal Radiol, 2023, 52（3）：517-540.doi：10.1007/s00256-022-04244-w.

[8]Xiang F, Liu H, Deng J, et al.Progress on Denosumab Use in Giant Cell Tumor of Bone: Dose and Duration of Therapy[J].Cancers（Basel）, 2022, 14（23）：5758.doi：10.3390/cancers14235758.

[9]Albarrán V, Villamayor ML, Chamorro J, et al.Receptor Tyrosine Kinase Inhibitors for the Treatment of Recurrent and Unresectable Bone Sarcomas[J].Int J Mol Sci, 2022, 23（22）：13784.doi：10.3390/ijms232213784.

[10]Al-Dasuqi K, Cheng R, Moran J, et al.Update of pediatric bone tumors: osteogenic tumors and osteoclastic giant cell-rich tumors[J].Skeletal Radiol, 2023, 52（4）：671-685.doi：10.1007/s00256-022-04221-3.

[11]Vari S, Riva F, Onesti CE, et al.Malignant Transformation of Giant Cell Tumour of Bone: A Review of Literature and the Experience of a Referral Centre[J].Int J Mol Sci, 2022, 23（18）：10721.doi：10.3390/ijms231810721.

[12]Sumari SN, Mat Zin NA, Wan Ismail WF, et al.Global Prevalence and Risk of Local Recurrence Following Cryosurgery of Giant Cell Tumour of Bone: A Meta-Analysis[J].Cancers（Basel）, 2022, 14（14）：3338.doi：10.3390/cancers14143338.

[13]van der Heijden L, Lipplaa A, van Langevelde K, et al.Updated concepts in treatment of giant cell tumor of bone[J].Curr Opin Oncol, 2022, 34（4）：371-378.doi：10.1097/CCO.0000000000000852.

[14]Rekhi B, Dave V.Giant cell tumor of bone: An update, including spectrum of pathological features, pathogenesis, molecular profile and the differential diagnoses[J].Histol Histopathol, 2023, 38（2）：139-153.doi：10.14670/HH-18-486.

[15]Borkowska AM, Szumera-Ciećkiewicz A, Szostakowski B, et al.Denosumab in Giant Cell Tumor of Bone: Multidisciplinary Medical Management Based on Pathophysiological Mechanisms and Real-World Evidence[J].Cancers（Basel）, 2022, 14（9）：2290.doi：10.3390/cancers14092290.

[16]Heitkötter B, Hartmann W.Riesenzell-haltige Tumoren des Knochens und Differenzialdiagnosen [Giant cell-containing tumors of bone and differential diagnoses] [J].Pathologe, 2022, 43（3）：174-182.German.doi：10.1007/s00292-022-01069-1.

[17]Nagano A, Urakawa H, Tanaka K, et al.Current management of giant-cell tumor of bone in the denosumab era[J].Jpn J Clin Oncol, 2022, 52（5）：411-416.doi：10.1093/jjco/hyac018.

[18]Xu R, Choong PFM.Metastatic giant cell tumour of bone: a narrative review of management options and approaches[J].ANZ J Surg, 2022, 92（4）：691-696.doi：10.1111/ans.17520.

[19]Parmeggiani A, Miceli M, Errani C, et al.State of the Art and New Concepts in Giant Cell Tumor of Bone: Imaging Features and Tumor Characteristics[J].Cancers（Basel）, 2021, 13

（24）：6298.doi：10.3390/cancers13246298.

[20]Morii R，Tsukamoto S，Righi A，et al.Effect of Adjuvant Chemotherapy on Localized Malignant Giant Cell Tumor of Bone：A Systematic Review[J].Cancers（Basel），2021，13（21）：5410.doi：10.3390/cancers13215410.

[21]Hartmann W，Harder D，Baumhoer D.Giant Cell-Rich Tumors of Bone[J].Surg Pathol Clin，2021，14（4）：695-706.doi：10.1016/j.path.2021.06.010.

[22]Forsyth RG，Krenács T，Athanasou N，et al.Cell Biology of Giant Cell Tumour of Bone：Crosstalk between m/wt Nucleosome H3.3，Telomeres and Osteoclastogenesis[J].Cancers（Basel），2021，13（20）：5119.doi：10.3390/cancers13205119.

[23]Wakely PE Jr.Giant cell tumor of soft tissue：FNA cytopathology of 4 cases，review of the literature，and comparison with giant cell tumor of bone[J].Cancer Cytopathol，2022，130（2）：120-127.doi：10.1002/cncy.22517.

[24]Tahir I，Andrei V，Pollock R，et al.Malignant giant cell tumour of bone：a review of clinical，pathological and imaging features[J].Skeletal Radiol，2022，51（5）：957-970.doi：10.1007/s00256-021-03913-6.

[25]Soares do Brito J，Spranger A，Almeida P，et al.Giant cell tumour of bone around the knee：a systematic review of the functional and oncological outcomes[J].EFORT Open Rev，2021，6（8）：641-650.doi：10.1302/2058-5241.6.200154.

[26]Tsukamoto S，Mavrogenis AF，Kido A，et al.Current Concepts in the Treatment of Giant Cell Tumors of Bone[J].Cancers（Basel），2021，13（15）：3647.doi：10.3390/cancers13153647.

[27]Basu Mallick A，Chawla SP.Giant Cell Tumor of Bone：An Update[J].Curr Oncol Rep，2021，23（5）：51.doi：10.1007/s11912-021-01047-5.

[28]Colangeli S，Del Chiaro A，Andreani L，et al.Giant cell tumor of extremities，surgical treatment and local adjuvants：which is the most effective？[J].J Biol Regul Homeost Agents，2020，34（5 Suppl.1）：57-62.IORS Special Issue on Orthopedics.

[29]Singh VA，Puri A.The current standing on the use of denosumab in giant cell tumour of the bone[J].J Orthop Surg（Hong Kong），2020，28（3）：2309499020979750.doi：10.1177/2309499020979750.

[30]Li H，Gao J，Gao Y，et al.Denosumab in Giant Cell Tumor of Bone：Current Status and Pitfalls[J].Front Oncol，2020，10：580605.doi：10.3389/fonc.2020.580605.

[31]Machak GN，Snetkov AI.The impact of curettage technique on local control in giant cell tumour of bone[J].Int Orthop，2021，45（3）：779-789.doi：10.1007/s00264-020-04860-y.

病例13 骨肉瘤

例一：右胫骨近端骨肉瘤

一、病历摘要

（一）基本资料

患者冯某，男性，22岁，因"右膝关节疼痛半年"于2019-09-30第一次入院。

现病史：患者于2019年3月活动扭伤后出现右膝关节疼痛，未进行相关诊治，疼痛可间断缓解。2019年5月患者于当地医院就诊后按滑膜炎对症治疗，未进行影像学检查。2019-09-26患者出现疼痛加重，2019-09-27行膝关节X线、CT及MRI等相关检查，发现右胫骨近端骨质破坏伴周围软组织肿物，考虑为恶性肿瘤。遂来院进一步诊疗。自发病以来，饮食二便正常，体重无明显变化，无畏寒发热。

既往史：既往体健，否认结核、肝炎等传染病病史。

个人史：生于原籍，少量抽烟，不饮酒，无其余特殊不良嗜好。

家族史：否认肿瘤家族史。

婚育史：未婚、未育。

（二）专科检查

右下肢轻度跛行，右膝关节远端肿胀，浮髌试验（+）。右胫骨近端内后侧压痛明显，局部饱满，皮温较高，右膝关节屈曲至110°时受限，伸直正常。下肢末梢血运及感觉均正常。

（三）辅助检查

X线：右胫骨近端骨破坏及周围软组织肿物影（病例13图1）；CT扫描显示右胫骨近端骨质破坏，周围软组织肿物边界不清（病例13图2）；MRI显示右胫骨近端内后侧骨质明显破坏伴周围软组织肿物，T_1像呈低信号、T_2像呈高信号改变（病例13图3）。PET-CT显示：右胫骨近端破坏及软组织肿物，PET显示异常放射性浓聚，SUV值7.8（病例13图4）。

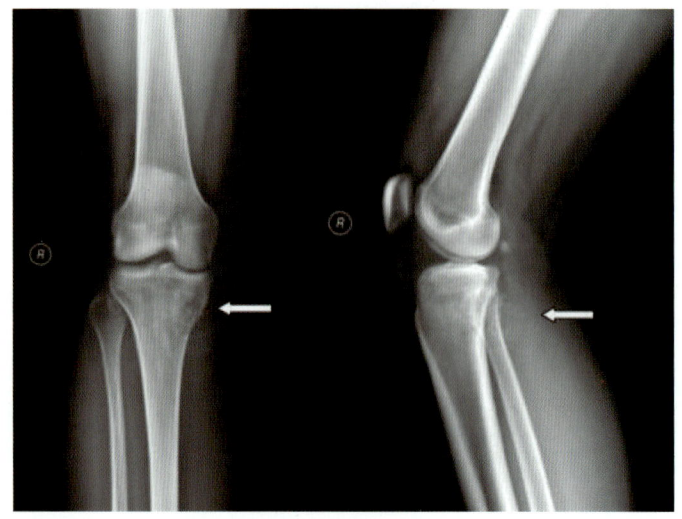

病例13图1　X线正侧位片显示右胫骨近端骨破坏及周围软组织肿物影

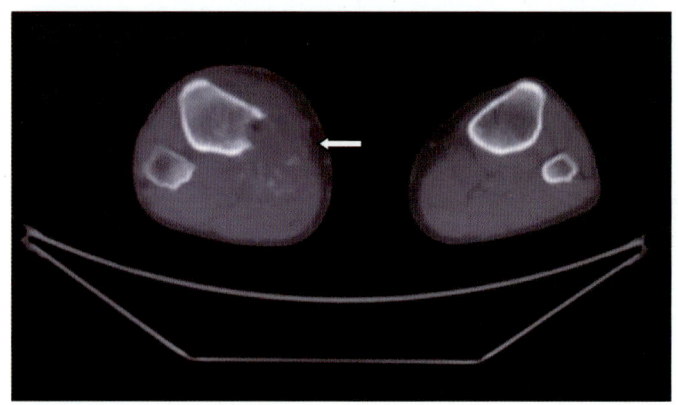

病例13图2　CT提示右胫骨近端骨破坏及周围软组织肿物，边界不清

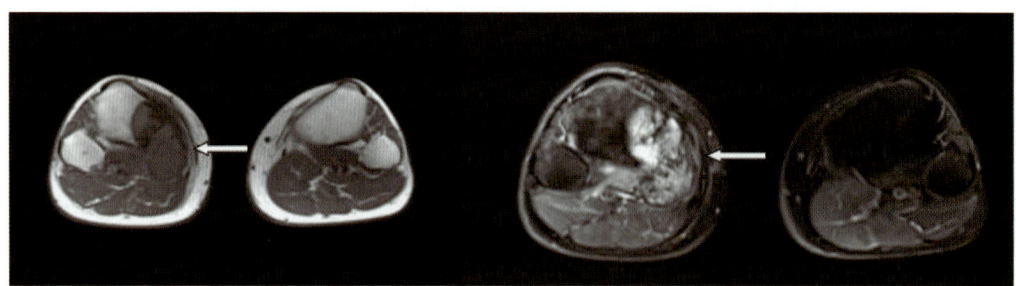

病例13图3　MRI显示右胫骨近端骨破坏及周围软组织肿物，范围广泛

左：T_1加权像，呈低信号。右：T_2加权像，呈混杂高信号。

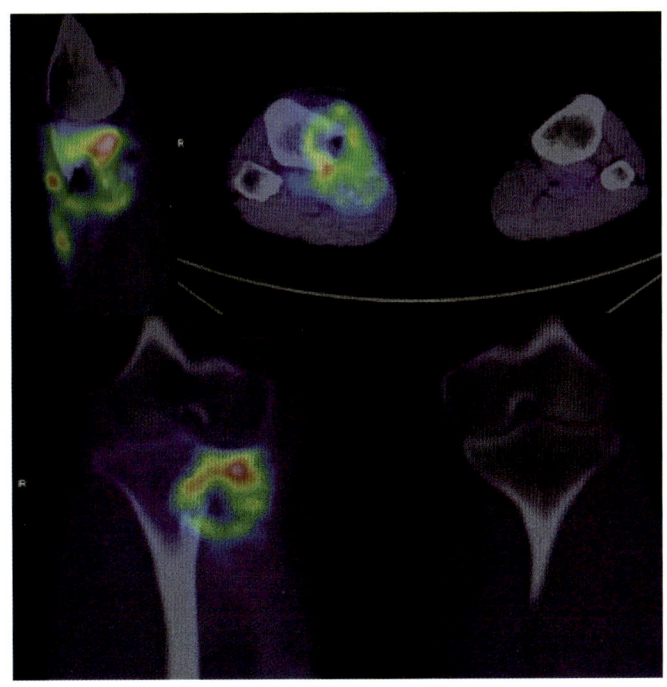

病例13图4　PET-CT显示右胫骨近端破坏及软组织肿物，PET显示异常放射性浓聚，SUV值7.8

二、诊疗经过

根据病史、入院查体、辅助检查等结果，该患者临床诊断为右胫骨近端骨质破坏伴周围软组织肿物，考虑为骨肉瘤。为明确病理诊断及组织学分型，2019-10-07行胫骨近端肿物切开活检，病理回报：右胫骨近端普通型骨肉瘤（病例13图5）。切检伤口愈合后行新辅助化疗，方案为MAP（甲氨蝶呤＋甲氨蝶呤＋顺铂联合阿霉素），序贯进行两轮化疗。化疗期间监测血常规、肝肾功能及心电图，评估毒副反应。化疗期间患者自觉疼痛明显缓解。化疗结束后复查影像学评价疗效。X线提示：软组织肿物边界较化疗前明显清楚，钙化增多（病例13图6）；MRI提示软组织肿物仍较大，但边界清楚，并与腘血管之间有明显间隙（病例13图7）；PET-CT提示：右胫骨近端破坏及软组织肿物较前有所缩小，PET显示异常放射性浓聚较化疗前显著减低，SUV值3.6（病例13图8），余全身未见转移。

根据影像学资料评估，患者具备保肢条件，于2020-01-08全身麻醉下行右胫骨近端瘤段骨截除＋人工膝关节胫骨假体置换＋腓肠肌内侧头肌瓣覆盖术（病例13图9）。术后病理：右胫骨近端骨肉瘤，肿瘤坏死率60%（病例13图10）。术后在原化疗方案基础上加用异环磷酰胺（IFO）进行辅助化疗，并定期进行术区及远处脏器影像学检查（病例13图11）。

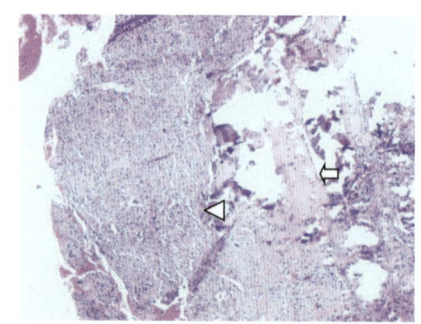

病例13图5　右胫骨近端病变病理诊断为普通型骨肉瘤，内可见肿瘤性成骨（三角指示）及残存骨（箭头指示）

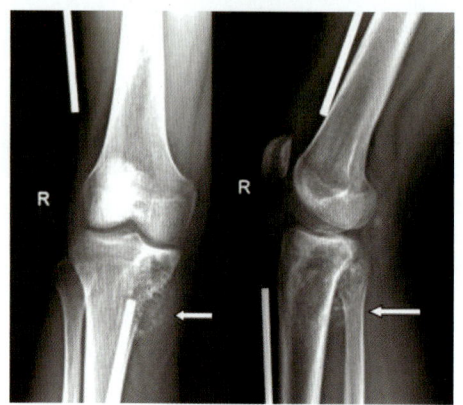

病例13图6　X线提示软组织肿物边界化疗前明显清楚，钙化增多

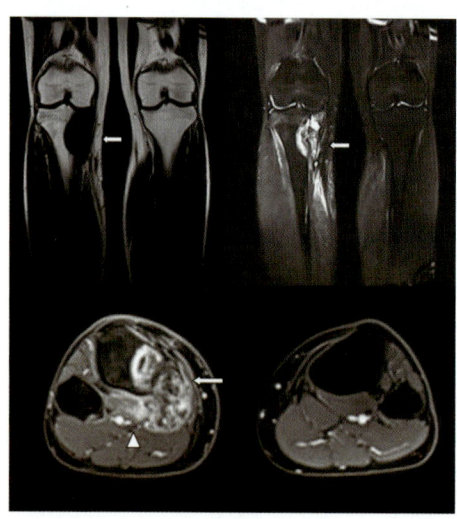

病例13图7　MRI提示肿瘤较前边界清楚（箭头指示），并与腘血管之间有明显间隙（三角指示）

病例 13　骨肉瘤

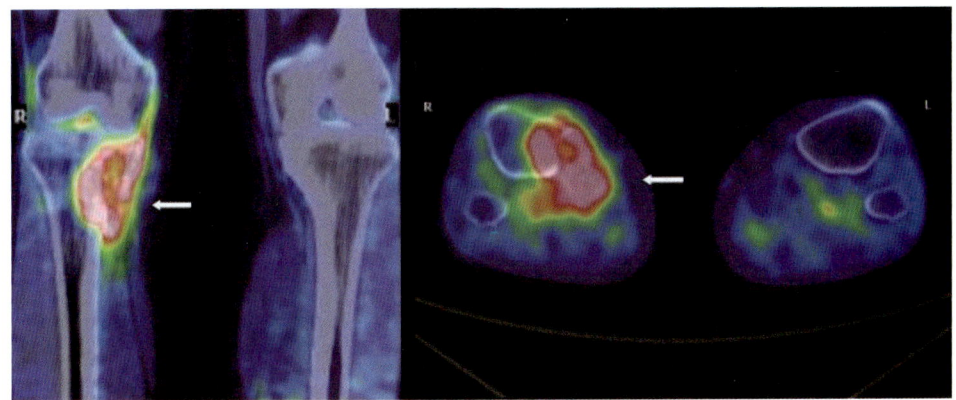

病例13图8　术前新辅助化疗后复查PET-CT显示异常放射性浓聚较化疗前范围缩小，且显著减低，SUV值3.6

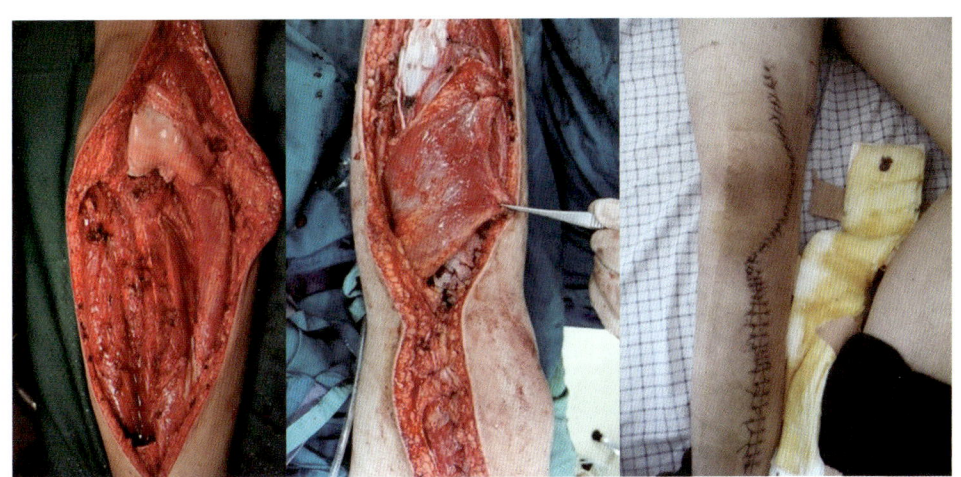

病例13图9　术中切除瘤段骨，组织补片重建髌韧带并腓肠肌内侧头肌瓣覆盖胫骨假体

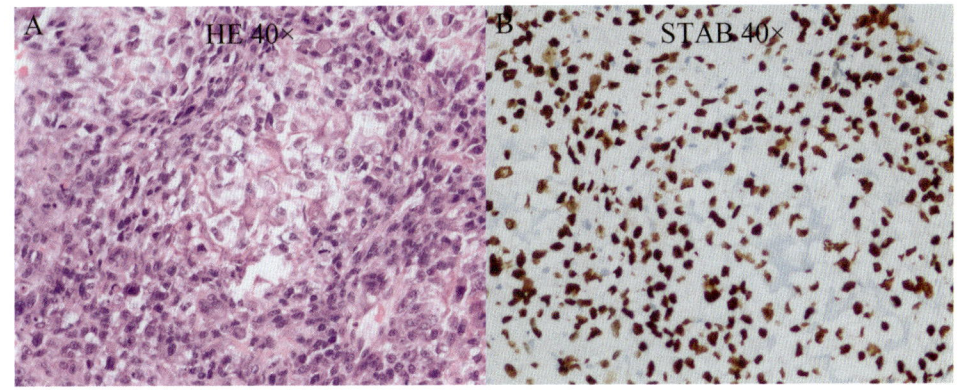

病例13图10　术后病理HE染色及STAB免疫组化染色

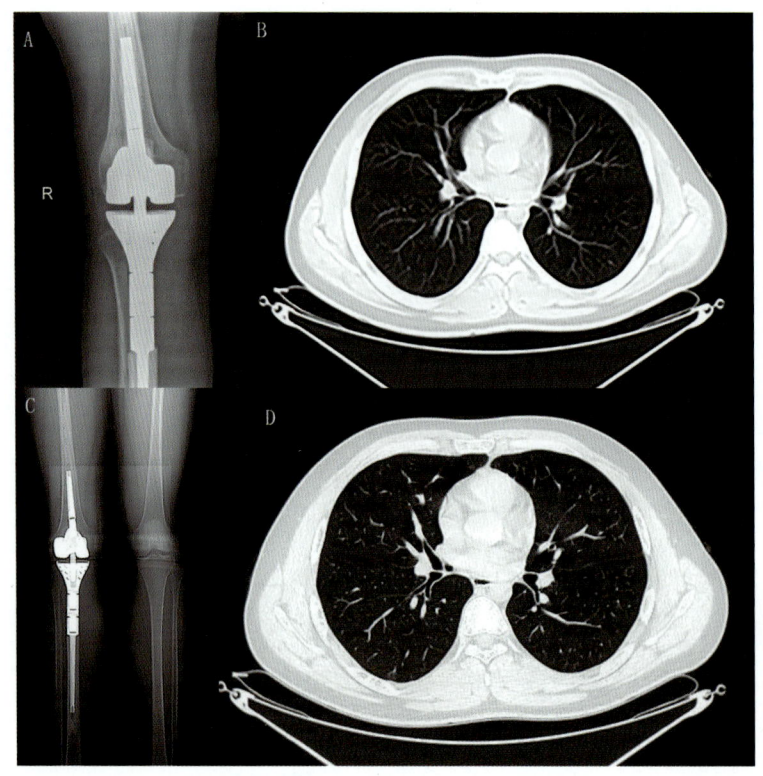

病例13图11　术后影像学复查

A：术后半年膝关节X线提示假体对位对线良好；B：肺部CT提示无肺转移；C：术后一年膝关节X线提示假体对位对线良好；D：肺部CT提示无肺转移。

患者化疗4个疗程后停止治疗，随诊复查。肢体局部有无复发、假体有无松动；常见转移部位如区域淋巴结、肺、骨等部位是否有转移；重要的脏器如肝肾等是否有转移。膝关节正侧位X线，包括股骨全长和胫骨全长，以了解假体有无松动、移位、下沉；下肢CT（MRI）：了解假体周围是否有软组织肿物、肿瘤复发、松动等。肺部X线（CT）：了解肺部是否有转移。超声：腘窝及腹股沟及髂脉管区淋巴结、盆腔及上腹。ECT：骨扫描了解有无骨转移（不需要频率太高，建议1年一次）。PET-CT：不作为常规推荐。第1~2年每3个月复查一次；3~4年每6个月复查一次；5年以上每年复查一次并坚持。

三、病例点评

本例患者年轻男性，以膝关节疼痛为首发症状，CT及MRI均提示胫骨近段骨质破坏伴软组织肿物，符合骨肉瘤常见的发病年龄和部位，切开活检证实为普通型骨肉瘤。骨肉瘤的病理亚型很多，普通型骨肉瘤最为常见，对化疗敏感，新辅助化疗

—手术—辅助化疗的三明治式治疗方案为标准治疗方案，MAP方案或者T10方案是常见的化疗方案。本例患者经过2周期的新辅助化疗后，复查MRI提示肿瘤边界明显，且与腘血管之间有明显间隙，PET-CT也提示肿物较前缩小，且放射性浓聚减低，手术时机成熟，符合保肢条件，可行手术治疗。因为肿瘤已经破坏胫骨平台，所以在截除瘤段骨后，行人工膝关节假体置换，术中需要重建髌韧带，并需要肌瓣覆盖假体。术后需要行辅助化疗降低转移率。有以下几点尤为重要：

1. 骨肉瘤在15~25岁的青少年膝关节周围最为多见，尽管疼痛及肿物等临床症状不典型，但影像学检查如X线、CT及MRI可显示为典型的改变如骨质破坏、软组织肿物、成骨改变等。

2. 明确病理诊断是关键，多需要与尤文肉瘤等原发骨肿瘤相鉴别。

3. 骨肉瘤的病理亚型很多，普通型骨肉瘤最为常见，对化疗敏感，新辅助化疗—手术—辅助化疗的三明治式治疗方案为标准治疗方案，MAP方案或者T10方案是常见的化疗方案。

4. 明确诊断后ⅡA期病变可直接手术，但建议行新辅助化疗后手术。ⅡB期以上病变必须接受新辅助化疗，以达到降期、消除潜在微转移灶、药物敏感性验证等目的。化疗敏感的患者化疗后多能保肢成功。

5. 人工膝关节假体置换是比较常见的手术方式，儿童患者可以选择可延长假体或者定制的保留关节面的半关节假体或者3D打印假体。股骨假体手术相对比较简单，术后2~4周即可行走。胫骨近端假体多需要重建髌韧带，并需要肌瓣覆盖假体，术后膝关节伸直位固定4~8周，再进行膝关节功能锻炼。

6. 术后的病理化验中坏死率是最重要的预后因素，坏死率超过90%的患者可使用原化疗方案，且多可获得长期生存。坏死率小于90%的患者需要术后调整化疗方案，且预后较差，易出现局部复发及远处转移，远期生存较差。

7. 术后随诊复查非常关键。

例二：左股骨远端骨肉瘤

一、病历摘要

（一）基本资料

患儿陶某，男性，14岁，因"左大腿远端疼痛2个月"于2022-05-11第一次入院。

现病史：患儿于2个月前无明显诱因及外伤情况下出现左大腿远端间断性疼痛，夜间明显，未进行相关诊疗，疼痛不缓解。2周前患儿出现左膝关节疼痛伴活动受限，于2022-05-06在当地医院就诊，行X线检查提示：左股骨远端骨质破坏伴骨膜反应，考虑恶性肿瘤。患儿为进一步治疗入我院。自发病以来，饮食二便正常，体重无明显变化，无畏寒发热。

既往史：既往体健，否认结核、肝炎等传染病病史。

个人史：生于原籍，不抽烟，不饮酒，无其余特殊不良嗜好。

家族史：否认肿瘤家族史。

婚育史：未婚、未育。

（二）专科检查

左大腿下段肿胀，局部皮温较高但无静脉血管怒张，压痛明显及叩击痛明显。左膝关节屈曲受限，活动范围0°～90°。左小腿及足感觉及运动正常。下肢无静脉曲张。

（三）辅助检查

碱性磷酸酶1369U/L；X线片显示左股骨远端骨质破坏、骨膜反应及日光放射现象（箭头所示），考虑恶性骨肿瘤（病例13图12）。

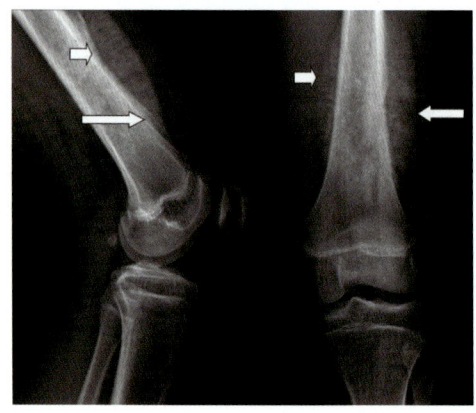

病例13图12　X线正侧位片

显示左股骨远端髓腔内骨质密度不均匀，可见溶骨性破坏及多发点片状高密度影。邻近骨皮质毛糙、薄厚不一伴周围骨膜增厚，骨膜反应呈层状或垂直于骨表面的密集"细针状"，周围软组织饱满。

二、诊疗经过

根据病史及入院查体、辅助检查结果，该患者临床诊断为左股骨远端肿物，考虑为骨肉瘤可能性大。入院后立即行PET-CT检查，结果提示：左股骨下段破坏，PET显示浓聚，考虑骨原发恶性肿瘤。余全身未见恶性征象（病例13图13）。于2022-05-13于全身麻醉下行左股骨远端肿物冰冻＋切检术，手术顺利，术后安返，予以对症支持治疗，密切观察病情，伤口甲级愈合。病理回报：（左股骨）恶性肿瘤，形态学结合免疫组化符合骨肉瘤，活检组织局限，请结合临床及影像。免疫组化：P53（-），S-100（-），Ki-67（+，50%），SATB2（+）（病例13图14）。

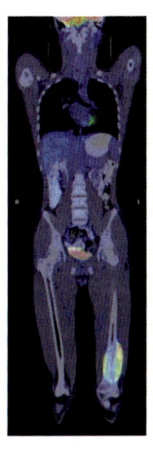

病例13图13　PET-CT：左股骨下段破坏，PET显示浓聚，考虑骨原发恶性肿瘤，余全身未见恶性征象

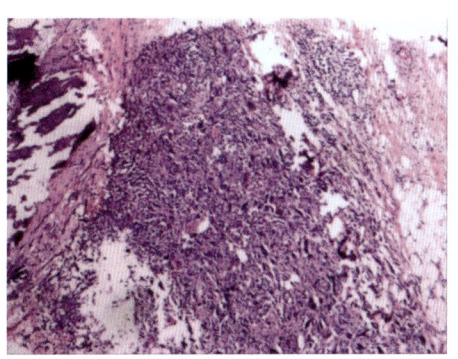

病例13图14　病理左股骨远端骨肉瘤的HE染色形态

伤口愈合后行新辅助化疗，方案为MAP（甲氨蝶呤＋甲氨蝶呤＋顺铂联合阿霉素），序贯进行两轮。化疗期间监测血常规、肝肾功能、碱性磷酸酶及心电图，评估毒副反应。新辅助化疗后患者碱性磷酸酶降低至125U/L。复查影像学评价疗效，X线提示：软组织肿物边界较化疗前明显清楚，钙化增多（病例13图15）。强化MRI提示：左侧股骨下段骨质破坏伴周围软组织肿物，T_1WI呈稍低-低信号，抑脂T_2WI呈不均匀稍高-高信号，增强后明显不均匀强化，病灶整体范围约

7.2cm×5.5cm×14.1cm,其余双侧股骨骨质、周围软组织信号及强化未见明显异常,双膝关节间隙未见明显异常(病例13图16)。强化CT提示:左侧股骨干骺端骨皮质增厚,髓腔内可见高密度肿物,累及长度约为15.9cm,未跨越骺板,局部骨外膜掀起,周围可见针状骨膜反应。所示右下肢组成骨骨质未见明显异常;周围软组织未见明显异常;右膝关节对称,关节间隙未见明显变窄(病例13图17)。PET-CT提示:左股骨远端破坏及软组织肿物较前有所缩小,PET显示异常放射性浓聚较化疗前显著减低,余全身未见转移(病例13图18)。

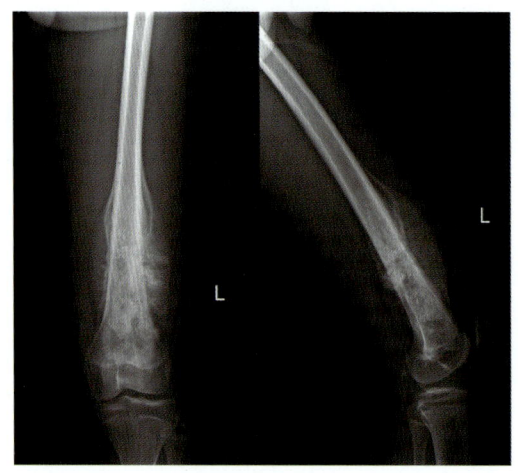

病例13图15　新辅助化疗后复查X线正侧位片:左股骨远端肿物边界明显清晰,放射性骨膜反应减轻

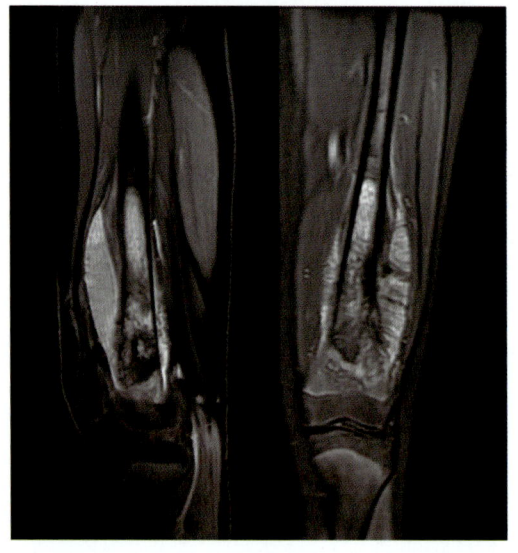

病例13图16　新辅助化疗后MRI可见肿瘤边界清楚

病例13　骨肉瘤

虑为骨肉瘤可能性大。入院后立即行PET-CT检查，结果提示：左股骨下段破坏，PET显示浓聚，考虑骨原发恶性肿瘤。余全身未见恶性征象（病例13图13）。于2022-05-13于全身麻醉下行左股骨远端肿物冰冻＋切检术，手术顺利，术后安返，予以对症支持治疗，密切观察病情，伤口甲级愈合。病理回报：（左股骨）恶性肿瘤，形态学结合免疫组化符合骨肉瘤，活检组织局限，请结合临床及影像。免疫组化：P53（-），S-100（-），Ki-67（+，50%），SATB2（+）（病例13图14）。

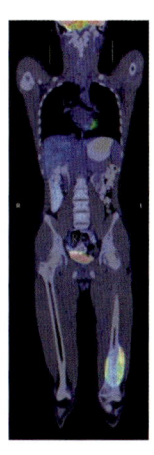

病例13图13　PET-CT：左股骨下段破坏，PET显示浓聚，考虑骨原发恶性肿瘤，余全身未见恶性征象

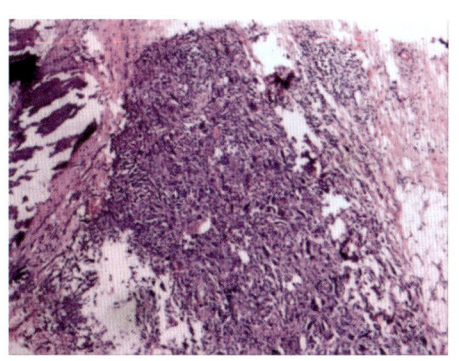

病例13图14　病理左股骨远端骨肉瘤的HE染色形态

伤口愈合后行新辅助化疗，方案为MAP（甲氨蝶呤＋甲氨蝶呤＋顺铂联合阿霉素），序贯进行两轮。化疗期间监测血常规、肝肾功能、碱性磷酸酶及心电图，评估毒副反应。新辅助化疗后患者碱性磷酸酶降低至125U/L。复查影像学评价疗效，X线提示：软组织肿物边界较化疗前明显清楚，钙化增多（病例13图15）。强化MRI提示：左侧股骨下段骨质破坏伴周围软组织肿物，T_1WI呈稍低-低信号，抑脂T_2WI呈不均匀稍高-高信号，增强后明显不均匀强化，病灶整体范围约

7.2cm×5.5cm×14.1cm，其余双侧股骨骨质、周围软组织信号及强化未见明显异常，双膝关节间隙未见明显异常（病例13图16）。强化CT提示：左侧股骨干骺端骨皮质增厚，髓腔内可见高密度肿物，累及长度约为15.9cm，未跨越骺板，局部骨外膜掀起，周围可见针状骨膜反应。所示右下肢组成骨骨质未见明显异常；周围软组织未见明显异常；右膝关节对称，关节间隙未见明显变窄（病例13图17）。PET-CT提示：左股骨远端破坏及软组织肿物较前有所缩小，PET显示异常放射性浓聚较化疗前显著减低，余全身未见转移（病例13图18）。

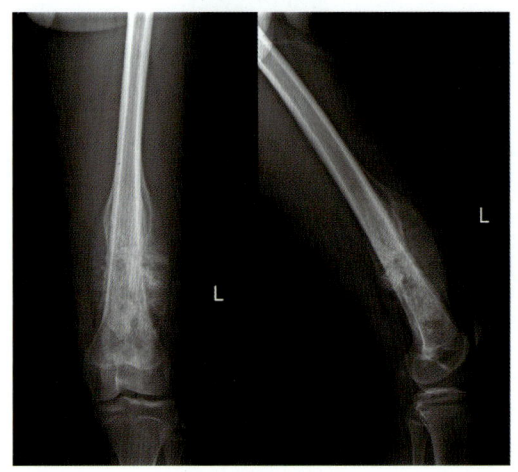

病例13图15　新辅助化疗后复查X线正侧位片：左股骨远端肿物边界明显清晰，放射性骨膜反应减轻

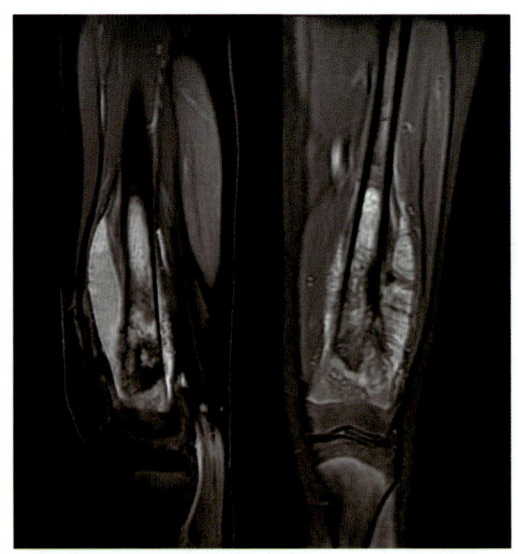

病例13图16　新辅助化疗后MRI可见肿瘤边界清楚

虑为骨肉瘤可能性大。入院后立即行PET-CT检查,结果提示:左股骨下段破坏,PET显示浓聚,考虑骨原发恶性肿瘤。余全身未见恶性征象(病例13图13)。于2022-05-13于全身麻醉下行左股骨远端肿物冰冻＋切检术,手术顺利,术后安返,予以对症支持治疗,密切观察病情,伤口甲级愈合。病理回报:(左股骨)恶性肿瘤,形态学结合免疫组化符合骨肉瘤,活检组织局限,请结合临床及影像。免疫组化:P53(－),S-100(－),Ki-67(+,50%),SATB2(+)(病例13图14)。

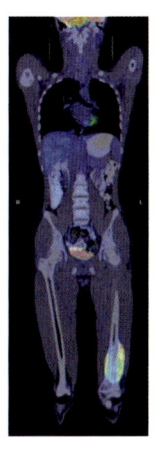

病例13图13　PET-CT:左股骨下段破坏,PET显示浓聚,考虑骨原发恶性肿瘤,余全身未见恶性征象

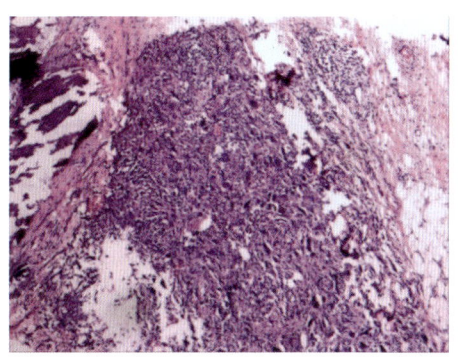

病例13图14　病理左股骨远端骨肉瘤的HE染色形态

伤口愈合后行新辅助化疗,方案为MAP(甲氨蝶呤＋甲氨蝶呤＋顺铂联合阿霉素),序贯进行两轮。化疗期间监测血常规、肝肾功能、碱性磷酸酶及心电图,评估毒副反应。新辅助化疗后患者碱性磷酸酶降低至125U/L。复查影像学评价疗效,X线提示:软组织肿物边界较化疗前明显清楚,钙化增多(病例13图15)。强化MRI提示:左侧股骨下段骨质破坏伴周围软组织肿物,T_1WI呈稍低-低信号,抑脂T_2WI呈不均匀稍高-高信号,增强后明显不均匀强化,病灶整体范围约

7.2cm×5.5cm×14.1cm，其余双侧股骨骨质、周围软组织信号及强化未见明显异常，双膝关节间隙未见明显异常（病例13图16）。强化CT提示：左侧股骨干骺端骨皮质增厚，髓腔内可见高密度肿物，累及长度约为15.9cm，未跨越骺板，局部骨外膜掀起，周围可见针状骨膜反应。所示右下肢组成骨骨质未见明显异常；周围软组织未见明显异常；右膝关节对称，关节间隙未见明显变窄（病例13图17）。PET-CT提示：左股骨远端破坏及软组织肿物较前有所缩小，PET显示异常放射性浓聚较化疗前显著减低，余全身未见转移（病例13图18）。

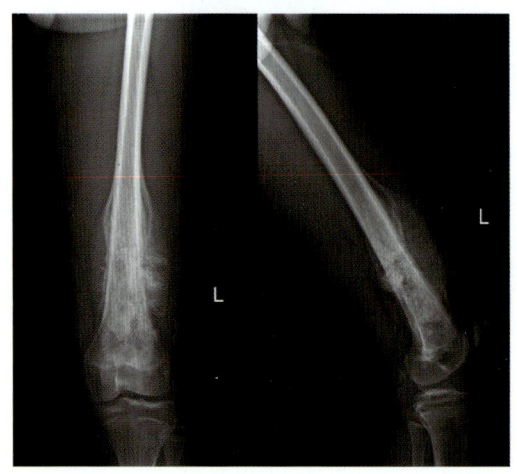

病例13图15　新辅助化疗后复查X线正侧位片：左股骨远端肿物边界明显清晰，放射性骨膜反应减轻

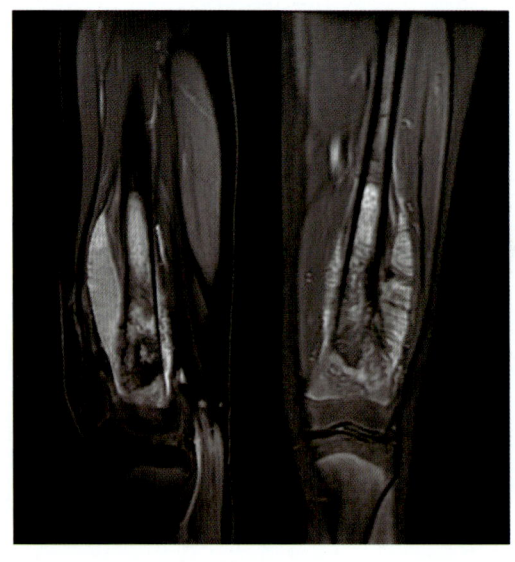

病例13图16　新辅助化疗后MRI可见肿瘤边界清楚

病例 13　骨肉瘤

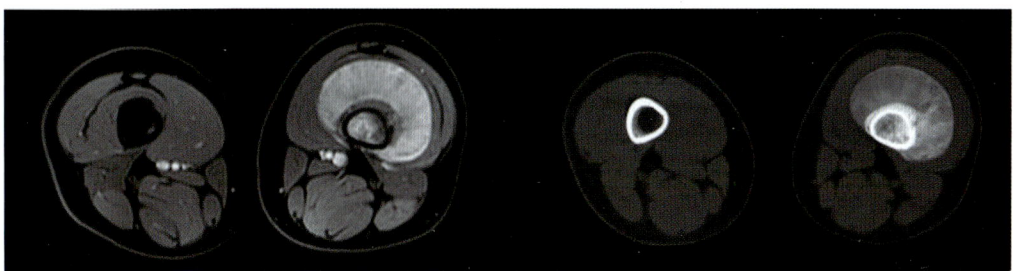

病例13图17　CT显示左股骨远端肿瘤边界清楚

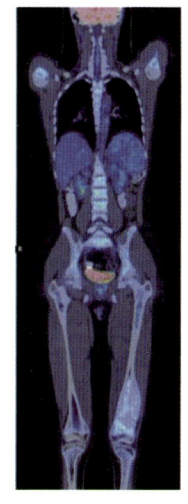

病例13图18　PET-CT显示左股骨远端肿物放射性浓聚明显减低，无其他部位转移证据

根据影像学资料评估，患者具备保肢条件。行肿瘤病变三维可视化重建、假体建模进行模拟手术（病例13图19），并打印胫骨平台截骨导板进行术中胫骨平台精准截骨（病例13图20）。完善术前准备，于2022-10-26全身麻醉下行左股骨下段瘤段骨截除＋人工膝关节假体置换（病例13图21）。术后病理：（左股骨远端骨肉瘤化疗后，左股骨远端）恶性肿瘤，结合免疫组化符合普通型骨肉瘤，伴变性坏死（约30%），并伴大片组织水肿、纤维化、骨化及钙化（约40%），断端髓腔内见死骨组织。免疫组化：S-100（-），SOX-10（-），SATB2（+），MDM2（-），P16（散在弱+），CDK4（散在弱+），Ki-67（约80%+），CD34（-），INI-1（+），Desmin（-），P63（少许散在+），CK（-），CD99（弱+），WT-1（-），SMA（-），ERG（-），Myo-D1（-），Myogenin（-），TLE-1（-），CyclinD1（-），Fli-1（+）（病例13图22）。术后伤口甲级愈合，患肢运动感觉功能良好（病例13图23）。因肿瘤坏死率较低，在原化疗方案基础上加用异环磷酰胺（IFO）进行术后辅助化疗，并定期进行术区及远处脏器影像学检查（病例13图24）。

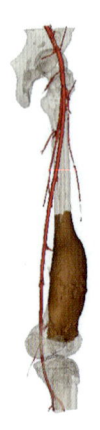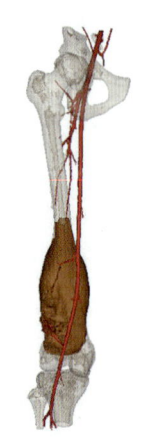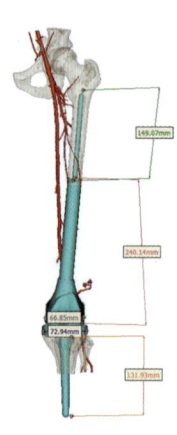

病例13图19　3D建模进行肿瘤及假体数字化重建模拟手术

导板1，用于术中胫骨第一刀截骨

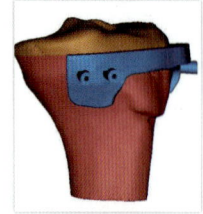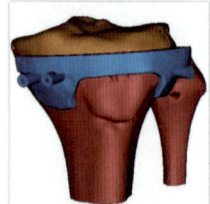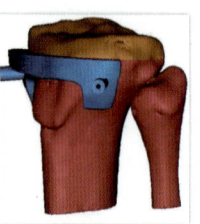

导板2 用于术中髓腔定位扩髓　　导向孔直径10/18mm两个规格

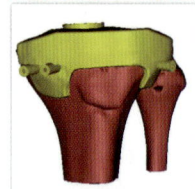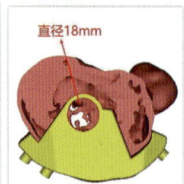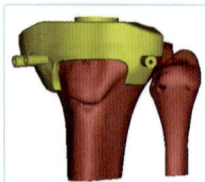

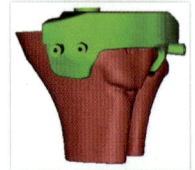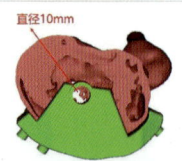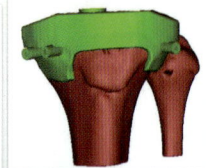

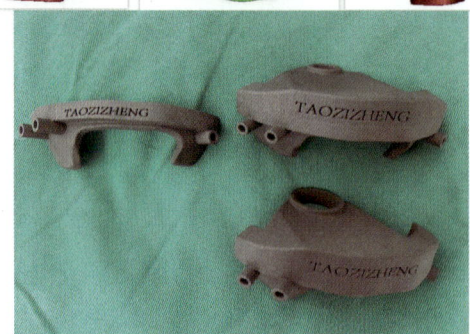

病例13图20　3D打印截骨导板进行精准截骨及扩髓

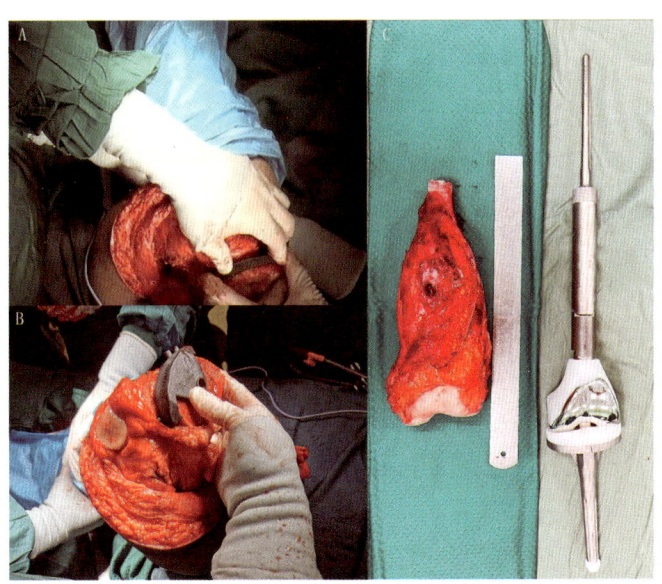

病例13图21　手术所见

A：胫骨平台截骨导板安装；B：胫骨扩髓导板安装；C：手术切除大体标本及假体对照。

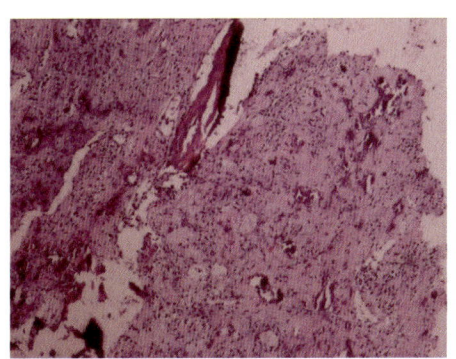

病例13图22　术后病理：普通型骨肉瘤，坏死率约30%

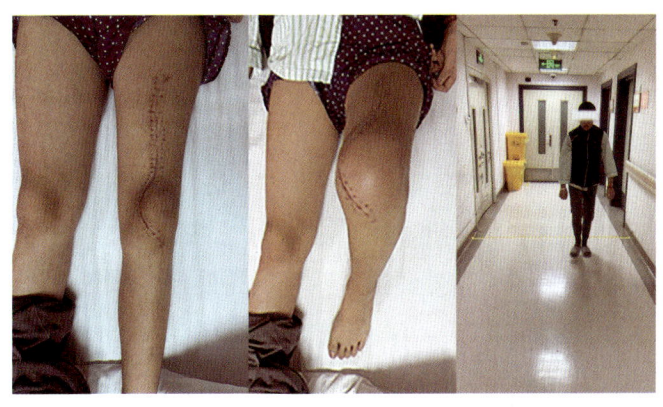

病例13图23　伤口甲级愈合，拆线，术后8周复查左下肢屈伸功能良好，并能正常负重行走

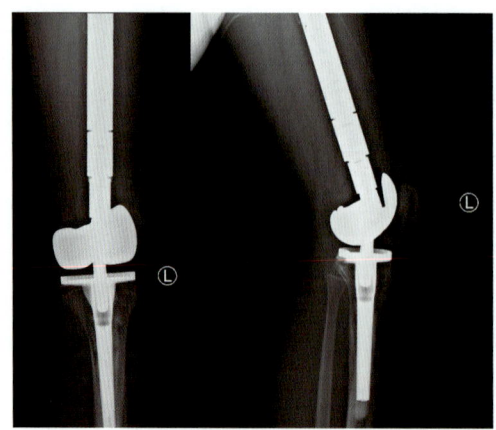

病例13图24　术后复查X线：假体位置及下肢力线良好

三、病例点评

1. 本例患者为典型骨肉瘤，初诊X线可见明显的骨膜反应及日光放射征、CT可见明显的成骨反应，PET-CT可见异常的高放射性浓聚。

2. 该患者予以MAP方案化疗后影像学可见肿物边界明显清晰，PET浓聚明显减低。但高剂量密集化疗可出现严重的骨髓抑制，改患者在化疗期间曾出现Ⅳ度骨髓抑制，经过血液科积极干预后逐渐缓解。因此，对于骨肉瘤大剂量密集化疗需具备血药浓度监测、血液科净化层流病房等必要的支持条件才能保证患者安全度过化疗危险期。

3. 对于长节段骨肉瘤患者来说，精准的3D打印假体及截骨导板设计除能保留尽可能多的骨质外，还能提供精准的截骨力线，为术后良好的膝关节功能提供保障。

四、疾病介绍

（一）疾病概述

骨肉瘤是一组起源于间质组织的骨原发恶性肿瘤，约占成人恶性肿瘤的1%。中国国家癌症登记中心2016年发表的数据显示在2015年约有28 000个新发骨肉瘤病例，约20 700例骨的肉瘤患者死于此疾病（来自于占全国人口6.5%的72个癌症登记处当地的8550万人口为基础的数据）。从分子遗传学的角度来看，肉瘤可以分为两大类：一类显示具体且频发的遗传学改变并拥有相对简单的染色体改变（如尤文氏肉瘤显示特征性的EWSR1-FLI1基因融合），而另一类则显示非常复杂的遗传学改变且无固定的基因变异，如平滑肌肉瘤与骨肉瘤。

骨肉瘤是好发于儿童和青少年的原发于骨组织的恶性肿瘤，欧美国家在中老年阶段还有第二个发病高峰，主要与Paget's病继发的骨肉瘤有关。骨肉瘤是除多发性骨髓瘤以外最常见的骨原发恶性肿瘤，占原发骨骼系统肿瘤的15%~20%，恶性程度高，易复发和转移，预后差。未发生远处转移的骨肉瘤患者5年生存率为50%~65%，但发生远处转移的骨肉瘤患者5年生存率只有10%~20%。骨肉瘤的发病部位常见于长管状骨的干骺端（如肱骨近端、股骨远端和胫骨近端），这些都是青少年生长发育最快的部位，少见于脊柱、骨盆和骶骨，且单发病灶患者占大多数，肿瘤的好发部位与发病患者的年龄提示肿瘤与骨的生长发育紧密相关。临床上患者起病症状多为局部疼痛和肿胀，偶尔伴关节功能障碍，极少数因病理性骨折就诊，易与生长痛和外伤混淆。

骨肉瘤恶性程度高，大多数患者在就诊时已有微小转移灶的存在，应用胸部CT和全身骨扫描等方法，可以发现有10%~20%的初诊患者存在明确的转移灶，肺转移最为常见，其次是骨，更为少见的部位包括其他一些内脏器官，如胸膜、心包、肾、肾上腺、淋巴结和脑，转移造成的死亡多为肺部病灶控制的失败，如肺内的广泛转移、气胸或腔静脉阻塞等。

骨肉瘤的病因目前还不清楚，有研究显示可能与遗传学因素、病毒感染、放射线损伤相关。

（二）诊断与治疗

1. 诊断

（1）临床表现

1）病史：大多数患者无明显外伤史，部分患者仅有轻微外伤史（如扭伤、颠簸、提重物等）。发病年龄一般为10~25岁，无性别差异，无明显流行病学特征（如吸烟、喝酒、手术及特殊用药史）。

2）症状：骨肉瘤患者的临床症状主要是疼痛和局部的软组织肿块。症状可以存在3个月或更长的时间。虽然许多的研究者试图证明创伤后的微小骨折可以诱导肿瘤的形成，但创伤并不被认为是肿瘤的诱发因素。疼痛可以在休息时或夜间存在，并且与活动无关。一般没有全身症状。

3）体征：最重要的体检发现是软组织肿块，肿块大小差别很大，但通常相当大并且可以触及。可以有关节腔渗出或病理性骨折。

（2）影像学检查

1）X线检查：骨肉瘤典型的X线表现为长骨干骺端侵袭性病损，肿瘤破坏正常的骨小梁结构，边界不清，高密度的成骨区和低密度的溶骨区混合存在，骨膜新生骨突出于皮质表面，形成Codman三角和"日光放射状"表现，软组织肿胀影内常可见不同程度的骨化。

2）CT检查：骨肉瘤CT表现为肿瘤骨形成、不规则骨质破坏、骨膜增生、软组织肿块等。其中肿瘤骨是其诊断的重要征象，一般表现为云絮状、针状、斑块状或象牙质样致密影，其内无骨小梁结构。CT发现肿瘤骨较平片敏感，瘤骨分布在骨破坏区和软组织肿块内，密度差别较大。溶骨性骨破坏CT上表现为骨松质斑片状缺损，骨皮质表面或全层虫蚀状、斑片状破坏。骨膜反应表现为与骨皮质平行的弧线状高密度影，与骨皮质之间有线状透亮带。软组织肿块常偏于一侧或围绕病骨生长，其边缘大多模糊，与周围正常的肌肉、神经和血管分界不清，其内常见坏死囊变区。肿瘤侵及邻近血管、神经等结构时，CT表现为肿瘤直接与其相贴或包绕它们，两者之间无脂肪层。肿瘤沿髓腔蔓延时，CT表现为低密度的骨髓被软组织密度的肿瘤所取代。CT增强扫描时肿瘤实质呈明显强化，使肿瘤与周围组织分界清楚。

3）MRI检查：可行任意方向扫描，可纵向显示骨髓的全貌以及直接显示关节面和关节腔、对肿瘤的侵犯范围、肿瘤周围水肿的范围、肿瘤与邻近血管及关节的关系均能较好地显示。MRI扫描可用改变扫描参数的方法来提高病变部位的软组织对比，对骨肉瘤的定性诊断以及术前了解肿瘤的侵犯范围、肿瘤周围水肿的范围、肿瘤与邻近血管及关节的关系等方面都有很大的价值。在骨肉瘤MRI表现中，正常髓腔内的信号主要是骨髓脂肪信号，即T_1WI和T_2WI均呈高信号；当肿瘤细胞取代正常骨髓时则T_1WI骨髓信号减低，T_2WI信号增高，从而易于发现早期的松质骨内肿瘤侵犯。骨肉瘤软组织肿块在T_1WI上呈低或等信号，在T_2WI呈高信号，若伴有出血、坏死、囊变等继发改变，可呈混杂信号，而肿瘤骨在T_1WI和T_2WI上均呈低信号。脂肪抑制（STIR）序列可清晰显示非骨化肿块的组织信号，抑制脂肪信号，提高微小病变的检出率。动态快速增强扫描和MRI血管成像（MRA）对了解肿瘤组织血管化和灌注以及肿瘤与大血管之间的关系均有帮助。MRA可清晰地从冠状面、矢状面及横断面三维立体显示肿瘤供血血管及周围邻近血管的起止、分布和走向等情况。

4）放射性核素检查：在骨肉瘤临床已得到了广泛应用。典型的骨肉瘤放射性核素检查可见病变部位有强烈的放射性示踪剂摄取浓聚，且异常区内放射性分布有些不均匀，有时"热"区中可见到"冷"斑块。由于肿瘤的扩张，骨的轮廓常常变形。骨肉瘤的骨损伤通常以"热点"而突显，疾病早期即可出现。三时相显像可以反映出肿瘤血运增加，其敏感性虽然低于CT和X线线检查，但其具有高特异性，能做出定性诊断。骨肉瘤在X线检查时，有时难以显现仅在骨小梁或钙化上的微小变化。放射性核素显像可明确提示骨肉瘤的范围，其大小往往比X线照相所见区域大，判断肿瘤浸润范围及寻找跳跃转移的意义较大，有助于确定手术范围和合理选取放疗照射野以及估价治疗效果，特别是对X线片判断较困难的部位如骨盆、胸骨等处的肿瘤，价值更大，在确定骨肉瘤侵犯的实际范围和指导治疗方面明显优于其他显像方法。但需要强调的是，放射性核素检查的主要价值在于能够早期发现侵犯部位并且进行全身检查，及时探查远处的转移灶，而不是了解局部病灶的解剖改变。目前临床上比较常用的放射性核素检查包括：$^{99}Tc^m$-亚甲基二膦酸盐（$^{99}Tc^m$-MDP）显像、$^{99}Tc^m$-甲氧基异丁基异腈（$^{99}Tc^m$-MIBI）显像、$^{99}Tc^m$（V）二巯基丁二酸钠［$^{99}Tc^m$（V）-DMSA］显像、^{18}F-氟代脱氧葡萄糖（^{18}F-FDG）PET和PET-CT显像。

5）其他辅助检查：根据需要可选择检测血尿常规，肝肾功能，血糖、钙、磷、碱性磷酸酶、酸性磷酸酶等。

（3）病理检查及病理分型：目前病理学上经典的骨肉瘤被定义为由高度恶性肉瘤样基质和恶性成骨细胞直接产生肿瘤性骨样组织或骨的一类肿瘤。肿瘤常出现中心钙化，周围为不成熟且缺乏矿化的骨组织，肿瘤细胞常出现间变，伴有异型细胞核和双着丝点。肿瘤可以有向成软骨细胞或成纤维细胞分化的区域，但只要存在小片区域的肿瘤骨样基质区域就可以诊断为骨肉瘤。

1）按肿瘤骨基质的分化特点及组织学特点合生物学行为，可将骨肉瘤可分为八型：低级别中心型骨肉瘤、普通型骨肉瘤（成软骨型骨肉瘤、成纤维型骨肉瘤、成骨型骨肉瘤）、毛细血管扩张型骨肉瘤、小细胞骨肉瘤、继发性骨肉瘤、骨旁骨肉瘤、骨膜骨肉瘤及高级别表面骨肉瘤。

普通型骨肉瘤最为常见，有三种亚型：成骨型骨肉瘤即经典型骨肉瘤，主要成分为异型骨母细胞和肿瘤性骨样组织及骨组织，瘤细胞呈短梭形，卵圆形或多边形，大小不等，排列紧密，可广泛成片或形成梁索状，在瘤细胞之间产生较多的基质，形成不规则形肿瘤样骨样组织，构成细网状或波浪状条纹。成软骨型骨肉瘤：是具有软骨肉瘤组织的骨肿瘤（肉瘤性成骨细胞及骨样、骨组织）而与软骨肉瘤中常见的软骨内骨化截然不同的肿瘤，有分化成大片的软骨组织为其特点，软骨组织主要含幼稚及异型性软骨细胞，瘤细胞高度间变，在瘤组织内有肿瘤性骨质形成，并与软骨细胞区有移行过渡，可见一些肿瘤性细胞直接产生肿瘤性骨质。成纤维型骨肉瘤：具有纤维肉瘤表现，并见灶性均匀的非原纤维嗜伊红物质似胶原玻璃变性，并具有明显骨样组织的肿瘤，大部分区域为梭形细胞，似纤维母细胞，呈束状交错排列。

血管扩张型骨肉瘤：为单个或多数"囊性"空腔，内含血液或坏死肿瘤组织，由间变的细胞构成跨越囊腔的间隔，恶性细胞在囊腔周围，于细胞间可见少量纤维花边状骨样组织；但其骨肉瘤成分也表现有成纤维细胞，成软骨细胞或成骨细胞骨肉瘤。

特殊亚型的骨肉瘤如表面骨肉瘤，主要包括骨旁骨肉瘤、骨膜骨肉瘤和高级别表面骨肉瘤三种类型。典型的骨旁骨肉瘤由组织学低度恶性的成纤维细胞组成，产生编织样或层状的成骨。发病年龄比典型的骨肉瘤要大，多见于20～40岁。远端股骨后方是最常见的骨旁骨肉瘤的好发部位，其他长骨也可以受侵犯。肿瘤为来源于皮质骨的基底广泛病变。病变后期肿瘤可以侵入皮质骨进入髓腔。治疗以外科手术切除为主，生存率为80%～90%。骨膜骨肉瘤起源于骨膜成软骨细胞，好发于胫骨近端，发病年龄与经典型骨肉瘤相同。转移的发生率高于骨旁骨肉瘤。辅助化疗在骨膜骨肉瘤治疗中的作用尚不明确，但鉴于高达20%的肺转移率，多数肿瘤治疗中心仍对其应用化疗。发生于骨表面的高度恶性骨肉瘤常常与骨旁骨肉瘤或骨膜骨肉瘤相混淆，其治疗方法与经典骨肉瘤相同，预后较差。

低级别中心型骨肉瘤也有称为硬化性骨肉瘤，属于高分化成骨肉瘤，预后较好，肿瘤性成骨现象明显，骨样基质形成较多呈条索状，有时融合成片，梭形瘤细胞数量相对减少。

小细胞骨肉瘤有时也称为圆形细胞型骨肉瘤，瘤细胞间变明显，呈较一致的小圆形或卵圆形，胞质较少，排列较密，核分裂象较多，而骨样基质形成较少。

继发性骨肉瘤：2002年WHO骨与软组织肿瘤分类标准中指出，Paget's病和一些遗传性疾病常常会恶变为骨肉瘤，而纤维结构不良和骨髓炎也归入恶性病变的前驱，但恶变率相对较低。放射线诱导骨肉瘤的发病率较低，但对于存在遗传缺陷的患者（双侧遗传性视网膜母细胞瘤）来说，这种风险则大大增加。

多中心骨肉瘤：这种类型的骨肉瘤十分罕见，包括同时多发和异时多发两种类型，其局部表现与原发肿瘤表现相似，血清碱性磷酸酶和乳酸脱氢酶可明显高于正常水平。有证据显示患者往往存在某些遗传学异常。不同部位肿瘤的起源是否一致目前尚存在争论，所有病例预后极差。

2）中国学者通过对中国骨肉瘤多组学数据的分析，明确了同源重组缺失及错配修复相关基因突变所致的基因组不稳定性为骨肉瘤最为突出的特征。通过整合基因组拷贝数变异、染色质DNA甲基化以及基因表达谱等多组学信息，将骨肉瘤分为四个分子亚型，分别为免疫激活型、免疫抑制型、同源重组缺陷型和MYC驱动型。其中免疫激活亚型患者的显著特征为免疫反应较强，患者预后最好；免疫抑制型患者表现为IFN-γ介导的免疫抑制状态，该型患者或将是免疫检查点抑制剂的真正获益人群；同源重组缺陷亚型骨肉瘤表现为细胞周期相关基因表达较高，基因组不稳定性最高，其对应的干预策略为一线铂类化疗和PARP抑制剂；MYC驱动型骨肉瘤表现为基因组MYC基因的扩增，同时伴有MYC基因的高表达，该亚型骨肉瘤预后最差，5年生存率不足40%，这一亚型患者的预后提升或是克服骨肉瘤总体预后"瓶颈"的关键环节。

（4）鉴别诊断

1）软骨肉瘤：患者发病年龄一般大于骨肉瘤，如为内生软骨瘤或骨软骨瘤恶变，则有肿瘤近期突然生长加速伴剧烈疼痛，出现溶骨性破坏，边缘模糊，钙化密集，密度不均。

2）尤文肉瘤：发病年龄低于骨肉瘤，平均15岁。尤文肉瘤好发于长骨骨干，表现为髓腔内不规则溶骨性破坏及葱皮状骨膜反应，也可以有放射状骨针，其对放化疗敏感度高。

3）骨髓炎：进展较骨肉瘤迅速。骨破坏、新生骨和骨膜反应从早期到晚期是一致的，成骨与破骨是相互联系存在的，破骨区内无成骨，成骨区内无破坏。骨膜反应由轻变重，由模糊变光滑。周围软组织肿胀内无瘤骨形成。

2. 肿瘤分期　骨肉瘤的分期主要遵循美国癌症联合委员会（AJCC）的TNM分期系统和Eneeking外科分期系统，可参考病例11中的相关内容。

3. 治疗　骨肉瘤患者5年生存率的提高归功于化疗疗效的提高。采用术前术后化疗联合外科手术，可使骨肉瘤的治愈率达60%~70%，90%以上的骨肉瘤患者可保肢。统计学研究发现保肢术后78%的骨肉瘤患者对肢体功能满意。

（1）骨肉瘤常用的化疗药物：目前骨肉瘤常用的化疗药物主要有甲氨蝶呤（MTX）、阿霉素（ADM）、顺铂（DDP）、异环磷酰胺（IFO）和长春新碱（VCR），其他有表柔比星（EPI）、环磷酰胺（CTX）、依托泊苷（VP-16）、吉西他滨（GEM）和多西他赛（TXT）等，这些药物通过不同的方式联合应用。

1）MTX：属于抗代谢化疗药，MTX的首次应用，掀开了骨肉瘤治疗的新篇章。其用量为$8\sim12g/m^2$，此剂量比常规剂量大100倍以上，在4~6小时静脉滴注完成后用甲酰四氢叶酸钙解救。提高给药剂量可提高5年生存率，但高剂量给药伴随高风险，疗效和安全性问题尚存争议。MTX被认为是单药提高骨肉瘤患者生存率最有效的药物，是否采用MTX治疗可作为评估预后的独立危险因素。

2）DDP：属于细胞周期非特异性药物。用法为$120mg/m^2$，静脉或动脉滴注。尽管DDP有明显的肾脏毒性和耳毒性，且静脉用药时抗骨肉瘤的效果不够稳定（<50%），但DDP与ADM联合应用可降低DDP用量，增加疗效。有研究发现溶瘤腺病毒治疗骨肉瘤时，DDP的加入可以增强其体外自噬，增强了抗骨肉瘤的疗效。DDP包封于脂质复合物来治疗骨肉瘤复发患者的临床研究结果显示，该新型DDP具有较好

的疗效、耐受性和安全性，对于其他药物无效的骨肉瘤患者，其单药有效率为16%～20%，是目前骨肉瘤滋养动脉内给药的首选药物。其他铂类药物是否能替代DDP尚存争议。

3）ADM：对实体肿瘤具有广泛的活性谱。用法为60～80mg/m^2，静脉滴注。研究表明ADM联合其他化疗药物对骨肉瘤均有较好的疗效。当化疗方案中不含ADM或在化疗过程中减少ADM的用量，对骨肉瘤患者的生存率都有一定的影响，尽管ADM对血液系统和心脏有较大毒性。目前ADM主要与DDP联合用于对大剂量MTX缺乏敏感性的患者，基于两者抗肿瘤作用的机制，ADM与DDP的联合可以起到协同和叠加的效果。

4）IFO：是较晚出现用于骨肉瘤化疗的主要药物，用法是按2g/m^2，静脉滴注，连用3～5天。研究表明，IFO可以增强DDP、MTX等化疗药物的疗效，且疗效与其剂量成正相关，目前主要用于常规方案效果不佳的挽救治疗。IFO对已使用HD-MTX、ADM和DDP等联合化疗后复发或转移者的有效率为10%左右，而未接受过化疗的病例有效率为27%。临床上IFO常与美司钠同步应用以预防出血性膀胱炎的发生。

5）VCR：应用于骨肉瘤化疗最早见于Rosen提出的第一个新辅助化疗T5方案，即MTX（200mg/kg）、VCR（15mg/m^2）和ADM（45mg/m^2）。随着化疗的不断发展，VCR一直被沿用至T12方案，尽管其具有神经系统毒性。VCR对人骨肉瘤细胞的效应及其作用机制研究表明，其在较低浓度（5μg/L）即可抑制骨肉瘤细胞的增殖，且远低于中毒剂量，显示出其作为骨肉瘤一线化疗药物的应用前景，与此同时，VCR能显著上调细胞内抑癌基因表达从而促进细胞发生凋亡机。有研究分析评估了多药联合化疗方案在骨肉瘤患者中有效性的差异，结果显示：T12方案对延长骨肉瘤患者无进展生存期（PFS）有较好的效果，尤其是联合IFO或VCR，包含VCR的T12方案有可能是最好的骨肉瘤化疗方案。

6）吉西他滨（GEM）和多西紫杉醇（TXT）：GEM（675mg/m^2，第1天和第8天，静脉注射）和TXT（75～100mg/m^2，第8天，静脉注射）对复发或难治性骨肉瘤患者，疗效可达17%～30%且耐受性好，具有协同作用，比单药有效率高。因此，两者的联合应用常作为骨肉瘤肺转移的有效二线方案。

（2）辅助化疗：骨肉瘤辅助化疗真正崭露头角是在Rosen、Jafe相继将阿霉素、甲氨蝶呤应用于骨肉瘤的治疗之后。一项骨肉瘤前瞻性随机实验中（长期随访超过25年的数据）发现，在接受手术治疗后对患者施行辅助化疗，患者的25年无病生存率为28%，相比之下，对于没有接受术后辅助化疗的生存率只有15%。高级别、无远处转移的骨肉瘤患者在手术治疗后接受辅助化疗治疗，其无病生存和总生存具有显著的统计学获益。但近20年来,骨肉瘤的生存率处于平台期。

(3)新辅助化疗:概念由Rosen提出,即术前化疗-外科治疗-术后化疗、术前临床影像评估、术后调整化疗方案。20世纪90年代以后,新辅助化疗逐渐成为骨肉瘤的标准治疗方案。新辅助化疗的意义:①可以早期进行全身治疗,尽早消灭微小转移灶;②术前化疗使得肿瘤周围形成良好的连续性假包膜或使假包膜增厚,肿瘤边界得以清晰可辨,显著改善了手术的可操作性,伴随大部分的肿瘤细胞坏死,术中肿瘤细胞的扩散及种植的机会得以减少;③可根据术前化疗后肿瘤坏死率的情况评估疗效,从而及时指导术后化疗方案的调整;④术前化疗可缩小肿瘤水肿带的范围,加速肿瘤边缘钙化,利于保肢;⑤术前化疗的进行,为患者赢得了设计保肢方案的时间,有利于假体的制作;⑥降低病理性骨折和患者的病死率,降低肢体重建后复发的风险。

(4)保肢手术治疗:随着化疗疗效的提高,保肢手术已成为肢体骨肉瘤外科治疗的标准。瘤段骨灭活再植、异体骨移植、带血管腓骨移植、肿瘤型假体置换术、复合型假体置换术、可延长假体置换术等的出现,取代了传统的截肢术。治疗方法的不断完善和发展,使保肢手术的适应证不断扩展,临床已对ⅡB期骨肉瘤、儿童骨肉瘤、骨肉瘤伴病理性骨折患者进行保肢治疗,并有学者作了相关研究,但选择保肢治疗仍须慎重。选择何种保肢方法,主要取决于肿瘤的范围、患者的年龄、医生的经验、后续的治疗、患者的经济状况和愿望。掌握好手术适应证和禁忌证是治疗成功的关键。肿瘤侵犯重要血管神经、肿瘤无法完整切除、骨骼未成熟、病理性骨折、肿瘤远处转移、皮肤条件差、感染等均为保肢手术的禁忌证。骨肉瘤患者是否采取保肢治疗,关键在于能否完整切除肿瘤,若骨肉瘤患者有足够的外科手术边界,可行保肢治疗,反之则应考虑截肢。

1)瘤段骨灭活再植重建:将切除的瘤段骨置于65℃的盐水中浸泡30分钟,灭活后配合骨水泥和金属假体重建患肢,也有微波高温原位消融保留患肢;常见的并发症包括灭活骨骨折、骨不连、骨吸收及复发等。

2)同种异体冷冻骨复合再植重建:具有良好的骨组织自然结构、形态、强度、骨诱导能力、极低的免疫活性,以及与宿主骨较强的愈合能力等优点,故可用于修复瘤段骨截除后的骨缺损,以重建关节功能。然而,骨肉瘤患者施行异体骨移植重建后的活化替代过程很慢,大段异体皮质骨很难达到完全替代。且术后关节面可出现退变与吸收,骨的强度及与宿主骨的愈合有限,术后感染发生率为10%~15%。因此,有学者主张采用同种异体骨复合型假肢置换术,通常采用骨水泥将供体股骨远端或胫骨近端与人工假体杆状柄固定在一起,整个复合型假体主要通过髓腔柄获得稳定。同种异体骨复合型假体的优点在于同种异体骨与宿主骨有愈合能力，因而可减少宿主骨与假体连接处的旋转应力，同种异体骨可提供良好的组织附着，有利于膝关节稳定。同种异体骨复合型假体的缺点包括有潜在的骨折、感染、骨不连、畸形愈合、再吸收和传染病感染等。

3）自体骨移植重建：带血管游离腓骨修复肿瘤切除后复杂的长骨缺损，与传统同种异体骨移植相比，前者具有低感染率、骨愈合率高并可获得良好的功能效果。主要并发症是骨折、假关节形成、切口延迟愈合、一过性神经损伤；带血管腓骨移植术是生物重建修复巨大骨缺损的好方法，其并发症发生率和再次手术率是可以接受的。

4）假体置换重建：具有标准化组件系统，术者可根据患者具体情况选择大小合适的组件，不必因假体尺寸的限制而对骨肿瘤的切除范围有所顾虑。假体可分为股骨远端型和胫骨近端型，包含聚乙烯胫骨平台、伸肌装置附着点等设计，具有稳定性好、术后可早日负重等优点。早期的假体均采用固定铰链，后期出现旋转铰链式假体，事实证明旋转铰链优于固定铰链；植入骨水泥固定的旋转铰链式假体患者能较早进行功能锻炼，假体置换保肢的患者3年生存率为88%，5年生存率为76%，局部肿瘤复发、感染、假体松动为假体植入失败的独立危险因素。旋转铰链式假体植入重建最常见的并发症为深部感染，其次为伸膝功能障碍、假体功能障碍、松动及排斥反应等；尽管存在并发症，但患者的满意率仍普遍较高。

（5）放射治疗：有研究表明，进行放疗的骨肉瘤患者疗效优于未进行放疗的患者。但由于骨肉瘤对于放疗敏感性不高，所以临床上仅将放疗作为手术治疗前后的一种辅助治疗手段。放疗也可应用于骨肉瘤的手术中。近年来，放疗增敏剂成为临床研究的新热点。放射增敏剂在对正常组织不产生伤害的前提下，可提高肿瘤细胞对放疗的敏感性，促进放射线杀伤肿瘤细胞，安全性高。虽然增敏剂可作为一个新的放疗突破点，但随着放疗技术、设备的进步及改善，长期存活的肿瘤患者逐渐增多，放疗在骨肉瘤中的应用也逐年升高，临床上可用于减轻骨肉瘤患者的疼痛以及无法进行切除的骨肉瘤患者的姑息治疗。

（病例提供者：李　婷　张耕溥　天津医科大学肿瘤医院）
（点评专家：杨　蕴　天津医科大学肿瘤医院）

参考文献

[1] Zhang H, Luo P, Huang X.Engineered nanomaterials enhance drug delivery strategies for the treatment of osteosarcoma[J].Front Pharmacol, 2023, 14: 1269224.doi: 10.3389/fphar.2023.1269224.

[2] Wallander K, Öfverholm I, Boye K, et al.Sarcoma care in the era of precision medicine[J].J Intern Med, 2023.doi: 10.1111/joim.13717.

[3] Park JA, Cheung NV.Promise and Challenges of T Cell Immunotherapy for Osteosarcoma[J].Int J Mol Sci, 2023, 24(15): 12520.doi: 10.3390/ijms241512520.

[4] Locquet MA, Brahmi M, Blay JY, et al.Radiotherapy in bone sarcoma: the quest for better treatment option[J].BMC Cancer, 2023, 23(1): 742.doi: 10.1186/s12885-023-11232-3.

[5] Nirala BK, Yamamichi T, Yustein JT.Deciphering the Signaling Mechanisms of Osteosarcoma Tumorigenesis[J].Int J Mol Sci, 2023, 24(14): 11367.doi: 10.3390/ijms241411367.

[6] Ying H, Li ZQ, Li MP, et al.Metabolism and senescence in the immune microenvironment of osteosarcoma: focus on new therapeutic strategies[J].Front Endocrinol(Lausanne), 2023, 14: 1217669.doi: 10.3389/fendo.2023.1217669.

[7] Ji Z, Shen J, Lan Y, et al.Targeting signaling pathways in osteosarcoma: Mechanisms and clinical studies[J].MedComm(2020), 2023, 4(4): e308.doi: 10.1002/mco2.308.

[8] Que Z, Yang K, Wang N, et al.Functional Role of RBP in Osteosarcoma: Regulatory Mechanism and Clinical Therapy[J].Anal Cell Pathol(Amst), 2023, 2023: 9849719.doi: 10.1155/2023/9849719.

[9] Xiang Y, Yang Y, Liu J, et al.Functional role of MicroRNA/PI3K/AKT axis in osteosarcoma[J].Front Oncol, 2023, 13: 1219211.doi: 10.3389/fonc.2023.1219211.

[10] Yu T, Cai Z, Chang X, et al.Research Progress of Nanomaterials in Chemotherapy of Osteosarcoma[J].Orthop Surg, 2023, 15(9): 2244-2259.doi: 10.1111/os.13806.

[11] Shi B, Chang J, Sun X, et al.A meta-analysis: the clinical value of PD-1 inhibitor or protein tyrosine kinase inhibitors in the treatment of advanced osteosarcoma[J].Front Oncol, 2023, 13: 1148735.doi: 10.3389/fonc.2023.1148735.

[12] Liao Y, Yi Q, He J, et al.Extracellular vesicles in tumorigenesis, metastasis, chemotherapy resistance and intercellular communication in osteosarcoma[J].Bioengineered, 2023, 14(1): 113-128.doi: 10.1080/21655979.2022.2161711.

[13] Twenhafel L, Moreno D, Punt T, et al.Epigenetic Changes Associated with Osteosarcoma: A Comprehensive Review[J].Cells, 2023, 12(12): 1595.doi: 10.3390/cells12121595.

[14] Panez-Toro I, Muñoz-García J, Vargas-Franco JW, et al.Advances in Osteosarcoma[J].Curr Osteoporos Rep, 2023, 21(4): 330-343.

[15]Jin J, Cong J, Lei S, et al.Cracking the code: Deciphering the role of the tumor microenvironment in osteosarcoma metastasis.Int Immunopharmacol, 2023, 121: 110422. doi: 10.1016/j.intimp.2023.110422.

[16]Urlić I, Jovičić MŠ, Ostojić K, et al.Cellular and Genetic Background of Osteosarcoma[J]. Curr Issues Mol Biol, 2023, 45(5): 4344-4358.doi: 10.3390/cimb45050276.

[17]Otani S, Ohnuma M, Ito K, et al.Cellular dynamics of distinct skeletal cells and the development of osteosarcoma[J].Front Endocrinol(Lausanne), 2023, 14: 1181204.doi: 10.3389/fendo.2023.1181204.

[18]Zeng J, Peng Y, Wang D, et al.The interaction between osteosarcoma and other cells in the bone microenvironment: From mechanism to clinical applications[J].Front Cell Dev Biol, 2023, 11: 1123065.doi: 10.3389/fcell.2023.1123065.

[19]Liu X, Liu Y, Qiang L, et al.Multifunctional 3D-printed bioceramic scaffolds: Recent strategies for osteosarcoma treatment[J].J Tissue Eng, 2023, 14: 20417314231170371.doi: 10.1177/20417314231170371.

[20]Oh C, Bishop MW, Cho SY, et al.^{18}F-FDG PET/CT in the Management of Osteosarcoma[J].J Nucl Med, 2023, 64(6): 842-851.doi: 10.2967/jnumed.123.265592.

[21]Sharin F, Pai A, Mair M.Management of osteosarcoma of the head and neck[J]. Curr Opin Otolaryngol Head Neck Surg, 2023, 31(4): 269-275.doi: 10.1097/MOO.0000000000000900.

[22]Pacheco M, Guzmán R, Bonilla P.Dedifferentiated Low-Grade Osteosarcoma, Outcome with or Without Chemotherapy: A Systematic Review[J].Orthop Res Rev, 2023, 15: 79-89.doi: 10.2147/ORR.S404146.

[23]Pilavaki P, Gahanbani Ardakani A, Gikas P, et al.Osteosarcoma: Current Concepts and Evolutions in Management Principles[J].J Clin Med, 2023, 12(8): 2785.doi: 10.3390/jcm12082785.

[24]Mthethwa PG, Marais LC, Ramsuran V, et al.A Systematic Review of the Heterogenous Gene Expression Patterns Associated with Multidrug Chemoresistance in Conventional Osteosarcoma[J].Genes(Basel), 2023, 14(4): 832.doi: 10.3390/genes14040832.

[25]Tharakan S, Raja I, Pietraru A, et al.The Use of Hydrogels for the Treatment of Bone Osteosarcoma via Localized Drug-Delivery and Tissue Regeneration: A Narrative Review[J]. Gels, 2023, 9(4): 274.doi: 10.3390/gels9040274.

[26]Jiang Y, He K.Nanobiotechnological approaches in osteosarcoma therapy: Versatile(nano) platforms for theranostic applications[J].Environ Res, 2023, 229: 115939.doi: 10.1016/j.envres.2023.115939.

[27]Ichikawa J, Schoenecker JG, Tatsuno R, et al.Advancing Tissue Factor-targeted Therapy for Osteosarcoma via Understanding its Role in the Tumor Microenvironment[J].Curr Pharm Des, 2023, 29(13): 1009-1012.doi: 10.2174/1381612829666230413094242.

[28]Thomas DD, Lacinski RA, Lindsey BA.Single-cell RNA-seq reveals intratumoral heterogeneity in osteosarcoma patients: A review[J].J Bone Oncol, 2023, 39: 100475.doi: 10.1016/j.jbo.2023.100475.

[29]Fu H, Wu Y, Chen J, et al.Exosomes and osteosarcoma drug resistance[J].Front Oncol, 2023, 13: 1133726.doi: 10.3389/fonc.2023.1133726.

[30]Zhang Z, Wu W, Shao Z.NOTCH Signaling in Osteosarcoma[J].Curr Issues Mol Biol, 2023, 45（3）: 2266-2283.doi: 10.3390/cimb45030146.

[31]Shi P, Cheng Z, Zhao K, et al.Active targeting schemes for nano-drug delivery systems in osteosarcoma therapeutics[J].J Nanobiotechnology, 2023, 21（1）: 103.doi: 10.1186/s12951-023-01826-1.

病例14 滑膜肉瘤

一、病历摘要

（一）基本资料

患者裴某，男性，31岁，因"左髋部滑膜肉瘤外院化疗后3周余"于2020-07-28第一次入院。

现病史：患者于2020年2月无明显诱因发现左大腿近端前内侧软组织肿物，发现时肿物直径约10cm，质韧，边界不清，活动度差，伴有明显的肿胀感及疼痛、左下肢的活动障碍，左腹股沟区未触及明显肿大淋巴结，2020-06-24外院彩超示：左侧耻骨下支与坐骨支结合部不均质回声包块，倾向恶性。当地医院CT示：左侧耻骨下支与坐骨支结合部骨质破坏伴周围软组织肿块形成，考虑恶性肿瘤可能性大。2020-06-30外院穿刺活检病理示：左髋部梭形细胞恶性肿瘤，结合形态学及免疫组化首先考虑滑膜肉瘤。完善相关检查后于2020-07-01至2020-07-05在外院行一周期MAID方案化疗，具体用药及剂量不详。患者自述用药后下肢疼痛感较前减轻，肿瘤质地较前稍变软，但肿瘤体积未见明显变化。为进一步治疗来我院住院诊治。自发病以来，饮食二便正常，体重无明显变化，无畏寒发热。

既往史：既往体健，否认结核、肝炎等传染病病史。

个人史：生于原籍，不抽烟，少量饮酒，无其余特殊不良嗜好。

家族史：否认肿瘤家族史。

婚育史：已婚，育有一女。

（二）专科检查

左大腿近端前内侧可触及软组织组肿物，直径约12cm，质韧，边界不清，活动度差，伴有明显的压痛，活动后下肢疼痛明显，肿物周围皮肤无红肿及破溃，左腹股沟未触及明显肿大淋巴结；左髋关节内收、外展、背伸及屈曲均明显受限；左足背动脉及胫后动脉搏动正常，左小腿轻度凹陷性水肿。

（三）辅助检查

2020-07-22 PET-CT结果示：左髋部肌间软组织肿物，累及左侧髋臼、耻骨支及坐骨支，PET-CT显像可见放射性浓聚，提示病灶活性较高；口咽双侧壁略厚，PET-CT显像可见放射性浓聚，考虑为炎性；轻度脂肪肝；脾大；右肾囊肿；肛门左后旁局部皮肤略厚，PET-CT显像可见放射性浓聚，考虑为炎性；余所见全身诸骨形态、密度尚可，PET-CT显像可见放射性浓聚，提示骨髓代谢增高，考虑与使用"升白针"有关；余全身PET-CT代谢显像及CT显像未见明显恶性征象（病例14图1）。

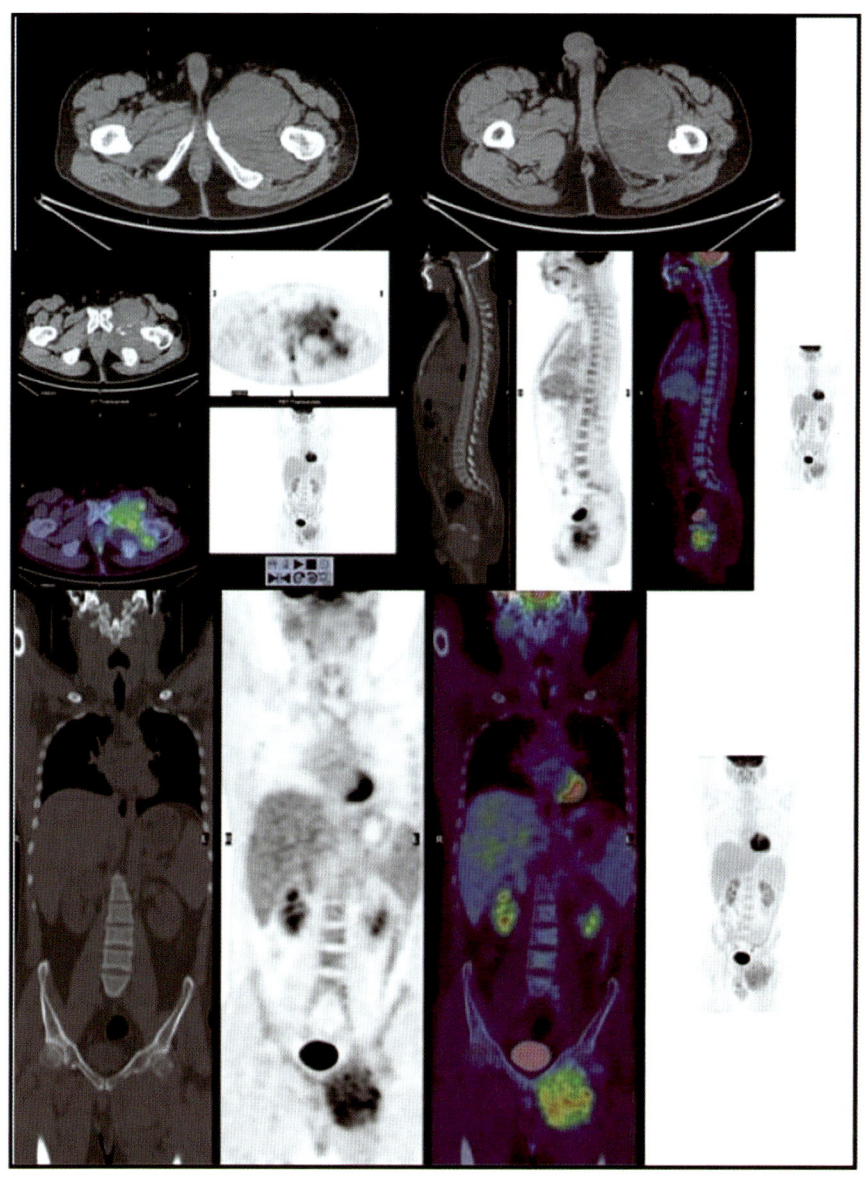

病例14图1　PET-CT

左髋部肌间软组织肿物，累及左侧髋臼、耻骨支及坐骨支，PET显像可见放射性浓聚，提示病灶活性较高。

原穿刺病理我院会诊示：（左髋部肿物穿刺活检）双向分化的肉瘤，考虑滑膜肉瘤；免疫组化：CK-pan（部分+），Vim（部分+），CD34（-），EMA（部分+），Desmin（-），BCL-2（灶性+），Myo-D1（-），S-100（-），Ki-67（20%+）（病例14图2）。

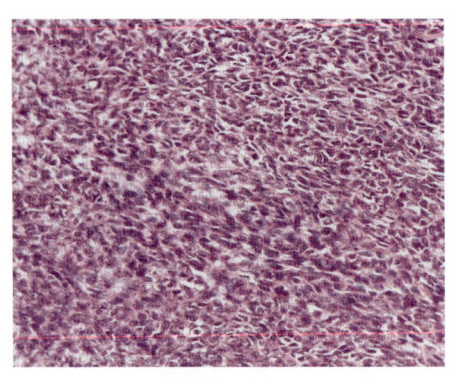

病例14图2　原穿刺病理我院会诊示：（左髋部肿物穿刺活检）双向分化的肉瘤，考虑滑膜肉瘤

二、诊疗经过

根据病史及入院查体、辅助检查结果，该患者诊断明确为左髋部滑膜肉瘤伴髋臼及耻骨受累。因肿物巨大，且骨盆2、3区均受累，手术难度和风险较大，经全科会诊讨论后，向家属及患者交代治疗方案分为：①半骨盆截肢手术；②新辅助治疗后视疗效决定是否可行保肢：化疗、靶向、免疫治疗等。患者坚决拒绝截肢，于2020-07-29至2020-09-02进行化疗2周期，化疗方案为异环磷酰胺3.0g d1～d5＋多柔比星脂质体60mg d2＋DTIC 400mg d1～d5＋恩度30mg d1～d7。化疗过程中顺利，化疗期间同时予以保肝、止吐及水化处理；化疗间歇期曾出现Ⅱ度骨髓抑制，予以升白对症治疗后恢复。2周期化疗后患者自觉左髋部肿物较前缩小。2020-09-24进行CT检查提示：左髋部肌间可见不规则肿物，增强后明显不均匀强化，大小约11.6cm×9.3cm，临近髋臼、耻骨及耻骨与坐骨结合部骨质破坏，与2020-07-21 PET-CT比较：左髋部肌间肿物较前有所缩小（病例14图3）。

经过第二次全科讨论，鉴于患者化疗有效，建议其继续原方案治疗。于2020-10-07至2020-10-14继续原方案及剂量（异环磷酰胺3.0g d1～d5＋多柔比星脂质体60mg d2＋DTIC 400mg d1～d5＋恩度30mg d1～d7）治疗1周期，化疗期间同时予以保肝、止吐及水化处理。化疗完成后自觉肿物无明显变化。于2020-11-06复查CT提示：左髋部肌间肿物较前无明显变化，左下肺胸膜下钙化灶，其余肺野清晰，纵隔内及双腋下未见明显肿大淋巴结，双肺门不大，双侧胸腔未见积液（病例14图4）。

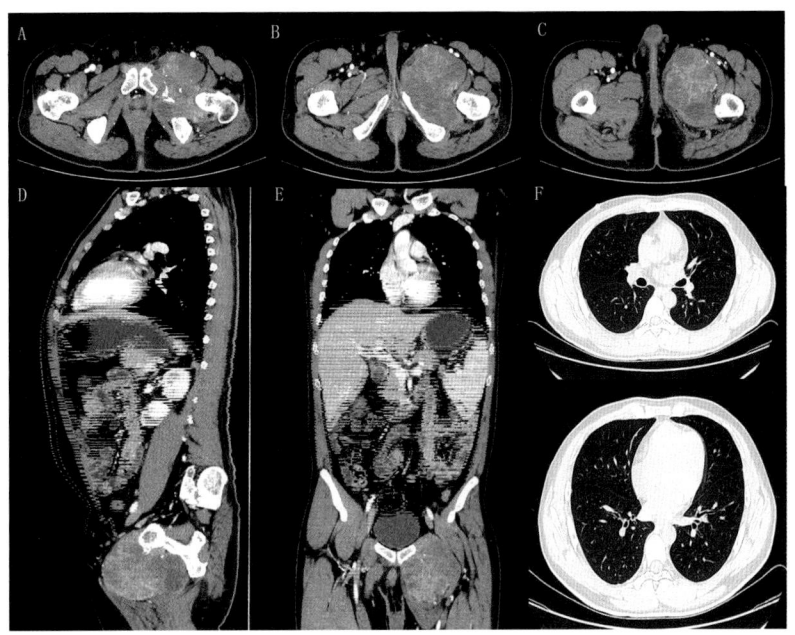

病例14图3　我院2周期化疗后复查CT提示肿物较前缩小，未见远处转移

A：肿物累及耻骨；B：肿物累及坐骨；C：肿物累及股骨近端内侧；D：纵向位；E：冠状位；F：双肺未见结节及肿物。

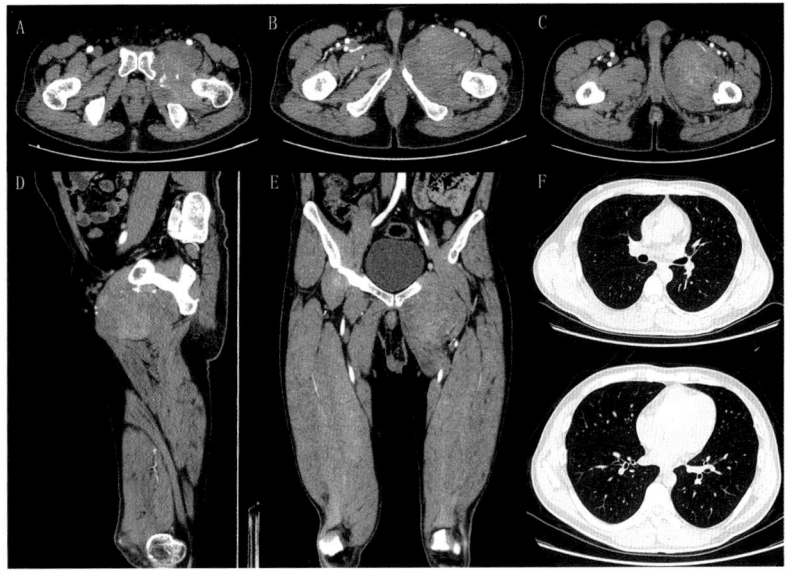

病例14图4　我院3周期化疗后复查CT提示肿物无明显变化，未见远处转移

A：水平位-1；B：水平位-2；C：水平位-3；D：矢状位；E：冠状位；F：双肺未见结节及肿物。

我科进行了第三次全科讨论，认为肿物经4周期一线方案化疗并联合抗血管生成治疗后，虽较前有缩小，但肿物仍巨大，并处于平台期，继续化疗不能获得进一步确切的疗效，且联合治疗毒副反应较大，患者逐渐不能耐受，目前肿物边界尚清楚，未出现远隔脏器转移，可行肿瘤关节外切除并骨盆假体置换重建下肢功能。由于肿物累及骨盆2、3区，周围解剖关系复杂，术前进行3D影像重建并应用虚拟可视化技术明确肿瘤与周围重要脏器关系（病例14图5），重建假体模型影像并打印肿瘤及骨盆模型、截骨导板模型进行手术模拟（病例14图6）。

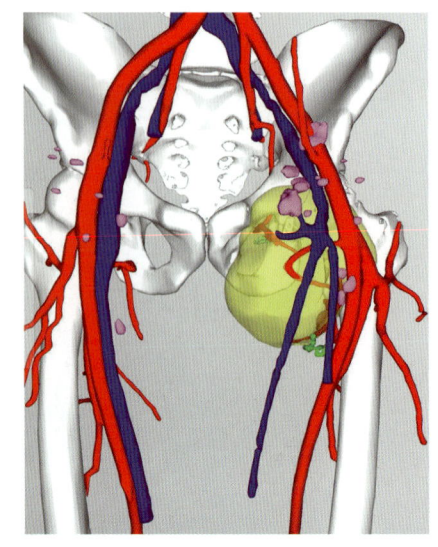

病例14图5　3D重建肿瘤与周围组织

黄色代表肿瘤、红色代表动脉、蓝色代表静脉、紫色代表淋巴结、白色代表骨质。

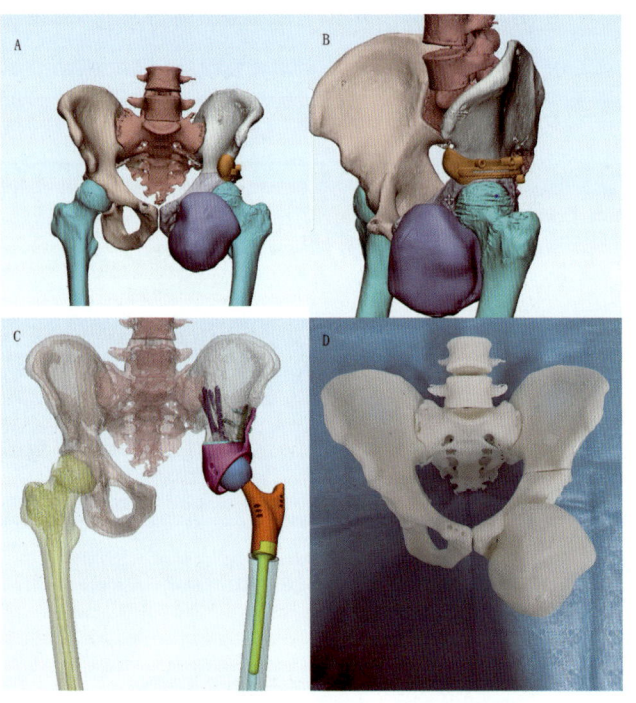

病例14图6　3D可视化技术模拟手术截骨及假体重建（A、B、C），D为3D打印骨盆及肿瘤模型进行术前手术训练

A：3D模拟肿瘤及骨盆前面观，棕色为截骨导板；B：3D模拟肿瘤及骨盆侧面观；C：3D模拟肿瘤切除后假体安装后图；D：3D打印肿瘤及骨盆模型。

完善相关术前准备，2020-11-19先于局部麻醉下行腹主动脉球囊植入，后于全身麻醉下行手术治疗（左侧骨盆区域恶性肿瘤髋关节外广泛切除＋人工半骨盆假体置换术）。

具体手术过程：暴露左骨盆及下肢术野，常规消毒、铺巾展单，前侧切口自髂后上嵴开始，沿髂嵴走行，至髂前上棘，再由髂前上棘沿腹股沟韧带向耻骨联合方向走行，分别沿腹股沟韧带中点向股内侧延长切口及大粗隆处向股外侧延长切口，呈"π"形，向下切开皮肤、皮下组织，沿切口显露腹肌、背阔肌、臀肌在髂嵴的附着点，并锐性分离，将臀中肌、阔筋膜张肌等向外侧做骨膜下剥离，将背阔肌、腹肌、腰方肌、骶肌显露后推向内侧，于前侧分离并显露股动静脉、股神经、精索、闭孔神经及血管并纱布填塞保护，充分显露左侧髂骨，于髂骨翼内侧剥离髂肌，于外侧剥离臀大肌、臀中肌，充分显露左侧坐骨大孔，纱布填塞坐骨大孔，以截骨导板固定于髂骨，于左侧坐骨大孔平髂前下棘水平置线锯离断髂骨，向远端沿耻骨束剥离至耻骨联合，于耻骨上支剥离耻骨上支诸肌，向下方剥离耻骨下支诸肌及左侧坐骨结节诸肌，于耻骨联合处线锯离断。于后侧切口切开皮肤、皮下、筋膜，向下显露股二头肌、半腱肌、半膜肌并给予保护，显露坐骨神经并保护，于内侧显露股内侧肌、内收肌群，肿物3cm外切端肌肉止点，显露小粗隆，于外侧离断切开股外侧肌、阔筋膜张肌后显露股骨大粗隆，于小粗隆下3cm线锯离断股骨，切断股骨上各肌肉止点后完整取下标本。术中开放球囊，时间约40分钟。以定制骨盆假体置于残留髂骨，逐一钻孔，测深并螺钉固定，股骨端扩髓，安装股骨柄试模成功后，取骨水泥混匀待拔丝，填塞股骨髓腔，股骨柄假体置入并复位维持正常下肢力线并加压，待骨水泥凝固。反复冲洗并止血，假体周围覆盖补片并重建髋关节囊，残留肌肉止点缝合固定于补片，修复腹壁切口周围薄弱并补片修补加固，于切口放置引流管3根，逐层缝合肌肉、筋膜、皮下及皮肤（病例14图7）。

术后病理回报：（左骨盆区）梭形细胞肿瘤，结合免疫组化考虑为双相型滑膜肉瘤，建议FISH检测SS18融合基因辅助诊断，上、下、左、右、前、后切缘均（－）；免疫组化：CD99（弱+），BCL-2（部分+），EMA（弱+），TLE-1（+），Ki-67（30%+），S-100（－），SOX-10（－），SMA（－），Desmin（－），CK-pan（部分+），Vim（部分+），CD34（－），SATB-2（－）（病例14图8）。术后6周患者复查X线提示：左骨盆假体位置及力线良好（病例14图9），积极进行下肢功能锻炼并扶拐行走。

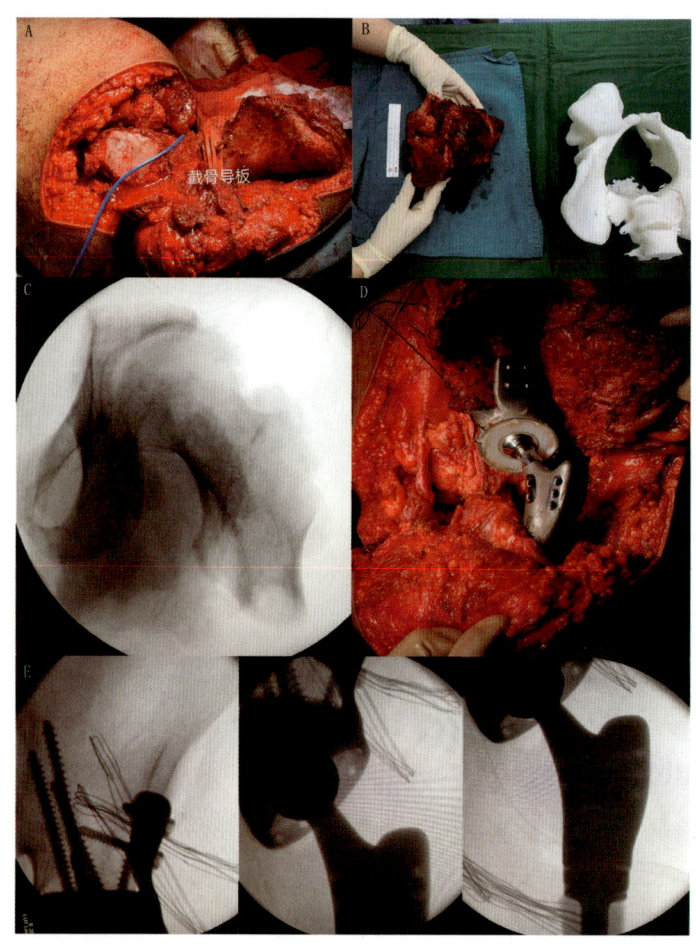

病例14图7 手术行左侧骨盆滑膜肉瘤关节外广泛切除，全程按术前计划进行，截骨导板精确截骨并安装3D打印骨盆假体

A：术中应用截骨导板进行精确截骨；B：大体标本与术前3D打印模型对比；C：大体标本X线透视显示骨盆肿瘤关节外切除；D：3D打印骨盆假体安装；E：骨盆假体安装后C形臂X线机即刻透视显示位置良好。

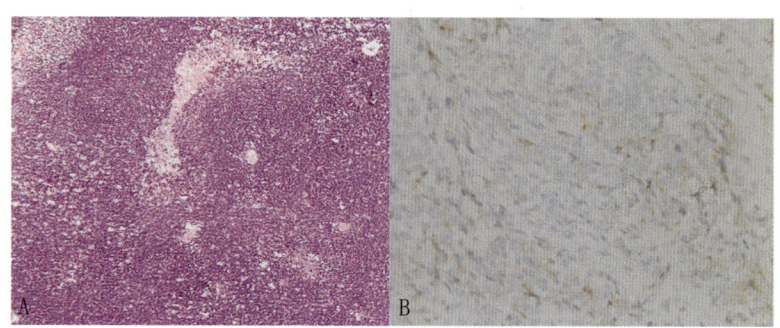

病例14图8 术后病理：左骨盆区梭形细胞肿瘤，结合免疫组化考虑为双相型滑膜肉瘤

A：HE染色；B：免疫组化EMA（＋）。

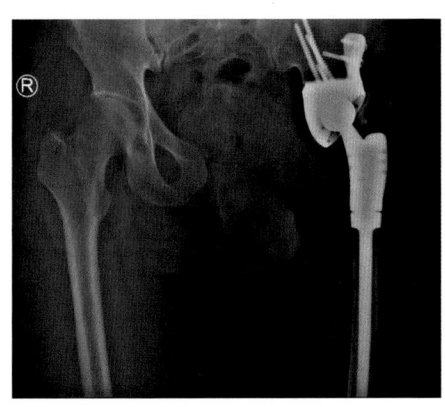

病例14图9　术后X线：左骨盆假体位置及力线良好

患者于2021-01-14至2021-03-10进行术后辅助化疗3周期，方案为异环磷酰胺3g d1～d5联合吡柔比星60mg d1～d2，化疗期间同时予以保肝、止吐及水化处理。患者于治疗期间及治疗结束后定期进行随访复查，未见肿瘤复发及转移。

患者2022年7月发现肺转移，GT方案化疗后出现重度骨髓抑制，停止化疗。服用安罗替尼，病情稳定1年。2023年7月肺部病变进展，介入治疗联合靶向＋抗PD-1治疗。后患者到外院治疗。

三、病例点评

1. 滑膜肉瘤为软组织肉瘤中较常见的病理亚型，病理（组织细胞学或免疫组织化学）检查或SS18-SSX染色体融合基因检测是其诊断的基础。临床研究结果显示滑膜肉瘤对多种化疗药物较敏感，国内常用的化疗方案为阿霉素＋异环磷酰胺（Adriamycin＋Ifosfamide，AI）和异环磷酰胺＋阿霉素＋氮烯咪胺（Mesna＋Adriamycin＋Ifosfamide＋Dacarbazine，MAID）方案。本例患者诊断明确后进行了AI联合血管内皮抑制素方案新辅助化疗，复查影像资料证实了新辅助化疗的效果良好。

2. 由于骨盆肿瘤的位置特殊，血运丰富，周围结构复杂，手术难度较高，且常由于出血较多及术后并发症而使医生望而生畏，而且肿瘤切除后骨盆稳定性及连续性的重建一直以来也是困扰骨软科的难题。本病例利用三维数字化重建及3D建模技术首先建立了肿瘤的3D模型，并利用3D模型进行了计算机模拟的肿瘤切除，确定了安全的手术边界，并精准定制用于重建的半骨盆及髋关节；利用该技术大大缩短了手术时间及出血，本手术仅用5个半小时，出血约1900ml即顺利完成半骨盆切除及重建。因此，骨盆肿瘤手术的术前评估、三维数字化重建、精准个体化定制及重建是以后骨盆肿瘤治疗的趋势。

3. 由于骨盆肿瘤经常需要切除较多的骨盆周围肌肉，术后髋关节的动力损失较大，且软组织的包裹能力也明显降低，术后出现假体脱位及松动的可能性较大；因此，骨盆肿瘤术后的功能锻炼也尤其重要。

四、疾病介绍

（一）疾病概述

滑膜肉瘤（synovial sarcoma，SS）是一种较常见的间叶性恶性肿瘤，占原发性软组织肉瘤的10%；具有间叶和上皮双相性分化的特点，组织发生与滑膜并无关系，而且部分肿瘤也可以发生于人体内无滑膜的部位，如心、肺、胸膜、腹腔、肾脏和前列腺等处，因此，严格意义上讲，滑膜肉瘤并不是来源于滑膜的肿瘤。滑膜肉瘤所有年龄都可发生，但好发年龄为30～50岁，男性比女性多见主；病变可位于任何部位，80%以上起源于四肢大关节附近深部软组织，5%～10%的病例位于躯干，5%～10%的病例位于头颈部。肿物可为多囊性，部分病例可伴钙化或骨化；生长缓慢者，肿瘤呈结节状或分叶状，边界多较清楚，有假包膜；生长快者，呈浸润性生长，边界不清；肿瘤多紧密附着于邻近的肌腱、腱鞘或关节囊外壁。滑膜肉瘤病程长短不一，多为2～3年；常表现为深在的、肌间无痛性肿块，少数有疼痛及压痛，一般不引起明显的功能障碍。滑膜肉瘤容易复发及远处转移，最常转移的部位依次为肺、淋巴结和骨；复发时间半年至2年不等，常在1年以内。

（二）诊断与治疗

1. 诊断　根据病史、症状、体征结合病理检查，可确诊SS的诊断及分型。

（1）病史：大多数患者无明显诱发因素，发病年龄一般为30～50岁，平均年龄40岁左右，男性略多于女性，无明显流行病学特征。

（2）症状：SS常见的首发症状为可触及的、深在的软组织肿块，部分伴疼痛、压痛，少数病例伴肢体或毗邻关节功能障碍。

（3）体征：最重要的体检发现是软组织肿块，肿块大小差别很大，质地不均匀，边界不清楚，侵犯神经时可伴有明显压痛及叩击痛，压迫血管则容易出现肢体水肿及缺血。

（4）辅助检查

1）X线检查：SS常见的X线表现主要表现为邻近关节的不规则、结节状软组织肿块，边界清楚或不清楚，内部密度多不均匀，部分伴钙化，邻近骨质可发生骨质破坏、受压骨吸收等改变。

2）CT检查：SS的CT平扫常可见肿块低于肌肉密度，呈圆形或分叶状，密度多不均，内见更低密度区，少数可见液平面，为病变液化、坏死、出血区；CT增强后强化多不均匀、明显逐渐强化，少数周围可见异常增粗的血管。与X线相比，CT能更清楚显示肿块内部、肿块与周围结构的毗邻关系，能更清楚显示小的骨质破坏及肿块内钙化灶，同时CT也能够发现肿瘤的远处转移。有学者认为：20%~40%的滑膜肉瘤可见钙化，且钙化主要位于肿块的周边，称为边缘性钙化。

3）MRI检查：①肿瘤多位于邻近关节的肌间隙内，多呈实性，可囊变，边界相对较清，皮下脂肪多无受累；②肿块较小时或病程较短，直径小于3~5cm，肿块信号多较均匀，T_1WI像近似于肌肉信号，T_2WI脂肪抑制像，肿块呈高信号，与肌肉分界清晰，此类肿块生长慢，膨胀性生长，周围形成纤维假包膜，肿块实质未发生液化、坏死、出血等，因具有良性影像表现常被误诊；③肿块较大或多发结节，直径常大于5cm，此类肿瘤一般病程较长或为肿瘤切除术后复发，肿块常发生液化、坏死、出血，致使信号不均匀，呈"三重信号"征，即T_1WI像，肿块与肌肉相比，呈高、等、低多种信号；T_2WI脂肪抑制序列表现较为特征性的"铺路石"征，即多个大小近似的"卵石"状结节，其间存在低信号"间隔"，组织病理证实瘤内分隔为多个肿瘤结节间残存或增生的纤维组织，这种征象是滑膜肉瘤的一个重要影像学特点；④增强扫描肿瘤内絮片状明显不均匀强化，间隔明显强化。

（5）病理特点及分型：肿瘤组织主要由两种细胞构成，一种为梭形细胞，有时呈长梭形，波纹状；另一种细胞呈多边形，异型性较明显，胞质淡染，核较肥胖，圆形或不规则形，染色质细，核分裂象多见。肿瘤由两种细胞以不同比例组成，有时仅有梭形细胞。梭形细胞多排列成束状，纵横交错，疏密不等。有时细胞束很宽，束间有纤维分隔，形成巢团状，横切面颇似神经断面。多边形细胞多呈弥漫片状排列，颇似上皮样。两种细胞都可呈现漩涡状排列，细胞层层环绕，漩涡中央可有、无厚壁血管。间质血管丰富，可呈裂隙状、鹿角状。有的血管内皮明显增生或肥大，管腔闭锁，形成条索状血管。灶性或片状坏死常见。目前，通过荧光原位杂交（fluorescence in situ hybridization，FISH）或反转录—聚合酶链反应（reverse transcription-PCR，RT-PCR）检测SS18-SSX融合基因，仍是确诊滑膜肉瘤的金标准。曾有学者报道75%的恶性周围神经鞘膜瘤也能检测到SS18-SSX融合基因，但大多数学者的研究成果均显示真正的恶性周围神经鞘膜瘤检测不到SS18-SSX，从细胞遗传学角度也否定了该观点。SS18-SSX在滑膜肉瘤中具有高度特异性，其融合类型与组织学类型相关，表达SS18-SSX1的滑膜肉瘤多为双相型，而表达SS18-SSX2者多为梭形细胞型，少见表达SS18-SSX4；特定的SS18-SSX融合类型在原发性肿瘤和转移瘤中被证明是一致的，并且在疾病过程中始终不变。FISH的敏感性优于RT-PCR，尤其针对年代较久的存档组织块。文献报道，少数滑膜肉瘤标本经SS18分离探针FISH检测可表现为单红色信号，而绿色信号缺失，但RT-PCR仍可检测到SS18-SSX融合基因，该情况仍判读为阳性。

按照Bergh标准，滑膜肉瘤可分为3型：单相纤维型、双相型和低分化型。

1）单相纤维型：肿瘤细胞呈梭形，排成束状，束的走向多呈弧形，相互交叉。有时形成大小不等的漩涡样，横行束排列于漩涡周边，纵行束位于中央，这种漩涡状排列是本型的形态特点。细胞异型性不明显，胞质淡染或稍嗜伊红，核呈短梭形，两端稍尖，染色质呈细小颗粒状，间质血管较丰富，裂隙状，壁薄。肿瘤细胞内有较多肥大细胞浸润，细胞疏松区较多，坏死少见。

2）双相型：肿瘤组织由梭形细胞及上皮样细胞组成，并相互移行。上皮样细胞可形成腺样结构，腺腔明显，腔内可见红染分泌物。腺体形态不规则，被覆柱状或立方形细胞，细胞体积大，胞质嗜酸性，核圆或卵圆，深染还可呈实性片状，细胞呈多边形，核大，深染。肿瘤内可见出血、坏死，有时有钙化。

3）低分化型：分小细胞和大细胞两种亚型。小细胞型细胞小，圆形或多边形，大小与尤文肉瘤细胞相似，排成小巢或弥漫成片。细胞界限不清，胞质少，淡染或稍嗜伊红，核小，圆形或卵圆形，染色质均匀细颗粒状，可见小核仁，核分裂象多见，坏死多见。大细胞型细胞体积大，圆形或不规则形，片状或弥漫分布。间质内有较多红染的胶原成分沉积。细胞明显异型，呈圆形、多边形、短梭形或不规则形。胞质多少不一，核大，异型明显，圆形或不规则形，染色质粗大颗粒状，核仁大，嗜酸性，有的可见核沟，核分裂象多见。间质血管丰富，有时肿瘤细胞紧密围绕裂隙状血管，形成血管外皮瘤样结构，出血、坏死明显，有时可见大片坏死。

免疫组化上滑膜肉瘤常表达CK和（或）EMA，并同时表达Vimentin，体现出其双向分化的特点。CK和EMA阳性细胞呈片状、局灶性或散在分布，弥漫阳性并不多见，主要见于低分化型。不能以细胞数量多少作为是否阳性的判断标准，有时仅有少数散在的阳性细胞，判断标准过严就会导致误诊。文献报道，滑膜肉瘤S-100蛋白阳性率可达30%～63%。S-100和PGP 9.5的高表达会造成与恶性周围神经鞘膜瘤鉴别诊断上的困难，在用于恶性周围神经鞘膜瘤诊断时要注意上皮性标记检测，以免误诊；BCL-2蛋白可用于滑膜肉瘤与其他梭形细胞肉瘤鉴别诊断。

2. 鉴别诊断

（1）未分化多形性肉瘤：老年人多见，肿块常无钙化，增强扫描肿块实质部分明显强化。

（2）平滑肌肉瘤：中老年人多见，约3/4发生于盆腔、腹腔或腹膜后，易发生出血、坏死或囊变，肿块常发生于肌肉内，T_1WI以等肌肉信号为特征，增强后实质部分明显持续显著强化。平滑肌肉瘤其胞质嗜酸性强，核呈杆状，细胞束呈编织状，肌源性标记阳性而上皮样标记阴性。

（3）横纹肌肉瘤：好发于头颈部、躯干和四肢，肿块生长快较具特点，常伴坏死、出血及囊变；病变常广泛破坏周围骨质结构及侵犯周围组织，增强明显不均匀强化。

（4）纤维肉瘤：起源于皮下深层或筋膜、肌肉；多表现为无痛性小结节，质地坚硬，有时有轻度疼痛；胶原成分较特征的T_1WI低信号为其特征。镜下滑膜肉瘤细胞较短，核两端较钝，无纤维肉瘤的鱼骨样排列，而是形成特殊的漩涡样。纤维肉瘤表达Vimentin，部分表达CD34，不表达CK和EMA。

（5）脂肪肉瘤：病灶内内常含脂肪、且肿瘤内没有钙化。

（6）色素沉着绒毛结节性滑膜炎：MRI能清楚显示增生的滑膜和积液，滑膜组织内含铁血黄素的沉积，快速梯度回波序列表现为极低信号，更具有诊断意义。

3. 肿瘤分级及分期　滑膜肉瘤尚无特定的分级和分期系统，分级采用法国癌症中心联盟肉瘤学组（FNCLCC）制定的分级系统，分期可参考软组织肉瘤常用的SSS分期系统和AJCC分期系统，可参考病例1中的相关内容。

4. 治疗　SS的治疗仍以手术切除为主。滑膜肉瘤术后复发率达50%，一般发生在2年以内，约40%病例转移至肺、骨和区域淋巴结等部位。SS单纯放疗不敏感，无法达到治愈，目前趋向于局部广泛切除加放疗。国内外临床研究表明，术前术后辅以放疗和化疗是提高疗效、改善预后的关键。

（1）手术：和所有软组织肉瘤的主要治疗方法一样，手术仍是SS的首选治疗方式。由于其预后与肿瘤分期有关，所以应争取在瘤体尚小（<5cm）时确诊，积极采取肿瘤广泛切除或根治性切除，区域肿大淋巴结如证实为转移应同时进行清扫。

（2）化疗：目前大部分学者认为滑膜肉瘤比其他软组织肉瘤对化疗更为敏感。当肿瘤直径（≥5cm）、特殊部位（如头颅、脊柱、毗邻重要的神经血管等）、位置深等因素，导致无法行根治性切除时，多项临床试验表明通过术后辅助化疗和（或）术前新辅助治疗，可明显提高患者生存率，但仍存在争议。新辅助化疗方案多以多柔比星（或表柔比星）联合异环磷酰胺（AI方案）为主。辅助化疗除AI方案药物外，常见的还有吉西他滨联合多西他赛的GT方案。当SS出现局部复发或转移时，化疗效果大多较差，但部分临床试验和回顾性分析发现，曲贝替定（Trabectedin）及依伏磷酰胺（evofosfamide）可使一些患者病情得到缓解，从而提高晚期滑膜肉瘤患者的生存期。

（3）放疗：SS的术前放疗具有如下优点：①可以杀伤肉眼所不能见的亚临床病灶，进一步缩小肿瘤和（或）手术切除范围，从而使靠近重要血管神经的滑膜肉瘤患者获得保肢机会；②使肿瘤包囊变薄，反应区域无瘤化，提高切缘组织阴性率；③控制早期转移，减少手术操作可能造成的肿瘤播散或种植等；④避免术后放疗可能出现的肿瘤乏氧所致的放疗敏感性下降术前放疗可以起到降期、降低手术难度，减少肿瘤复发风险的作用。但也有报道提示术前放疗可能会影响手术伤口愈合。因此，对于术前放疗的患者，距离手术3~6周的间歇期可以减少放疗急性损伤及手术并发症的风险。SS术后复发率较高，一般发生在术后2年以内，当肿瘤直径（≥5cm）、特殊部位（如头颅、脊柱、毗邻重要的神经血管等）、位置深等因素，导致无法行根治性切除时，多项临床试验表明通过术后辅助放疗，可明显提高患者生存率。

（病例提供者：张　超　刘昊天　天津医科大学肿瘤医院）

（点评专家：赵　军　天津医科大学肿瘤医院）

参考文献

[1]Wallander K，Öfverholm I，Boye K，et al.Sarcoma care in the era of precision medicine[J].J Intern Med，2023.doi：10.1111/joim.13717.

[2]Blay JY，von Mehren M，Jones RL，et al.Synovial sarcoma：characteristics，challenges，and evolving therapeutic strategies[J].ESMO Open，2023，8（5）：101618.doi：10.1016/j.esmoop.2023.101618.Epub ahead of print.

[3]Landuzzi L，Manara MC，Pazzaglia L，et al.Innovative Breakthroughs for the Treatment of Advanced and Metastatic Synovial Sarcoma[J].Cancers（Basel），2023，15（15）：3887. doi：10.3390/cancers15153887.

[4]Li CC，Chen TW.New targeted treatments for advanced sarcomas[J].Curr Opin Oncol，2023，35（4）：309-314.doi：10.1097/CCO.0000000000000955.

[5]Connolly EA，Grimison PS，Horvath LG，et al.Quantitative proteomic studies addressing unmet clinical needs in sarcoma[J].Front Oncol，2023，13：1126736.doi：10.3389/fonc.2023.1126736.

[6]Albarrán V，Villamayor ML，Pozas J，et al.Current Landscape of Immunotherapy for Advanced Sarcoma[J].Cancers（Basel），2023，15（8）：2287.doi：10.3390/cancers15082287.

[7]Seong G，D'Angelo SP.New therapeutics for soft tissue sarcomas：Overview of current immunotherapy and future directions of soft tissue sarcomas[J].Front Oncol，2023，13：1150765.doi：10.3389/fonc.2023.1150765.

[8]Weiss MC, Van Tine BA.Relapsed Synovial Sarcoma: Treatment Options[J].Curr Treat Options Oncol, 2023, 24（3）: 229-239.doi: 10.1007/s11864-023-01056-5.

[9]Landuzzi L, Ruzzi F, Lollini PL, et al.Synovial Sarcoma Preclinical Modeling: Integrating Transgenic Mouse Models and Patient-Derived Models for Translational Research[J].Cancers （Basel）, 2023, 15（3）: 588.doi: 10.3390/cancers15030588.

[10]Quan H, Sreekissoon S, Wang Y.Synovial sarcoma of the head and neck: A review of reported cases on the clinical characteristics and treatment methods[J].Front Cell Dev Biol, 2023, 10: 1077756.doi: 10.3389/fcell.2022.1077756.

[11]Cojocaru E, Napolitano A, Fisher C, et al.What's the latest with investigational drugs for soft tissue sarcoma? [J].Expert Opin Investig Drugs, 2022, 31（11）: 1239-1253.doi: 10.1080/13543784.2022.2152324.

[12]Carroll C, Patel N, Gunsoy NB, et al.Meta-analysis of pazopanib and trabectedin effectiveness in previously treated metastatic synovial sarcoma（second-line setting and beyond）[J].Future Oncol, 2022, 18（32）: 3651-3665.doi: 10.2217/fon-2022-0348.

[13]Kantidakis G, Litière S, Neven A, et al.New benchmarks to design clinical trials with advanced or metastatic liposarcoma or synovial sarcoma patients: An EORTC-Soft Tissue and Bone Sarcoma Group（STBSG）meta-analysis based on a literature review for soft-tissue sarcomas[J].Eur J Cancer, 2022, 174: 261-276.doi: 10.1016/j.ejca.2022.07.010.

[14]Jiang S, Hu Y, Zhou Y, et al.miRNAs as Biomarkers and Possible Therapeutic Strategies in Synovial Sarcoma[J].Front Pharmacol, 2022, 13: 881007.doi: 10.3389/fphar.2022.881007.

[15]Mahalingam P, Julve M, Huang P, et al.Immunotherapy of sarcomas with modified T cells[J]. Curr Opin Oncol, 2022, 34（4）: 362-370.doi: 10.1097/CCO.0000000000000843.

[16]Hindi N, Haas RL.Management of Synovial Sarcoma and Myxoid Liposarcoma[J].Surg Oncol Clin N Am, 2022, 31（3）: 547-558.doi: 10.1016/j.soc.2022.03.012.

[17]Moreno Tellez C, Leyfman Y, D'Angelo SP, et al.Immunotherapy in Sarcoma: Where Do Things Stand? [J].Surg Oncol Clin N Am, 2022, 31（3）: 381-397.doi: 10.1016/j.soc.2022.03.004.

[18]Wang Y, Delisle M, Smith D, et al.Metastasectomy in synovial sarcoma: A systematic review and meta-analysis[J].Eur J Surg Oncol, 2022, 48（9）: 1901-1910.doi: 10.1016/j.ejso.2022.05.022.

[19]Phillips E, Jones RL, Huang P, et al.Efficacy of Eribulin in Soft Tissue Sarcomas[J].Front Pharmacol, 2022, 13: 869754.doi: 10.3389/fphar.2022.869754.

[20]Kunisada T, Nakata E, Fujiwara T, et al.Soft-tissue sarcoma in adolescents and young adults[J].Int J Clin Oncol, 2023, 28（1）: 1-11.doi: 10.1007/s10147-022-02119-7.

[21]Fiore M, Sambri A, Spinnato P, et al.The Biology of Synovial Sarcoma: State-of-the-Art and Future Perspectives[J].Curr Treat Options Oncol, 2021, 22（12）: 109.doi: 10.1007/s11864-021-00914-4.

[22]Tanaka M, Nakamura T.Modeling fusion gene-associated sarcoma: Advantages for understanding sarcoma biology and pathology.Pathol Int, 2021, 71（10）: 643-654.doi: 10.1111/pin.13142.

[23]Mitchell G, Pollack SM, Wagner MJ.Targeting cancer testis antigens in synovial sarcoma[J].J Immunother Cancer, 2021, 9（6）: e002072.doi: 10.1136/jitc-2020-002072.

[24]Gazendam AM, Popovic S, Munir S, et al.Synovial Sarcoma: A Clinical Review[J].Curr Oncol, 2021, 28（3）: 1909-1920.doi: 10.3390/curroncol28030177.

[25]Feng X, Huang YL, Zhang Z, et al.The role of SYT-SSX fusion gene in tumorigenesis of synovial sarcoma[J].Pathol Res Pract, 2021, 222: 153416.doi: 10.1016/j.prp.2021.153416.

[26]Stanbouly D, Litman E, Lee KC, et al.Synovial sarcoma of the head & neck: A review of reported cases in the literature[J].J Stomatol Oral Maxillofac Surg, 2021, 122（5）: 505-510.doi: 10.1016/j.jormas.2020.12.001.

[27]Hickson M, McHugh K, McCarville B.Primary synovial sarcomas in the paediatric and young adult population: A pictorial review[J].Eur J Radiol, 2020, 133: 109376.doi: 10.1016/j.ejrad.2020.109376.

[28]El Beaino M, Rassy E, Hadid B, et al.Synovial Sarcoma: A Complex Disease with Multifaceted Signaling and Epigenetic Landscapes[J].Curr Oncol Rep, 2020, 22（12）: 124.doi: 10.1007/s11912-020-00985-w.

[29]Nacev BA, Jones KB, Intlekofer AM, et al.The epigenomics of sarcoma[J].Nat Rev Cancer, 2020, 20（10）: 608-623.doi: 10.1038/s41568-020-0288-4.

[30]Martín-Broto J, Moura DS, Van Tine BA.Facts and Hopes in Immunotherapy of Soft-Tissue Sarcomas[J].Clin Cancer Res, 2020, 26（22）: 5801-5808.doi: 10.1158/1078-0432.CCR-19-3335.

[31]Hale R, Sandakly S, Shipley J, et al.Epigenetic Targets in Synovial Sarcoma: A Mini-Review[J].Front Oncol, 2019, 9: 1078.doi: 10.3389/fonc.2019.01078.

病例15 软骨肉瘤

一、病历摘要

（一）基本资料

患者吕某，男性，33岁，因"右大腿疼痛3个月余"于2019-04-24第一次入院。

现病史：患者于2019年1月因无明显诱因出现右大腿外侧疼痛于当地医院就诊后按腰椎管狭窄进行对症治疗，疼痛间断缓解，入院前2天出现疼痛加重，2019-04-22行X线检查提示：右股骨下段髓腔内椭圆形软组织密度影伴骨皮质变薄、轻度膨胀、性质待定。既往体健，否认结核、肝炎等传染病病史，自发病以来，饮食二便正常，体重无明显变化，无畏寒发热。

既往史：既往体健，否认结核、肝炎等传染病病史。

个人史：生于原籍，不抽烟，少量饮酒，无其余特殊不良嗜好。

家族史：否认肿瘤家族史。

婚育史：已婚，育有一子。

（二）专科检查

右大腿下段内侧深部轻压痛，未及软组织肿物，皮温正常，右膝关节活动无受限，下肢末梢血运及感觉均正常。

（三）辅助检查

X线片显示右侧股骨下段可见骨质破坏影，骨皮质变薄、局部显示不清，病变侵入髓腔，其内密度不均，边界尚清，周围未见明显骨膜反应（病例15图1）；

ECT显示全身骨显像清晰，两侧对称，放射性分布不均匀，于右侧股骨中下段可见异常放射性浓集区，其余诸骨未见明显异常。双肾影淡，膀胱可见正常生理性分布（病例15图2）。

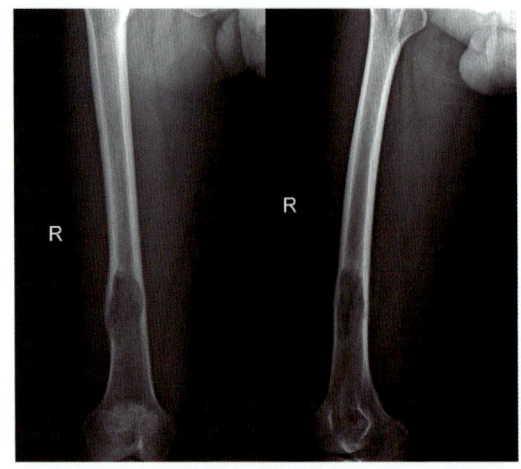

病例15图1　X线正侧位片显示右股骨远端骨破坏

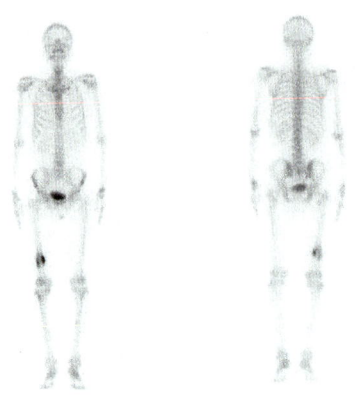

病例15图2　ECT提示右股骨远端放射性浓聚

二、诊疗经过

根据病史及入院查体、辅助检查结果，该患者临床诊断为右股骨下段骨质破坏，为明确病理诊断及组织学分型，于2019-05-06全身麻醉下行右股骨下段肿物切检术，术中过程顺利，术后切口愈合良好，病理回报：考虑小圆细胞恶性肿瘤并伴大片坏死，待石蜡及免疫组化及基因检测（病例15图3）。2019-05-30患者不慎摔倒，立即出现右下肢畸形伴剧烈疼痛，当地医院急查X线提示：右股骨下段病理性骨折（病例15图4），于2019-05-31急诊入院，入院完善检查后于2019-06-06全身麻醉下行右股骨下段瘤段骨截除＋人工膝关节假体置换（病例15图5），术后病理回报：（右股骨远端肿物）小圆细胞恶性肿瘤，组织形态不除外间叶性软骨肉瘤

（未见明显软骨岛结构）；免疫组化（540126）：S-100（−），CD117（−）。免疫组化（537795）：CK（少量散在+），CD99（弱+），Fli-1（散在弱+），SATB2（部分+），S-100（−），TLE-1（−），Cyclin D1（−），WT-1（−），Syn（−），CgA（−），INI-1（+），CD20（−），CD79a（−），CD3（−），P63（−），CD163（−），CD68（−），CD34（部分+），SMA（弱+），SOX-10（−），Ki-67（＞70%+）（病例15图6）。

伤口愈合立即行术后辅助化疗，方案为CAV+IE（环磷酰胺+阿霉素+长春新碱及异环磷酰胺+依托泊苷），具体为：异环磷酰胺3g d1~d5+美司钠解救（IFO后第0、第4、第8、第12小时）+依托泊苷100mg d1~d5；环磷酰胺1200mg d1+吡柔比星40mg d1~d2+长春地辛4mg d1。2019-07-03至2020-02-02序贯进行六轮，化疗期间监测血常规、肝肾功能及心电图，评估毒副反应，每两个化疗周期进行复查。2020-06-30复查CT提示未见肿瘤复发及转移（病例15图7）。随诊复查。

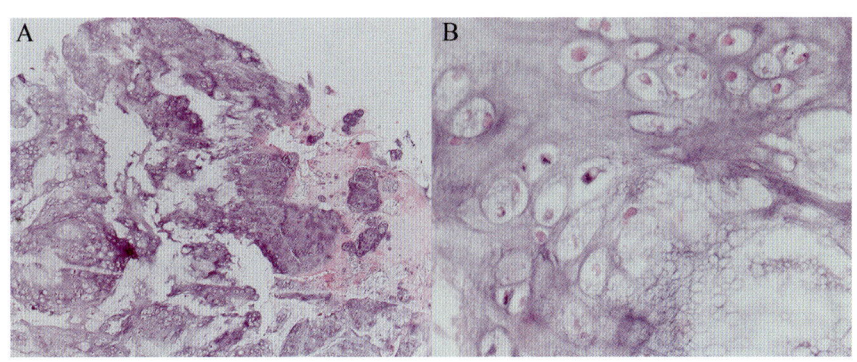

病例15图3　切检术后病理

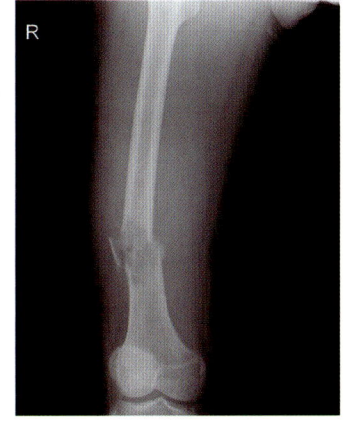

病例15图4　2019-05-30 X线片：右股骨下段病理性骨折

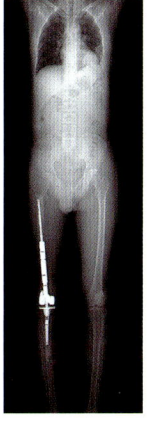

病例15图5　右股骨下段瘤段截除＋人工膝关节假体置换重建

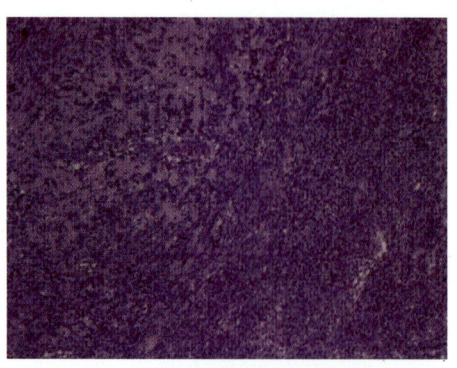

病例15图6　术后病理为间叶性软骨肉瘤

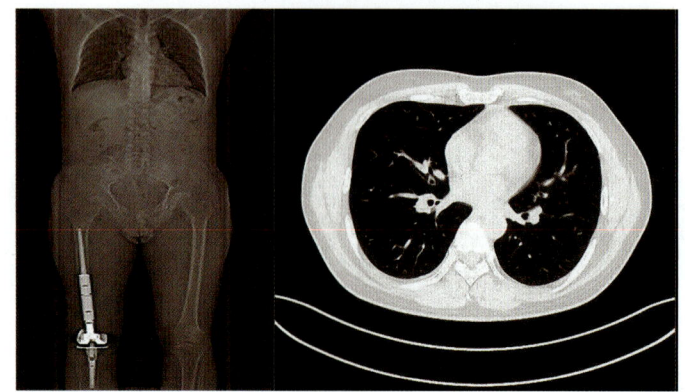

病例15图7　术后辅助化疗结束4个月复查CT未见肿瘤复发及转移

2020-12-30复查CT：左肺可见多发结节，较大者约2.0cm×1.2cm，边缘较光滑，右肺中叶索条、浸润，余双肺野清晰；所示各支气管开口通畅，双肺门不大；纵隔内及双腋下未见明显增大淋巴结；双胸腔未见明显积液；结合病史考虑为左肺转移（病例15图8）。

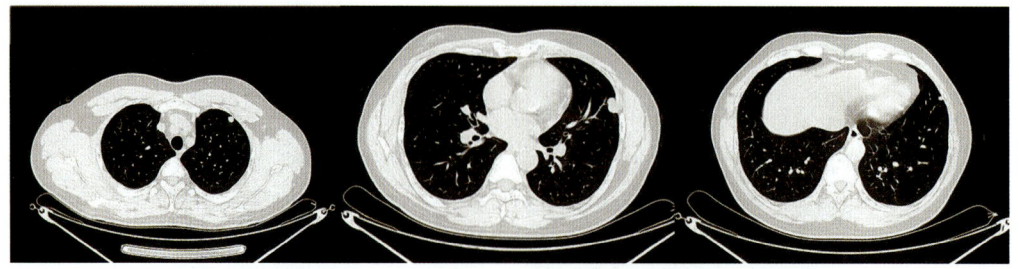

病例15图8　2020-12-30复查CT提示：左肺多发结节，考虑转移

2021年1~3月给予一线治疗方案：IE+CAV方案化疗2轮，联合恩度（血管内皮抑制素）治疗，血管内皮抑制素30mg d1~d7。2021-03-12 CT与2020-12-30胸部CT

病例 15 软骨肉瘤

片比较：双肺多发结节较前部分增大、部分缩小（病例15图9）。

于2021年3月调整治疗方案：2021年3~6月予以恩度联合AI方案化疗4周期，具体为：血管内皮抑制素 30mg d1~d7＋异环磷酰胺3g d1~d5＋美司钠解救（IFO后第0、第4、第8、第12小时）＋吡柔比星50mg d1~d2。2021-07-02复查CT：与2021-03-12比较：左肺上叶舌段胸膜下部分结节增大（病例15图10）。

2021年7月改用三线治疗方案：甲磺酸阿帕替尼0.5g QD po＋卡瑞利珠单抗200mg st IVD。因不能耐受骨髓抑制于2021年9月停用。2021-09-18复查CT：与2021-07-02比较：左肺胸膜下多发结节较前增大（病例15图11）。

2021-09-26改用四线治疗方案：安罗替尼12mg QD po单用。2021-11-15复查CT提示：与2021-09-18比较：左肺胸膜下结节及肿物较前增大（病例15图12），2021-11-19更改治疗方案：安罗替尼12mg QD po＋替莫唑胺250mg QD po。因无法耐受药物不良反应于2021-11-24停用。

患者2021-12-06参加"在晚期恶性实体瘤患者中评价注射用西罗莫司（白蛋白结合型）的安全性、耐受性、药代动力学特征以及初步疗效的Ⅰ期临床研究"，基线检查为2021-12-20复查CT，结果提示：与2021-11-15 CT片比较：左肺胸膜下多发结节及肿物较前增大；左肺下叶索条，建议观察（病例15图13）。2021-12-28至2022-02-08予注射用西罗莫司试验药物IVD QW 5周期。2022-02-16复查增强CT示：与2021-12-20片比较：左肺胸膜下多发结节及肿物较前增多、增大；右下胸膜结节样增厚；左侧胸腔积液，左肺下叶实变；肝脏轻度脂肪浸润；盆腔少量积液，全组副鼻窦炎；余无著变（病例15图14）。考虑疾病进展，遂出组。2022年3~4月参加"评价注射用RC98治疗晚期恶性实体肿瘤受试者的安全性、耐受性、药代动力学及有效性的Ⅰ/Ⅱa期临床研究"，行C1D1试验用药RC98静脉输注，期间曾出现过敏反应2级，抗过敏治疗后好转，2022-04-18复查CT提示：与2022-02-16头颈胸腹盆及下肢CT片比较：所示各组副鼻窦炎症较前明显减轻；双锁区多发淋巴结较前稍增大；左肺胸膜下多发结节及肿物较前增大，左肺膨胀不全，左肺内索条及浸润影；右下胸膜结节样增厚未见显示；左侧胸腔积液较前增多；纵隔内部分淋巴结较前稍增大；腹膜后部分淋巴结较前稍增大；盆腔积液较前吸收；右侧股骨术区周围软组织内稍低密度灶，不除外恶性，请结合临床（病例15图15）。考虑疾病进展，遂出组。

2022-04-27予以左肺病灶氩氦刀冷冻治疗（病例15图16）。

后患者未再接受抗肿瘤治疗，3个月后患者去世。

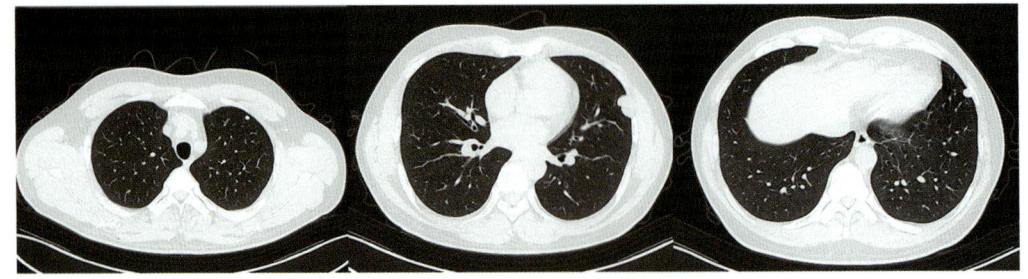

病例15图9　2021-03-12复查CT

与2020-12-30胸部CT片比较，左肺上叶前段结节较前减小，上叶舌段及下叶前内基底段结节较前增大。

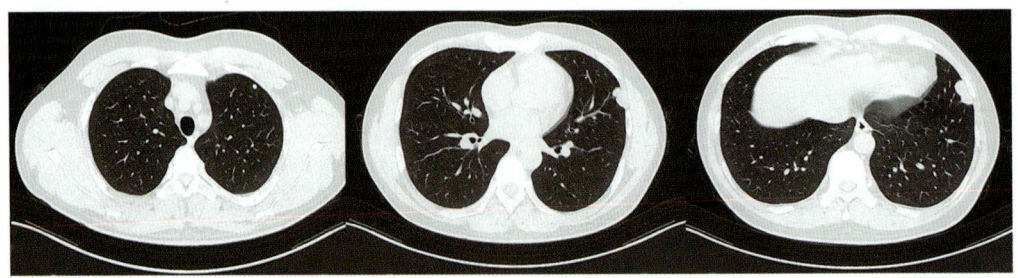

病例15图10　2021-07-02复查CT：与2021-03-12片比较，左肺上叶舌段胸膜下部分结节增大

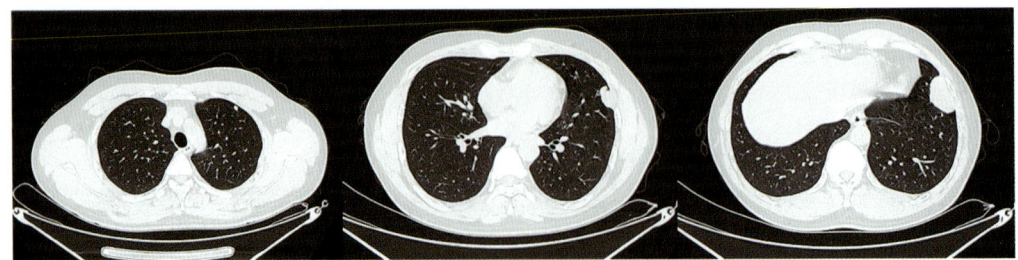

病例15图11　2021-09-18复查CT：与2021-07-02比较，左肺胸膜下多发结节较前增大

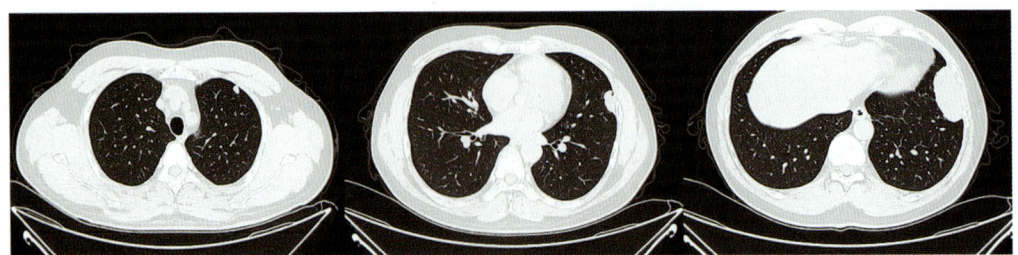

病例15图12　2021-11-15复查CT：与2021-09-18比较，左肺胸膜下结节及肿物较前增大

病例 15 软骨肉瘤

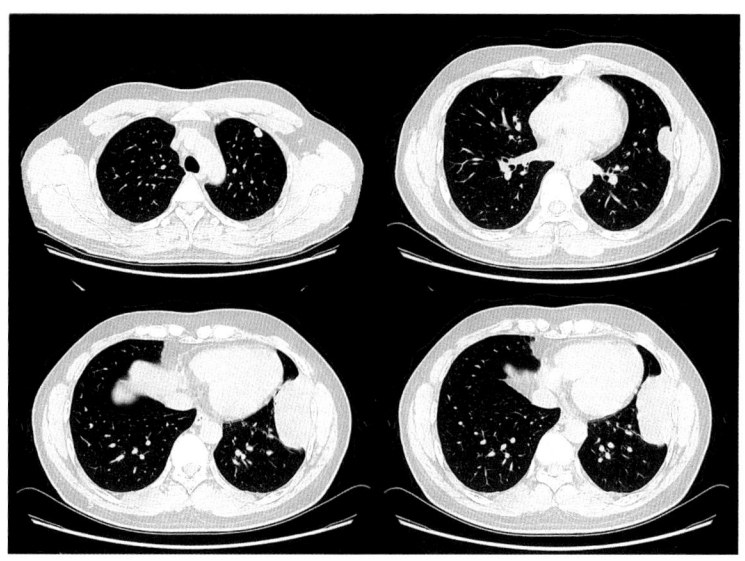

病例15图13　2021-12-20复查CT

与2021-11-15比较：左肺胸膜下多发结节及肿物较前增大；左肺下叶索条，建议观察。

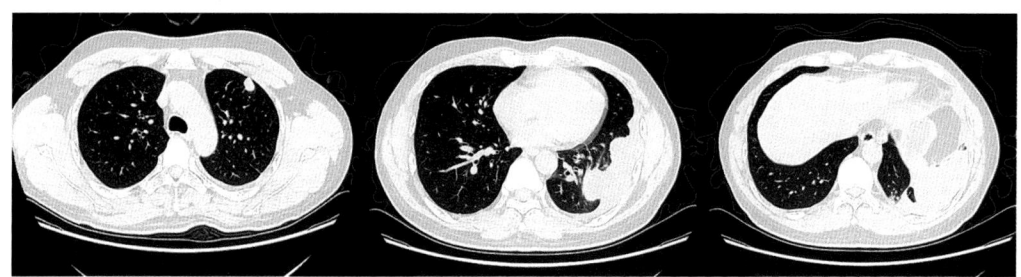

病例15图14　2022-02-16复查CT

与2021-12-20片比较：左肺胸膜下多发结节及肿物较前增多、增大；右下胸膜结节样增厚；左侧胸腔积液，左肺下叶实变；肝脏轻度脂肪浸润。

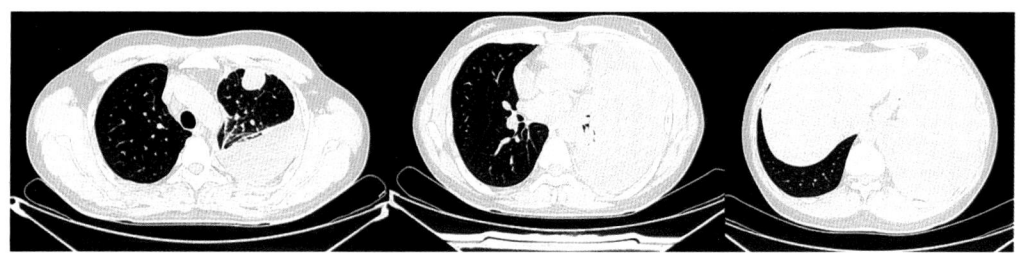

病例15图15　2022-04-18复查CT

与2022-02-16比较，左肺胸膜下多发结节及肿物较前增大，左肺膨胀不全，左肺内索条及浸润影；右下胸膜结节样增厚未见显示；左侧胸腔积液较前增多；纵隔内部分淋巴结较前稍增大。

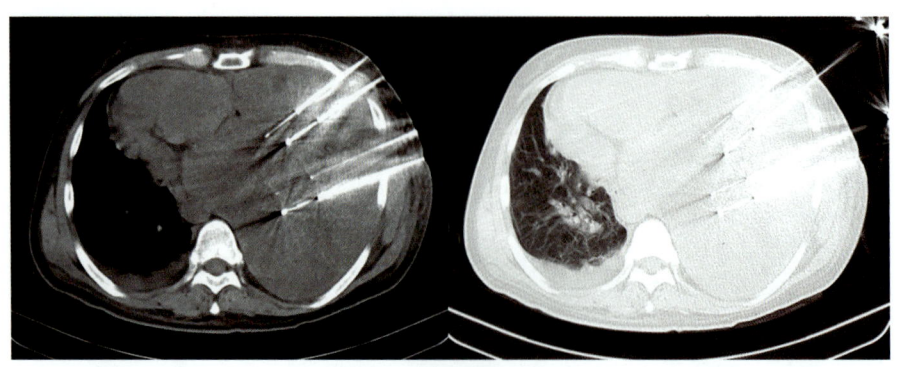

病例15图16　2022-04-27左肺肿物行氩氦刀冷冻治疗

三、病例点评

1. 间叶性软骨肉瘤是软骨肉瘤的一种特殊类型，其组织学表现为由未分化的小圆细胞和发育良好的成熟的透明软骨岛组成，未分化的细胞细胞核相对均匀，染色质致密，胞质模糊，呈片状或泡状排列。肿瘤中各种细胞成分的比例变化很大，这对组织病理活检诊断造成了极大的挑战。

本病例在初诊时的影像学特点并不典型，活检后病理确诊为间叶软骨肉瘤期间出现了病理性骨折，这可能是导致后期患者病情迅速进展的因素之一。

2. 软骨肉瘤的化疗目前存在争议，较为共识的是化疗在间叶性软骨肉瘤和去分化软骨肉瘤中可能比在普通软骨肉瘤中更有效。去分化软骨肉瘤及间叶性软骨肉瘤可进行术前的新辅助化疗以提高患者的长期疾病控制率，其中去分化软骨肉瘤的化疗方案可按照骨肉瘤的化疗方案（甲氨蝶呤联合顺铂及阿霉素）进行，而间叶软骨肉瘤化疗可参照尤文氏肉瘤（CAV+IE）进行。本例患者由于出现了病理性骨折，故未能进行新辅助化疗从而评估化疗疗效。

3. 软骨肉瘤肺转移的预后较差，由于其对放化疗敏感性低，因此为提高晚期患者的生存质量并延长生存时间，目前有部分临床研究包括抗血管生成治疗、靶向治疗、免疫治疗显示了一定效果，但本例患者经过多线治疗后病情仍持续进展，疗效不佳。

四、疾病介绍

（一）疾病概述

软骨肉瘤是发生于软骨细胞或成软骨结缔组织的原始间充质细胞或软骨基质胚胎残迹的骨恶性肿瘤，肿瘤细胞只形成软骨样组织。可由原位的良性肿瘤，如内生性软骨瘤或滑膜软骨瘤恶变而来。它是继骨肉瘤之后第二高发的骨恶性肿瘤，可发生于躯体的任何软骨内化骨，软骨肉瘤发病率约占骨恶性肿瘤的20%，男性发病多于女性，40岁以后发病率逐渐增高，高发发病年龄在30～60岁，儿童较少见。分为原发性和继发性软骨肉瘤。目前，外科手术仍是软骨肉瘤的主要治疗手段，但术后主要问题是复发率较高，有文献报道在20%左右，且软骨肉瘤术后有一定的转移率。软骨肉瘤临床表现缺乏特异性，其影像定性诊断、分级诊断、鉴别诊断及预后评估仍是临床常见的疑难问题，依据2020年WHO《骨与软组织肿瘤分类》标准，软骨肉瘤可分为中央型软骨肉瘤、继发性外周型软骨肉瘤、去分化软骨肉瘤、骨膜软骨肉瘤、透明细胞软骨肉瘤和间叶性软骨肉瘤，中央型软骨肉瘤及继发性外周型软骨肉瘤分别分为Ⅰ级、Ⅱ级和Ⅲ级。

原发软骨肉瘤一般发病缓慢，最常见的症状是局部间歇性疼痛，呈逐渐加重的趋势，夜间疼痛加剧提示恶性程度较高；而后出现逐渐增大的肿块，可有压痛，肿块周围可触及皮温升高，最多见于长管状骨，其中股骨尤甚，约占全部患者的四分之一。继发性软骨肉瘤由良性软骨性肿瘤恶变而来，多发生于骨盆，其次为肩胛骨及股骨，以出现肿块为首要表现，病程进展缓慢，疼痛多不明显，周围皮肤多无红热现象。软骨肉瘤如刺激、压迫神经则可引起相应支配区的放射性疼痛、麻木，若临近关节处，可引起关节肿胀、活动受限等。与其他类型软骨肉瘤稍有不同的是，间叶性软骨肉瘤最常见的发病部位在上、下颌骨。发生于长管状骨的软骨肉瘤多位于干骺端，长管状骨的近端多于远端，原发于骨干者并不多见。脊柱的软骨肉瘤较少见，在各个节段均可发生，其中以胸椎最为多见。发生于骨盆和脊柱周围的软骨肉瘤比起源于肢体的恶性程度往往更高。有文献报道，病变在骨盆、股骨近端、肩胛骨和肱骨近端的生物学行为可能比在四肢远端发生的肿瘤更激进。

（二）诊断与治疗

1. 诊断

（1）临床表现

1）病史：大多数患者无明显诱发因素，发病年龄一般为30～60岁，男性多于女性，无明显流行病学特征。

2）症状：原发性软骨肉瘤以钝性疼痛为主，由间歇性逐渐转为持续性，邻近关节者可引起关节活动受限，局部可扪及肿块，无明显压痛，周围皮肤伴有红、热现象。继发性软骨肉瘤多见于30岁以上成年男性，好发于骨盆，其次为肩胛骨、股骨及肱骨，偶然发现肿块，病程缓慢、疼痛不明显，周围皮肤无红、热现象，临近关节时可引起关节肿胀、活动受限，压迫神经则可引起放射性疼痛、麻木等。位于胸腔和骨盆的软骨肉瘤难以早期发现，直至压迫内脏，产生相应症状才被重视。

3）体征：最重要的体征是软组织肿块，肿块大小差别很大，但通常相当大并且可以触及。可以有关节腔渗出或病理性骨折。

（2）影像学检查

1）X线检查：①中央型软骨肉瘤：好发于长管状骨及骨盆，表现为干骺端内不规则的溶骨性破坏。其内可见点状、环状、片块状钙化，高分化的软骨肉瘤侵袭性小，可呈骨髓腔的轻度膨胀，骨膜反应少见。肿瘤突破骨皮质可出现放射样骨针或Codman三角等表现，骨旁可见未钙化的软组织肿块。某些病例早期阶段与内生性软骨瘤较难鉴别，需进一步行病理学检查；②周围型软骨肉瘤：存在于骨与软骨的表面，多为软骨瘤恶变，早期表现为软骨帽增大，软骨帽下局部形成软组织肿块和不规则形状钙化。

2）CT检查：软骨肉瘤CT的典型影像同样表现为溶骨性的骨质破坏，周围的骨皮质有不同程度的增厚、破坏和中断，边缘的分叶状改变较为典型，软组织肿块和骨质破坏区内均可见不同数量及不同形态的钙化，若病变内含液性成分较多（黏液和软骨基质），则在CT上显示密度较低。病变内和软组织肿块内的肿瘤性钙化成分是确诊的依据，增强以后肿瘤边缘和肿瘤内有分叶状的轻度强化。

3）MRI检查：①普通髓腔型：磁共振T_1WI为低信号或等低混杂信号，T_2WI呈显著不均匀高信号；其中软骨小叶信号常高于脂肪；②透明细胞型：表现以溶骨性破坏为主，边缘可清楚或模糊，有硬化缘；MRI T_1WI呈低信号，T_2WI呈不均匀的高信号；③间叶性：MRI表现为T_1WI等低信号，T_2WI中等强度高信号；④去分化型：T_2WI表现为分界较清楚的分叶状高信号与不规则低信号软组织肿块，高信号区在增强后呈周围及间隔强化，相对低信号区呈明显均匀强化。

4）放射性核素检查：$^{99}Tc^m$-甲氧基异丁基异腈（$^{99}Tc^m$-MIBI）是目前临床上最常见的肿瘤显像剂，1987年，Muller等发现肿瘤组织有浓聚$^{99}Tc^m$-MIBI的特性，随后用于各种肿瘤的诊断，尤其在乳腺癌及肺癌方面研究较为深入。$^{99}Tc^m$-MIBI放射性核素检查在骨肉瘤临床已得到了广泛应用，但在软骨肉瘤的诊断中阳性率低于骨肉瘤。放射性核素显像主要在明确软骨肉瘤的范围，判断肿瘤浸润范围及寻找跳跃转移上的意义较大，有助于确定手术范围和合理选取放疗照射野以及估价治疗效果，特别是对X线片判断较困难的部位如骨盆、胸骨等处的肿瘤，价值更大，在确定软骨肉瘤侵犯的实际范围和指导治疗方面明显优于其他显像方法。但需要强调的是，放射性核素检查的主要价值在于能够早期发现侵犯部位并且及时探查远处的转移灶，而不是了解局部病灶的解剖改变。

5）PET-CT检查：PET-CT有助于鉴别低级别和中/高级别软骨肉瘤，以SUV值3.7为临界值，诊断敏感性达83%，特异性达84%，放射侵袭性评分（radiologic aggressiveness score，AgSCORE）在区分I级和II级、III级软骨肉瘤方面也显示出了较高的准确性，以4为临界值，其灵敏度76%，特异性89%。

（3）病理检查及病理分型：原发性软骨肉瘤一般较大，呈不规则圆形或哑铃形，边缘不清，常呈分叶状。切面呈灰白色或蓝色，具有光泽，或呈毛玻璃样半透明状。瘤体内可发生黏液样变或囊变，亦可有出血或坏死，肿瘤内常见钙化。软骨肉瘤的镜下形态多样，肿瘤呈分叶状，由肿瘤性软骨及软骨基质构成，无骨样结构，软骨细胞多聚集在小叶边缘，中央稀疏，基质有部分钙化，瘤细胞核肥大，呈三角形、圆形、卵圆形、粗颗粒状，深染，核仁明显，可见大量双核及多核的巨大肿瘤细胞，周围可形成陷窝。原发性软骨肉瘤可分为中央型、透明细胞型、间叶性、骨膜（皮质旁）型、黏液型和去分化型。判断软骨性肿瘤的良恶性程度取决于组织学上的多种因素，包括结构上的特点（细胞数目和基质的表现）、细胞所见（细胞的大小、形态、细胞核的情况）和复制情况（奇异形态核分裂象、多核或双核细胞）等。软骨肉瘤的分级中，I级表示肿瘤细胞分化程度高，恶性程度低，侵袭性小；III级表示分化程度低，侵袭性强；II级程度居中。I级形似正常良性软骨性病变（如内生软骨瘤），由分叶状软骨构成，小叶间由纤维血管束分隔，细胞较稀疏，可见浸润性生长，浸润骨内膜。II级细胞数量较I级增多，肿瘤细胞较大，核增大，可见双核细胞，核异形性明显，部分区域黏液样变，黏液区细胞稀少，但仍可见软骨小叶结构。III级细胞数量丰富，核异形性明显，没有明确的软骨小叶结构，仅见软骨基质，可广泛黏液变，多见肿瘤组织侵入软组织。

1）中央型软骨肉瘤：是指单纯透明和黏液样软骨的恶性肿瘤，很少发生在原有的良性病变如内生性软骨瘤等基础之上。原发性中央型软骨肉瘤典型的大体病理表现是：由透明软骨组成巨大肿块，并有不同区域的钙化、坏死和出血；骨皮质对称性膨胀，局部增厚或变薄；皮质也常见瘤组织沿骨皮质界面广泛膨胀生长形成分叶，可压迫骨内膜呈现扇形压迹；常伴有局部偏心性的软组织肿块。一些分化良好的恶性软骨细胞包绕孤立病灶，形成一些比较有特征性的组织学表现：①"软骨肉瘤的渗透现象"：透明软骨常常膨胀性生长形成分叶状肿物，并融合成纤维间隔，软骨逐渐取代骨髓；②"恶性纤维束现象"或"软骨肉瘤侵蚀骨髓脂肪现象"：恶性软骨肉瘤的肿块侵蚀和压迫骨髓脂肪，其前方的骨髓组织可化生为纤维组织；③"恶性侵蚀哈佛氏系统现象"：逐渐侵蚀哈佛氏系统，导致反应性骨膜增生，形成显著的皮质增厚，这是软骨肉瘤在大体病理和影像学上的特征性表现之一；

④"软组织浸润现象":软骨肉瘤向骨外侵犯形成软组织肿块;⑤"环—弧样"(钙化现象)或"粒—砂砾样"钙化。

2)透明细胞型骨肉瘤:是原发性软骨肉瘤的少见变异,恶性程度低,发病年龄一般在30~50岁,男性多见,好发于长骨的干骺端,以股骨近端最常见。其大体病理表现为瘤组织质软、灰红色、不见一般软骨肉瘤的软骨样组织,不同于普通中央型软骨肉瘤。透明细胞软骨肉瘤常有大范围的出血及囊状分隔形成。显微镜下可见弥漫而大小、形态一致的类似软骨细胞的肿瘤细胞,包膜界限清楚,胞质丰富透明,细胞排列紧密而基质量大,核小、位于中央,可见细胞间花边样钙化。

3)间叶性骨肉瘤:少见,约占所有软骨肉瘤的1%以下。发病年龄在11~30岁,好发于中轴骨,以上下颌骨、股骨多见,也可见于腓骨、肋骨及脊柱。其病理特点是不同程度分化的软骨和富有血管的间充质组织同时存在。间叶性软骨肉瘤的大体观:瘤组织呈灰红色,有时可见分叶,质软或部分坚硬,其中可有钙化,少见出血与坏死。间叶性软骨肉瘤显微镜下由两种成分组成:①小圆形、大小一致的间充质组织细胞,具有圆形或卵圆形的细胞核,类似Ewing's肉瘤中所见,偶尔可见梭形细胞;②分化良好的软骨区,含有钙化和偶尔化生的骨索条,骨索条代表了软骨化骨。

4)骨膜型软骨肉瘤:比较少见,约占所有软骨肉瘤的4%,好发于长干骨,尤以股骨多见,好发年龄在30~40岁。大体病理观:肿瘤位于骨皮质旁骨膜下,呈分叶状,边界清楚,质硬,可有钙化,瘤体下面的髓腔不被破坏。显微镜下可见肿瘤组织呈分叶状,位于表面部位的瘤细胞分化较差,并覆盖以纤维假包膜,靠近深部处则见基质钙化,可见软骨内钙化,不见瘤细胞产生骨样组织。

5)去分化型软骨肉瘤:是在恶性程度相对低的软骨肉瘤基础上合并去分化的、非软骨性的肉瘤成分为组织学特点的一种高度恶性骨肿瘤。其大体病理表现为肿瘤体积较大,形态不规则,一部分分化良好肿块位于骨皮质和松质骨内,另一部分去分化的位于软组织内,边缘不清;切面呈灰蓝色,半透明状,少见钙化。组织学上可见两种不同成分:①分化良好的软骨肉瘤成分:即轻度多形性的软骨细胞和透明软骨基质;②去分化软骨肉瘤成分:即软骨肉瘤分叶的边缘,可见梭形的纤维肉瘤成分。去分化型软骨肉瘤占所有软骨肉瘤的9%~10%,好发年龄50~70岁,部位与普通中央型软骨肉瘤相似。

6)继发性软骨肉瘤:是良性软骨性肿瘤恶变所致。常继发于内生软骨瘤、骨软骨瘤、Ollier病、Maffucci综合征及骨外软骨瘤等,其中以骨软骨瘤恶变最为常见。男性多见,男女比为7:3,好发于四肢长骨的干骺端,扁骨尤其骨盆也是常见的发病部位,病理特点为软骨细胞具有不典型的细胞核。常有家族史,具有常染色体显性遗传的特点。

（4）鉴别诊断

1）内生软骨瘤：中央型软骨肉瘤应与内生软骨瘤鉴别，内生软骨瘤好发于短管骨，常多发，骨皮质膨胀变薄，典型者呈糖葫芦状改变；发生于长管骨的内生软骨瘤多表现为局限性钙化，骨皮质无侵蚀性破坏；内生软骨周围不形成软组织肿块，常无疼痛症状。当两种软骨性肿瘤发生于四肢骨时，鉴别诊断困难。与内生软骨瘤相比，X线及CT可见Ⅰ型软骨肉瘤骨内扇贝样改变厚度大于骨皮质的2/3，CT和MRI显示Ⅰ型软骨肉瘤周边出现骨髓异常信号和软组织肿胀征象。PET-CT有助于Ⅰ级软骨肉瘤与内生软骨瘤的鉴别，以SUV值2.7为最佳临界值，敏感性为68%，特异性达86%。

2）骨巨细胞瘤及软骨母细胞瘤：透明细胞型软骨肉瘤应与骨巨细胞瘤及软骨母细胞瘤鉴别，骨巨细胞瘤多呈皂泡样骨质破坏，无硬化及钙化，MRI上可出现液平；软骨母细胞瘤发病年龄较小，多发生于骺板附近，大小一般<5cm。

3）脊索瘤及脑膜瘤：发生于头颅的软骨肉瘤，尤其黏液型软骨肉瘤，应与脊索瘤及脑膜瘤鉴别，脊索瘤好发于斜坡且位于中线区，多呈溶骨性膨胀性骨质破坏，内见残存骨质而非钙化，而软骨肉瘤多偏于一侧，发生于颅骨结合区，且可出现典型钙化，增强扫描肿瘤内见小房间隔样强化。

4）骨肉瘤及神经源性肿瘤：发生于骨旁及软组织的软骨肉瘤应与骨肉瘤、神经源性肿瘤等鉴别，骨肉瘤发病年龄多较小，骨膜反应较重且常出现骨膜三角及肿瘤骨，软组织肿块多为等密度，临床症状较明显，而软骨肉瘤多为低密度肿块，常见特征性钙化，骨膜反应较轻；某些神经源性肿瘤可出现钙化，但多为絮状、斑片状钙化，与软骨类肿瘤钙化特点不同。

2. 肿瘤分期　软骨肉瘤的分期主要遵循美国癌症联合委员会（AJCC）的TNM分期系统和Eneeking外科分期系统，可参考病例11中的相关内容。

3. 治疗　现今软骨肉瘤治疗仍以手术切除为主，包括：①扩大切除：如肩胛骨部分切除或全肩胛骨切除、骨盆软骨肉瘤关节外扩大切除；②瘤段骨切除：对骨肿瘤段切除采用异体骨移植骨重建或者假体置换重建；③根治性截肢。目前对于低级别软骨肉瘤除了以上的手术方式外，也有医生选择肿瘤刮除灭活的手术方式；临床上广泛应用的辅助灭活治疗方法有液氮冷冻技术、苯酚、骨水泥、过氧化氢等。虽然软骨肉瘤总体上恶性程度较低，生长缓慢，但是实际上临床效果往往不尽如人意，由于误诊、漏诊、就诊不及时等原因导致的病情延误，或者生长于特殊部位病灶往往难以清除，成为复发的重要因素。

特殊类型软骨肉瘤的内科治疗：

（1）化疗：软骨肉瘤的化疗目前仍存在争议，大多数研究均表明软骨肉瘤化疗无明显效果，且容易出现化疗耐药。有研究报道软骨肉瘤丰富的细胞外基质可能阻碍了药物扩散，药物不能足量进入肿瘤细胞，从而导致肿瘤对药物不敏感。但在近期研究中已经否认了这种说法，表明软骨肉瘤细胞对药物的摄入量与其外基质无关。化疗药物对分裂增殖能力强的肿瘤细胞敏感，治疗效果佳，而软骨肉瘤细胞中DNA的合成速度低、分裂增殖能力低，可能是软骨肉瘤对这些化疗药物产生耐药作用的主要原因，病理分级Ⅲ级，高度恶性的软骨肉瘤对化疗药物也依然不敏感。目前许多研究证明软骨肉瘤内部某种因子的改变引起了化疗耐药。其中多药耐药泵的高表达被认为能够把药物从细胞中泵出，而且研究表明ABCB1基因所表达的P-glycoprotein在软骨肉瘤对阿霉素的耐药中发挥着重要作用。但对于晚期软骨肉瘤及不能手术治疗的患者，化疗仍可作为治疗的选择之一，目前，软骨肉瘤化疗仍是含蒽环类药物的方案主导，第二常用的药物是顺铂。软骨肉瘤细胞化疗药物敏感性的临床前数据很少，有研究表明，软骨肉瘤细胞系可能对阿霉素表现出一定的敏感性，但对顺铂可能具有普遍耐药性，因此顺铂不能作为单一药物应用于软骨肉瘤的化疗。常见的化疗方案包括异环磷酰胺联合蒽环类、顺铂联合蒽环类，对于蒽环类药物出现耐药的患者，二线治疗中仍有出现客观反应的可能，如吉西他滨联合紫杉醇等。

大量研究表明，化疗在间叶性软骨肉瘤和去分化软骨肉瘤中可能比在普通软骨肉瘤中更有效。去分化软骨肉瘤及间叶性软骨肉瘤可进行术前的新辅助化疗以提高患者的长期疾病控制率，其中去分化软骨肉瘤的化疗方案可按照骨肉瘤的化疗方案（甲氨蝶呤联合顺铂及阿霉素）进行，而间叶软骨肉瘤化疗可参照尤文氏肉瘤（CAV+IE）进行。研究发现，通过各种化疗方案的组合，联合化疗与较高的客观缓解率和PFS相关，但并未改善OS；这提示仍需寻找新的治疗策略，以便为晚期软骨肉瘤患者，特别是那些具有潜在化学敏感性的亚型的患者确定最有效的化疗方案。

（2）放疗：一般认为，软骨肉瘤对于放疗不敏感。有研究表明在间叶性软骨肉瘤的治疗中，对于切缘阳性或无法行广泛根治性切除的病例，行放射治疗可作为补救治疗措施，降低患者复发率。有学者应用质子重离子治疗软骨肉瘤，结果表明，高剂量质子治疗有助于提高软骨肉瘤患者的生存率。但是，目前国内外针对软骨肉瘤放疗疗效的报道较少，仍未形成共识。

（病例提供者：吴海啸　廖智超　天津医科大学肿瘤医院）
（点评专家：邢汝维　天津医科大学肿瘤医院）

参考文献

[1] El Beaino M, Hoda ST, Eldeib AJ, et al.Dedifferentiated Chondrosarcoma: Diagnostic Controversies and Emerging Therapeutic Targets[J].Curr Oncol Rep, 2023.doi: 10.1007/s11912-023-01441-1.

[2] Oh HJ, Yoon HJ, Huh KH, et al.Surgical management and final outcomes of chondrosarcoma of the temporomandibular joint: case series and comprehensive literature review[J].World J Surg Oncol, 2023, 21(1): 253.doi: 10.1186/s12957-023-03143-1.

[3] Zając W, Dróżdż J, Kisielewska W, et al.Dedifferentiated Chondrosarcoma from Molecular Pathology to Current Treatment and Clinical Trials[J].Cancers(Basel), 2023, 15(15): 3924.doi: 10.3390/cancers15153924.

[4] Locquet MA, Brahmi M, Blay JY, et al.Radiotherapy in bone sarcoma: the quest for better treatment option[J].BMC Cancer, 2023, 23(1): 742.doi: 10.1186/s12885-023-11232-3.

[5] Venneker S, Bovée JVMG.IDH Mutations in Chondrosarcoma: Case Closed or Not? [J].Cancers(Basel), 2023, 15(14): 3603.doi: 10.3390/cancers15143603.

[6] Gazendam A, Popovic S, Parasu N, et al.Chondrosarcoma: A Clinical Review[J].J Clin Med, 2023, 12(7): 2506.doi: 10.3390/jcm12072506.

[7] Gilbert A, Tudor M, Montanari J, et al.Chondrosarcoma Resistance to Radiation Therapy: Origins and Potential Therapeutic Solutions[J].Cancers(Basel), 2023, 15(7): 1962.doi: 10.3390/cancers15071962.

[8] Kim JH, Lee SK.Classification of Chondrosarcoma: From Characteristic to Challenging Imaging Findings[J].Cancers(Basel), 2023, 15(6): 1703.doi: 10.3390/cancers15061703.

[9] Bereza M, Dembiński M, Zając AE, et al.Epigenetic Abnormalities in Chondrosarcoma[J].Int J Mol Sci, 2023, 24(5): 4539.doi: 10.3390/ijms24054539.

[10] Tlemsani C, Larousserie F, De Percin S, et al.Biology and Management of High-Grade Chondrosarcoma: An Update on Targets and Treatment Options[J].Int J Mol Sci, 2023, 24(2): 1361.doi: 10.3390/ijms24021361.

[11] Kovacs SK, Manassaporn A, Nielsen GP, et al.Molecular and immunohistochemical testing of bone tumours: review and update[J].Histopathology, 2023, 82(6): 794-811.doi: 10.1111/his.14845.

[12] Roessner A, Franke S, Schreier J, et al.Genetics and epigenetics in conventional chondrosarcoma with focus on non-coding RNAs[J].Pathol Res Pract, 2022, 239: 154172.doi: 10.1016/j.prp.2022.154172.

[13] Tian W, Zhang W, Wang Y, et al.Recent advances of IDH1 mutant inhibitor in cancer therapy[J].Front Pharmacol, 2022, 13: 982424.doi: 10.3389/fphar.2022.982424.

[14] Wangsiricharoen S, Jalloh H, James AW, et al.Conventional Chondrosarcoma with Clear Cell Features in the Rib: Report of Two Cases and Review of the Literature[J].Int J Surg Pathol, 2023, 31(5): 621-626.doi: 10.1177/10668969221113488.

[15] Bläsius F, Delbrück H, Hildebrand F, et al.Surgical Treatment of Bone Sarcoma[J].Cancers (Basel), 2022, 14(11): 2694.doi: 10.3390/cancers14112694.

[16] Rock A, Ali S, Chow WA.Systemic Therapy for Chondrosarcoma[J].Curr Treat Options Oncol, 2022, 23(2): 199-209.doi: 10.1007/s11864-022-00951-7.

[17] Miwa S, Yamamoto N, Hayashi K, et al.Therapeutic Targets and Emerging Treatments in Advanced Chondrosarcoma[J].Int J Mol Sci, 2022, 23(3): 1096.doi: 10.3390/ijms23031096.

[18] Micaily I, Roche M, Ibrahim MY, et al.Metabolic Pathways and Targets in Chondrosarcoma[J].Front Oncol, 2021, 11: 772263.doi: 10.3389/fonc.2021.772263.

[19] Palmisciano P, Haider AS, Sabahi M, et al.Primary Skull Base Chondrosarcomas: A Systematic Review[J].Cancers(Basel), 2021, 13(23): 5960.doi: 10.3390/cancers13235960.

[20] Kattepur AK, Jones RL, Gulia A.Dedifferentiated chondrosarcoma: current standards of care[J].Future Oncol, 2021, 17(35): 4983-4991.doi: 10.2217/fon-2021-0830.

[21] Zając AE, Kopeć S, Szostakowski B, et al.Chondrosarcoma-from Molecular Pathology to Novel Therapies[J].Cancers(Basel), 2021, 13(10): 2390.doi: 10.3390/cancers13102390.

[22] Traylor JI, Pernik MN, Plitt AR, et al.Immunotherapy for Chordoma and Chondrosarcoma: Current Evidence[J].Cancers(Basel), 2021, 13(10): 2408.doi: 10.3390/cancers13102408.

[23] Pennington Z, Ehresman J, Pittman PD, et al.Chondrosarcoma of the spine: a narrative review[J].Spine J, 2021, 21(12): 2078-2096.doi: 10.1016/j.spinee.2021.04.021.

[24] Aran V, Devalle S, Meohas W, et al.Osteosarcoma, chondrosarcoma and Ewing sarcoma: Clinical aspects, biomarker discovery and liquid biopsy[J].Crit Rev Oncol Hematol, 2021, 162: 103340.doi: 10.1016/j.critrevonc.2021.103340.

[25] Zając A, Król SK, Rutkowski P, et al.Biological Heterogeneity of Chondrosarcoma: From (Epi)Genetics through Stemness and Deregulated Signaling to Immunophenotype[J].Cancers(Basel), 2021, 13(6): 1317.doi: 10.3390/cancers13061317.

[26] Choi JH, Ro JY.The 2020 WHO Classification of Tumors of Bone: An Updated Review[J].Adv Anat Pathol, 2021, 28(3): 119-138.doi: 10.1097/PAP.0000000000000293.

[27] Monga V, Mani H, Hirbe A, et al.Non-Conventional Treatments for Conventional Chondrosarcoma[J].Cancers(Basel), 2020, 12(7): 1962.doi: 10.3390/cancers12071962.

[28] Gambarotti M, Pacheco M, Ruengwanichayakun P, et al.Synovial chondrosarcoma:

a single-institution experience with molecular investigations and review of the literature[J]. Histopathology, 2020, 77（3）：391-401.doi：10.1111/his.14170.

[29]Jo I, Gould D, Schlicht S, et al.Diagnostic accuracy of functional imaging modalities for chondrosarcoma：A systematic review and meta-analysis[J].J Bone Oncol, 2019, 19：100262. doi：10.1016/j.jbo.2019.100262.

[30]MacDonald IJ, Lin CY, Kuo SJ, et al.An update on current and future treatment options for chondrosarcoma[J].Expert Rev Anticancer Ther, 2019, 19（9）：773-786.doi：10.1080/14737140.2019.1659731.

病例16
未分化多形性肉瘤

一、病历摘要

（一）基本资料

患者梁某，女性，57岁，因"左胸壁未分化多形性肉瘤外院末次术后近1年，伤口破溃半年余，复发1个月"于2020-09-16第一次入院。

现病史：患者于2019年5月无明显诱因出现左胸壁肿物，约4cm×3cm大小，质硬，边界不清，活动度差，压痛明显；患者就诊于当地医院，2019-05-30行局部切除，未行病理检查。2019-07-26因复发在原医院再次行手术局部切除，仍未行病理检查。2019-09-20再次复发，就诊于外院，予以针吸活检，结果回报考虑肉瘤，MRI提示：肿物巨大，包裹部分肋骨，2019-10-21外院行左胸壁肿物切除及部分肋骨切除并补片修补胸廓。病理回报：高级别肉瘤，切缘（＋）。术后行术区放疗，放疗后出现伤口破溃感染并顽固性疼痛。2020年3月当地医院复查未见复发及转移。2020-04-16于疼痛科对症支持治疗，胸壁疼痛有所缓解。2020-08-27复查PET-CT提示复发，2020-09-16入我院行进一步治疗。

自发病以来，饮食二便正常，体重稍减轻，无畏寒发热。

既往史：既往体健，否认结核、肝炎等传染病病史，有甲状腺功能亢进病史，口服药物治疗，控制稳定。

个人史：生于原籍，不抽烟，不饮酒，无其余特殊不良嗜好。

家族史：否认肿瘤家族史。

婚育史：已婚，育有一女。

（二）专科检查

左胸壁可见破溃伤口，约5cm×10cm，伤口边缘皮肤卷曲，可见原组织补片外露，伴有大量脓液分泌，近肩部及侧胸壁可及肿物，最大约6cm×5cm，质硬，边界不清，活动度差，压痛，肩关节固定僵硬，左手感觉、运动及末梢循环好（病例16图1）。

病例16 未分化多形性肉瘤

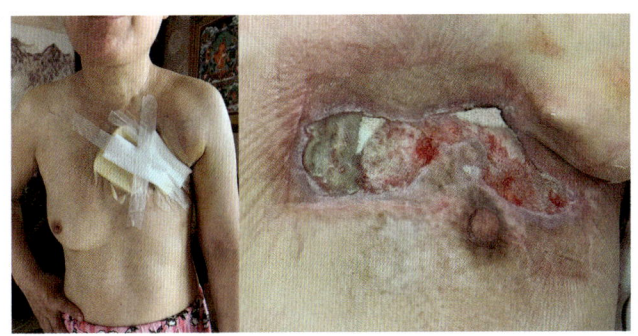

病例16图1　左胸壁肿物术后复发伴破溃、组织补片外露

（三）辅助检查

伤口细菌培养：金黄色葡萄球菌。

PET-CT（2020-08-27）：左胸壁术后，左第2、第3部分前肋缺如，左前上胸壁塌陷，相当于原手术区域软组织增厚，临近左侧乳腺腺体欠规整，PET显像可见放射性浓聚，考虑为术后改变可能性大；左侧胸大肌、胸小肌、前锯肌区域多发肿物，PET显示异常放射性浓聚，考虑复发；胸骨局限密度不均匀，PET显像略见放射性浓聚，提示局部代谢增高，不除外肿瘤受累及炎症性改变（病例16图2）。

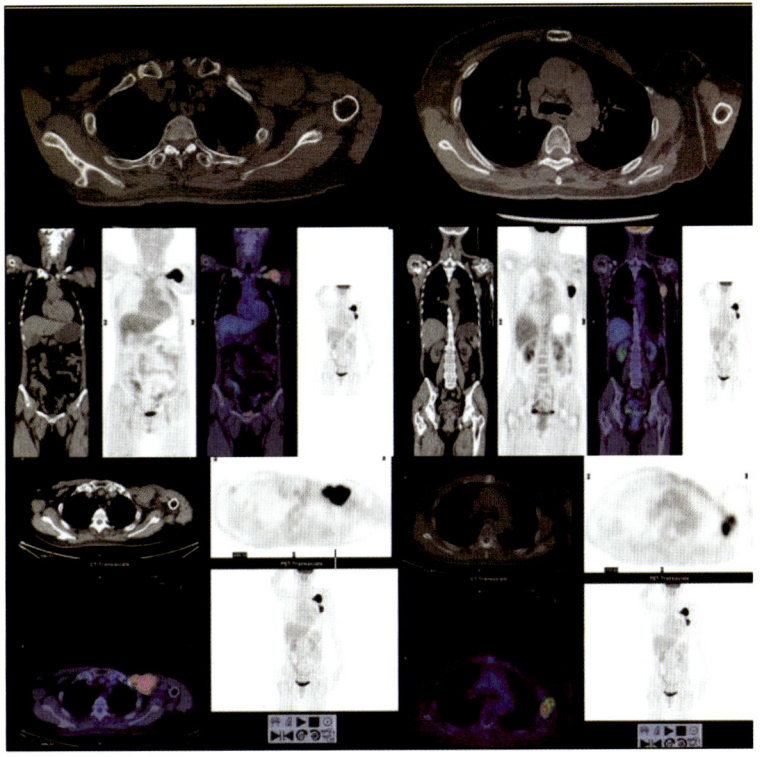

病例16图2　PET-CT显示左侧胸大肌、胸小肌、前锯肌区域多发肿物，并可见异常放射性浓聚

MRI（2020-09-14）：左上胸壁及左腋下区见异常信号肿物影，T_1WI呈稍低及稍高信号，抑脂T_2WI呈稍高及高信号，增强检查边缘可见强化，较大者范围约8.0cm×5.4cm×6.0cm，边界不清；所示左肩关节对位尚可，骨质形态及信号尚可（病例16图3）。

我院病理科会诊外院病理结果回报：恶性肿瘤，结合免疫组化符合高级别间叶源性肉瘤，倾向于未分化多形性肉瘤，侵犯局部骨组织；免疫组化：（1934738）外院：Vim（+），Ki-67（>30%+），S-100（-），HMB45（-），EMA（-），SMA（-），CK-pan（-），Desmin（-），Myo-D1（-），Myogenin（-），LCA（-）；本院：CD31（-），CD34（-），ERG（-），Fli-1（-）（病例16图4）。

肿瘤组织PD-L1表达染色评分≥1%。

遗传学检测显示，未检测到有临床意义的驱动基因突变，肿瘤微卫星不稳定性（MSI）为（-），肿瘤基因突变负荷（TMB）为0Mtus/Mb（病例16图5）。

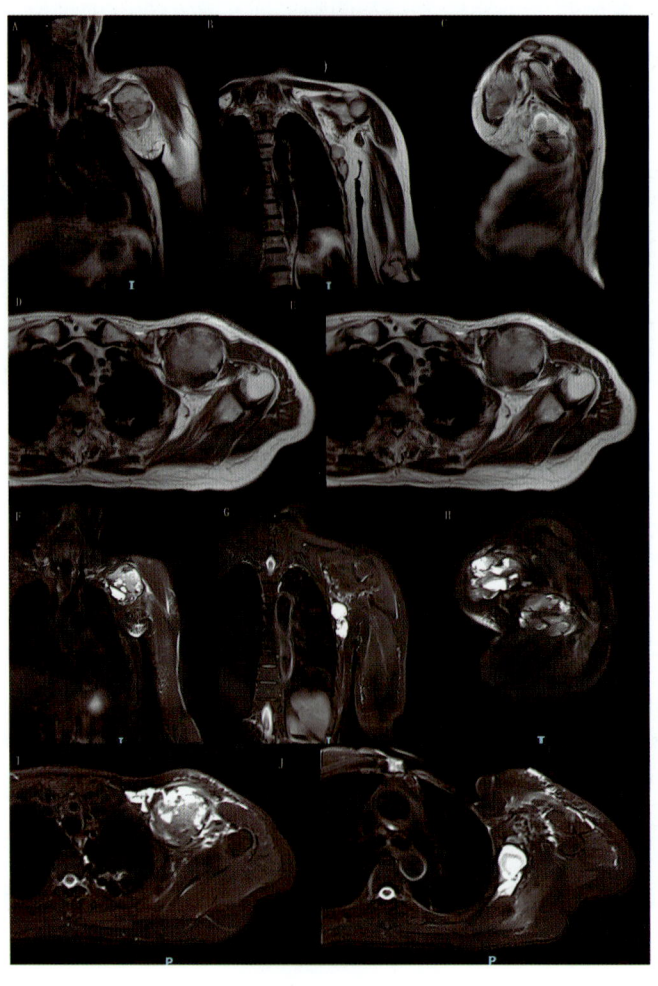

病例 16　未分化多形性肉瘤

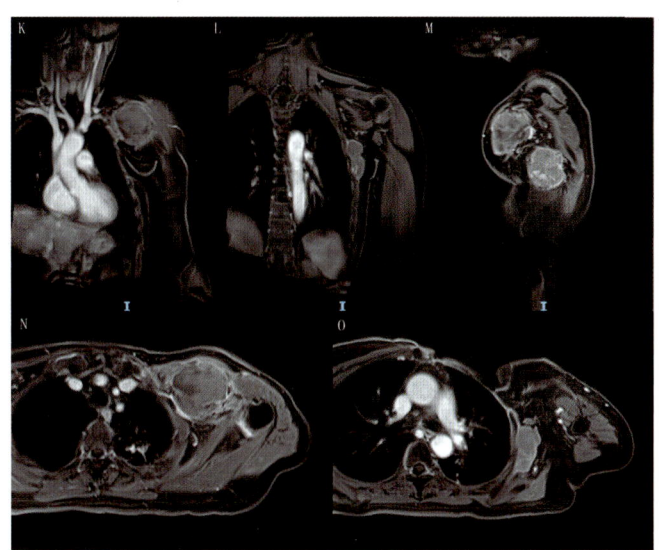

病例16图3　MRI提示左上胸壁及左腋下区肿物影，考虑肿瘤复发

A：磁共振 T_1WI 冠状位可见左前胸壁混杂信号肿物；B：磁共振 T_1WI 冠状位可见左腋下混杂信号肿物；C：磁共振 T_1WI 矢状位可见左前胸壁及左腋下混杂信号肿物；D：磁共振 T_1WI 水平位可见左前胸壁混杂信号肿物；E：磁共振 T_1WI 水平位可见左腋下混杂信号肿物；F：磁共振抑脂 T_2WI 冠状位可见左前胸壁稍高及高信号肿物；G：磁共振抑脂 T_2WI 冠状位可见左腋下高信号肿物；H：磁共振抑脂 T_2WI 矢状位可见左前胸壁及左腋下混杂高信号肿物；I：磁共振 T_2WI 水平位可见左前胸壁混杂稍高信号肿物；J：磁共振 T_2WI 水平位可见左腋下混杂高信号肿物；K：磁共振增强冠状位可见左前胸壁边缘强化肿物；L：磁共振增强冠状位可见左腋下边缘强化肿物；M：磁共振增强矢状位可见左前胸壁及左腋下边缘强化肿物；N：磁共振增强水平位可见左前胸边缘强化肿物；O：磁共振增强水平位可见左腋下边缘强化肿物。

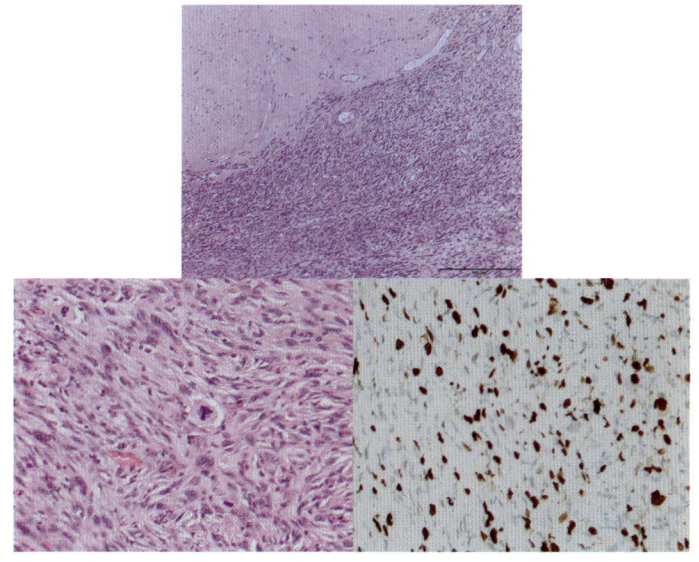

病例16图4　病理为未分化多形性肉瘤

检测内容

检测项目：VENTANA PD-L1(SP263)蛋白表达检测（FDA）
检测方法：免疫组化（IHC）

检测结果

1. 检测结果统计及判定

	染色评分	结果判定
检测结果	TC≥1%	阳性

注：
1. 本判读只计算肿瘤细胞膜染色比例，不需考虑细胞膜染色强度和染色完整性；不计算免疫细胞染色，比例评分标准如下：

$$TC\% = \frac{任何强度 PD-L1 膜染色阳性的肿瘤细胞}{总的肿瘤细胞数}$$

结果判定	肿瘤细胞阳性比例（TC）	染色评分
阴性	0%	0
	<1%	<1%
阳性	1%-5 %	≥1%
	6%-10%	>5%
	11%-25%	>10%
	26%-49%	>25%
	≥50%	≥50%

2. 参考标准：VENTANA PD-L1 SP263 Staining of NSCLC Interpretation Guide。

2. 结果图片

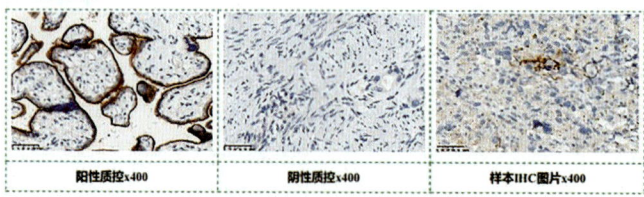

阳性质控x400　　阴性质控x400　　样本IHC图片x400

检出变异情况：

总共检出1个突变，0个突变和用药相关，0个突变和预后相关，1个突变为临床意义未知突变。

靶向用药提示解读：

FDA/NMPA批准用于本癌种的治疗方案：无
NCCN指南推荐的用于本癌种的治疗方案：无
临床研究阶段的治疗方案：无
可能耐药的药物：无

免疫疗效预测相关指标：

MSI score：-
MSI状态：-
TMB（插入缺失&同义突变&非同义突变）：0Muts/Mb
TMB（插入缺失&非同义突变）：0Muts/Mb(100.00%)

化疗药物提示解读：

可能药物敏感性较高：环磷酰胺/异环磷酰胺
可能毒副作用风险较低：蒽环类,吉西他滨,紫杉类

遗传风险解读：

本次受检者未检出显著临床意义的变异

其他药物推荐：

软组织肉瘤：帕唑帕尼；瑞格菲尼；西罗莫司；索拉非尼；依维莫司；安罗替尼；olaratumab联合多柔比星；伊马替尼；舒尼替尼；替莫唑胺联合贝伐珠单抗；贝伐珠单抗；西罗莫司脂化物

病例16图5　肿瘤组织PDL-1表达及遗传学检测

病例 16 未分化多形性肉瘤

二、诊疗经过

根据病史及入院查体、辅助检查结果,该患者诊断明确为左胸壁未分化多形性肉瘤术后复发伴破溃,部分胸腔补片外露(无气胸),胸壁多处疼痛。

入院后联合我院化疗科、生物治疗科、放疗科、介入科对患者进行了多学科诊疗(MDT),向家属及患者交代治疗方案分为:①截肢手术(肩胛带离断+部分胸壁切除+局部/游离皮瓣修复);②姑息性治疗/术前治疗:化疗、靶向、免疫治疗等。

患者坚决拒绝截肢,于2020-09-16至2020-10-22进行AI(多柔比星脂质体60mg D1,异环磷酰胺2g D1~D5)联合恩度(30mg D1~D7)治疗2周期,化疗期间同时予以保肝、止吐及水化处理;并每日进行胸壁破溃处清洁换药;化疗间歇期曾出现Ⅳ度骨髓抑制,予以升白对症治疗后恢复。2周期化疗后患者自觉左胸壁肿物较前明显缩小,但胸壁破溃处面积较前增大,且脓性分泌物仍较多,前胸壁处疼痛无明显缓解(病例16图6);

2020-11-18进行CT检查提示:左侧第2、第3前肋及周围胸壁软组织缺如,左前胸廓略塌陷,左前上胸壁术区局部皮肤增厚,增强后可见强化,与左乳分界不清;左腋窝区可见形态不规则异常密度灶,增强后边缘强化,范围约1.7cm×4.0cm,与邻近肌肉分界不清;左腋窝顶区可见小淋巴结;胸骨骨质密度欠均伴周围异常软组织密度影,增强后可见强化,边界不清,周围皮肤增厚,表面不光滑伴皮下气体影;左侧胸壁局部肌肉增强后密度欠均;左侧胸膜局部增厚,增强后可见强化;左肩关节诸骨对位良好,关节间隙未见明显狭窄;左肩关节诸骨及所见范围内左肱骨未见明显骨质破坏;与化疗前对比左腋窝区病变较前明显缩小,左侧侧胸壁肿物消失,此次检查未见确切显示,评估疗效为PR(病例16图7)。

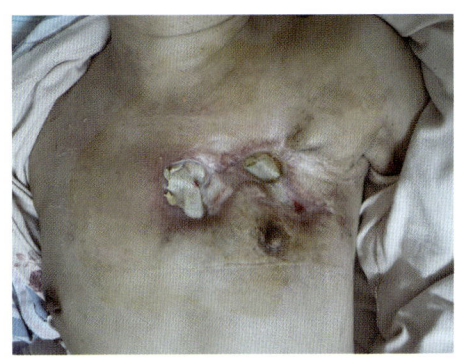

病例16图6 2周期化疗后左胸壁原靠近腋窝区域肿物明显缩小,胸壁破溃面积增大

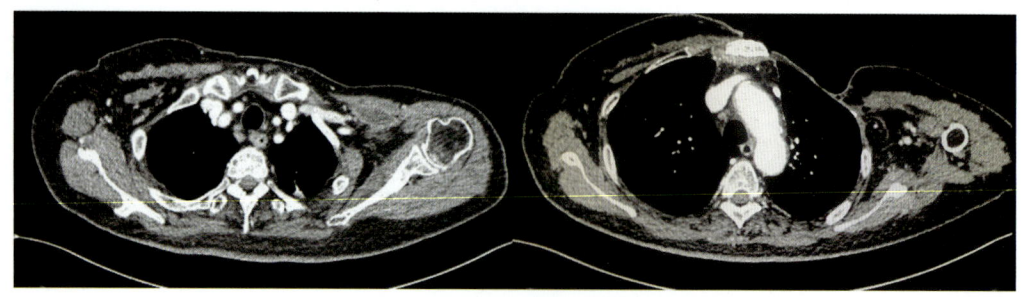

病例16图7　2周期化疗后复查CT提示左胸壁多发肿物明显缩小，部分显示不清，前胸壁增厚区域变菲薄

经过第二次MDT讨论，鉴于患者化疗效果显著，建议其继续原方案治疗。于2020-11-25至2020-12-01继续原方案及剂量（多柔比星脂质体60mg d1，异环磷酰胺2g d1~d5联合恩度30mg d1~d7）治疗1周期，化疗期间同时予以保肝、止吐及水化处理。化疗完成后自觉肿物较前缩小，但胸壁破溃创面无明显变化，渗出仍较多，疼痛稍有缓解。

于2020-12-23复查CT提示：左前上胸壁呈术后改变，左侧第2、第3前肋及周围胸壁软组织缺如，左前胸廓略塌陷，左前上胸壁术区局部皮肤增厚，增强后可见强化，与左乳分界不清；左腋窝区可见形态不规则异常密度灶，增强后边缘强化，范围约1.4cm×3.0cm，与邻近肌肉分界不清；胸骨骨质密度不均，局部骨质不连续，伴周围异常软组织密度影，增强后可见强化，边界不清，周围皮肤增厚，表面不光滑伴皮下气体影；左侧胸壁局部肌肉增强后密度欠均；左侧胸膜局部增厚，增强后可见强化；双侧胸腔及心包腔未见积液；与2020-11-18 CT片比较，胸骨局部骨质不连续，周围软组织增厚较前略明显，周围皮肤凹陷、破溃较前明显；左腋窝区异常密度灶较前缩小；右下肺索条较前增多；心腔密度较前略减低，考虑贫血可能；评估疗效仍为PR（病例16图8）。2020-12-24行ECT检查：全身骨显像清晰，两侧对称，放射性分布不均匀，于胸骨可见异常放射性浓集区，左前2~4肋可见异常放射性缺损区，其余诸骨未见明显异常；双肾影淡，膀胱可见正常生理性分布；提示：①胸骨病变；②左前2~4肋异常放射性缺损区考虑为术后改变，建议结合临床（病例16图9）。2020-12-26复查MRI：左前上胸壁呈术后改变，左侧第2、第3前肋及周围胸壁软组织缺如，左前胸廓略塌陷，左前上胸壁术区局部皮肤增厚，皮下脂肪间隙浑浊，与左乳分界不清；左上胸壁见局限异常信号影，T_1WI呈低及稍高信号，抑脂T_2WI呈稍高及高信号，范围约1.0cm×3.0cm×2.1cm，边界欠清；胸骨信号不均，伴周围软组织增厚，邻近皮肤破溃；双侧胸腔见少许液体信号影；左肩关节诸骨对位良好，关节间隙未见明显狭窄；左肩关节诸骨及所见范围内左肱骨骨质形态及信号尚可；左上肺片状异常信号影；与2020-09-14 MRI片相比：原左腋下区肿物此次未见明确显示，左上胸壁肿物明显缩小，局部残存异常信号影；胸骨局部骨质破坏较前明显；双侧胸腔少量积液；余无著变（病例16图10）。

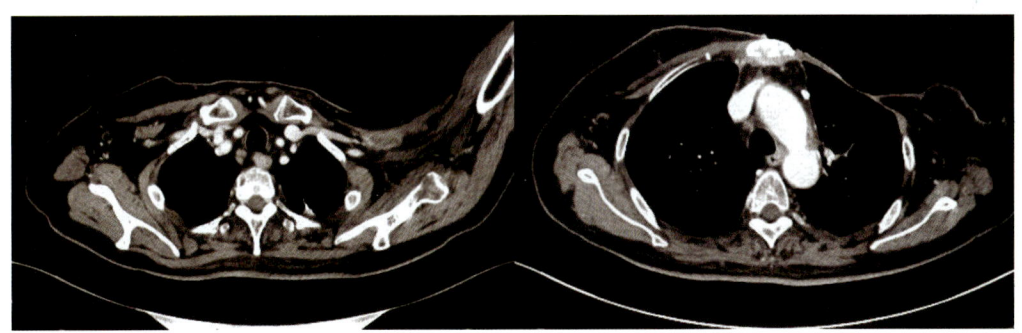

病例16图8　2020-12-23 CT

显示左腋窝区异常密度灶较前缩小；胸骨局部骨质不连续，周围软组织增厚较前略明显，周围皮肤凹陷、破溃较前明显。

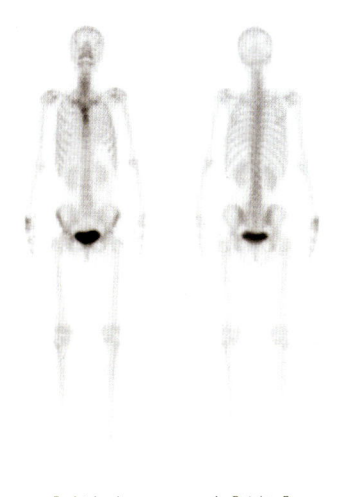

病例16图9　2020-12-24 ECT显示胸骨病变，左前2~4肋异常放射性缺损

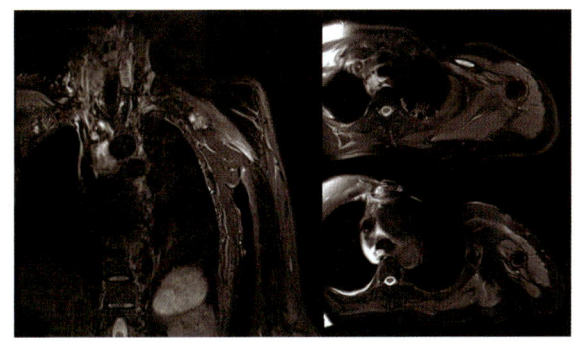

病例16图10　2020-12-25 MRI

原左腋下区肿物此次未见明确显示，左上胸壁肿物明显缩小，局部残存异常信号影；胸骨局部骨质破坏较前明显。

2020-12-25联合我院骨软肿瘤科、胸科、头颈科、输血科、麻醉科、介入科、ICU、血管外科、内科、影像科、放疗科进行了第三次MDT，一致同意进行手术治疗切除肿瘤并进行胸廓重建（病例16图11）。

完善相关术前准备，于2020-12-28全身麻醉下行手术治疗：左胸壁肿物广泛切除（含部分胸骨及左第四前肋），左胸壁5～6肋骨及骨膜、肋间外肌切除，胸廓重建（胸骨+肋骨），行胸腔闭式引流，背阔肌肌皮瓣转位修复胸廓缺损，皮瓣供区继发创面取皮植皮（病例16图12）。

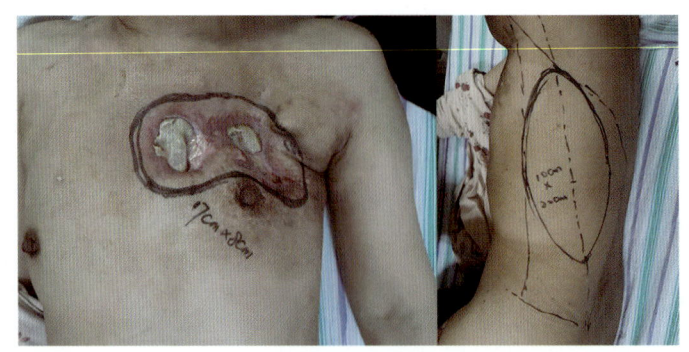

病例16图11　术前估算切除范围，预计胸廓缺损面积及背阔肌皮瓣设计

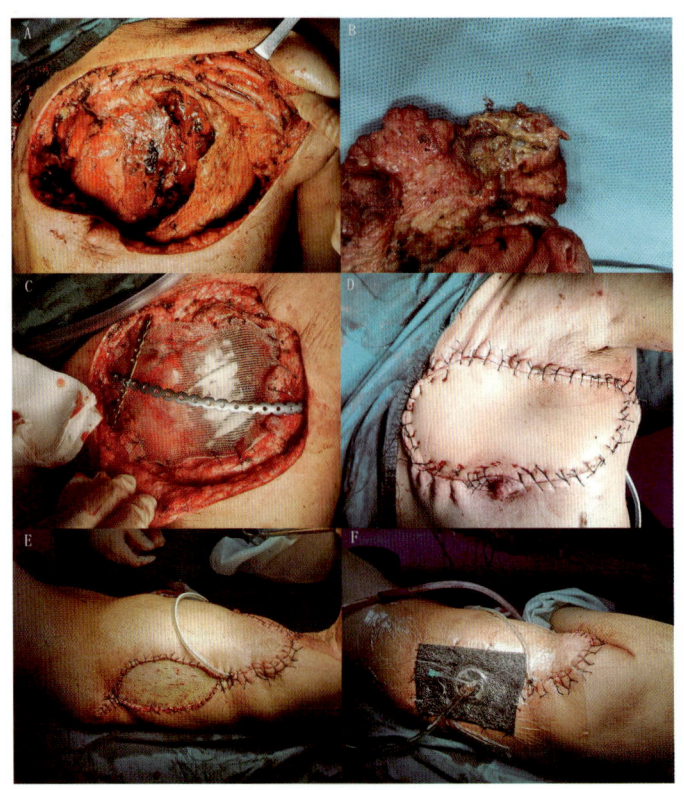

病例16图12　手术切除胸廓破溃及残留肿物并重建

A：术中切除左胸廓破溃区域及残留肿物（包括部分胸骨、肋骨及左胸壁5～6肋骨骨膜、肋间外肌）后左肺大面积裸露；B：大体标本可见残留病灶为黄褐色腐肉样，符合坏死外观；C：胸廓内部缺损予以补片修补及接骨板重建；D：大面积背阔肌皮瓣修复胸廓外部缺损；E、F：背阔肌皮瓣供区继发创面植皮后VSD覆盖。

病例16 未分化多形性肉瘤

术后第2天，患者出现交通性气胸，予以局部凡士林油纱填塞后好转（病例16图13）。术后2周患者如期拆线，术后4周皮瓣全程愈合良好（病例16图14），复查胸片提示左肺复张及胸廓修复良好（病例16图15）。

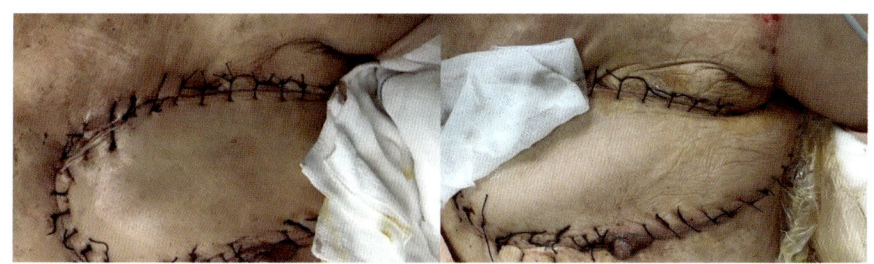

病例16图13　术后出现交通性气胸，予以凡士林油纱填塞漏气处并贴膜保护及适当加压

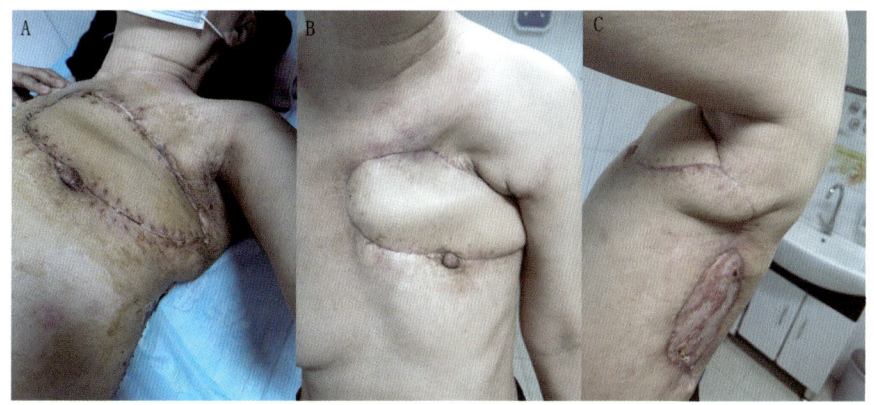

病例16图14　术后伤口如期愈合拆线，皮瓣及植皮存活良好

A：术后2周如期拆线；B：术后4周皮瓣完全存活；C：背阔肌皮瓣供区植皮完全存活。

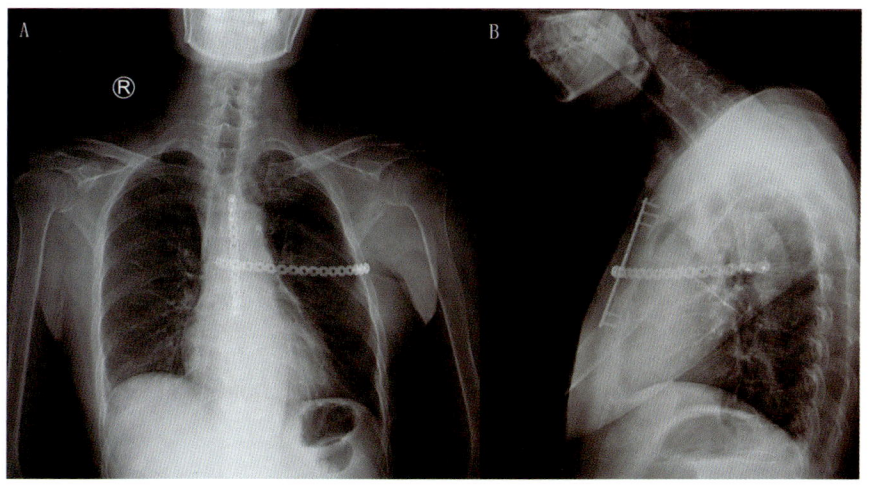

病例16图15　2021-01-15胸部X线显示双肺复张、胸骨及肋骨接骨板位置良好

术后病理回报：局部组织细胞肉芽肿伴出血囊性变，腔内见片状变性坏死，切缘及基底（-）；免疫组化：Ki-67（约5%+），CD163（相应+），SMA（相应+），CD34（血管+），S-100（-），Desmin（相应+），Vim（相应+），CD68（相应+），CD99（部分弱+），TLE-1（-）（病例16图16）。因术后组织坏死明显，基因测序因未能获得足够比例的肿瘤细胞而失败。手术切除的部分组织进行了superPDTX动物模型检测，培养成功并进行了药物敏感性评估（病例16图17）。

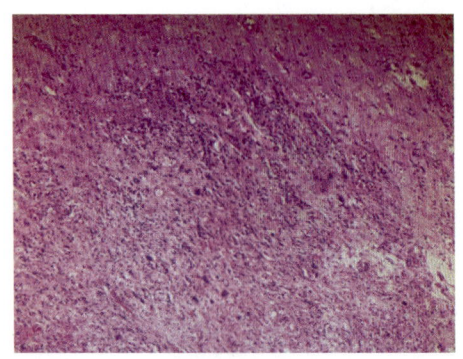

病例16图16　术后病理显示大片坏死区域，未见明确肿瘤残留

病例16图17　superPDTX检测结果

患者于2021-03-01至2021-06-06进行术后辅助化疗2周期，方案及剂量与术前相同（多柔比星脂质体60mg d1，异环磷酰胺2g d1~d5联合恩度30mg d1~d7），并加用了抗PD-1治疗。化疗期间同时予以保肝、止吐及水化处理。术后辅助化疗2周期完成后，于2021年8月至2022年2月，进行帕博利珠单抗（200mg，IVD，每3周一次）维持治疗半年，过程顺利。患者于治疗期间及治疗结束后定期进行随访复查，未见肿瘤复发及转移（病例16图18）。

2023年9月最后一次随访患者无复发转移证据，目前已经3年。

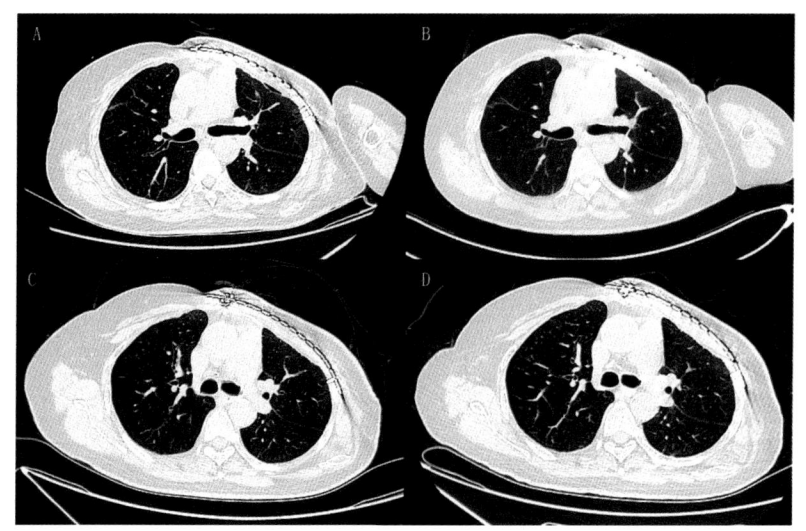

病例16图18　术后复查：胸廓完整性良好，未见肿瘤复发及转移
A：2021-03-02 CT；B：2021-11-25 CT；C：2022-03-31 CT；D：2023-09-10 CT。

三、病例点评

1. 本例患者为复发难治未分化多形性肉瘤，外院多次手术后复发、破溃感染，原胸廓修复补片裸露，治疗难度大，可能出现肿瘤快速进展以及胸廓破损感染后的并发症致命。该患者能获得再次手术机会得益于其化疗联合抗血管生成治疗的良好效果，经多周期治疗后复查的影像资料提示肿瘤退缩明显，但胸廓破损外露的情况仍较为严重，虽获得了手术机会，但仍有较大的手术难度，尤其是胸廓切除后大范围胸骨及肋骨缺损仍颇具挑战。

2. 对于疑难肉瘤病例，MDT显得尤其重要，我院肉瘤及黑色素瘤MDT团队成立于2019年12月，为全国较早成立的专科MDT团队，包括骨与软组织肿瘤科、肺部肿瘤外科、头颈肿瘤外科、介入科、放疗科、病理科、生物治疗科、血管外科、放射科、重症监护科、麻醉科、手术室等相关科室；可集中全院多学科对疑难肉瘤及黑色素瘤患者进行诊疗，成立之后年平均诊疗近百例疑难病例。具体到本例患者而言，MDT团队对该患者的整个治疗过程进行了全程管理，制定了详细的新辅助治疗计划、周密的手术方案，并由骨软肿瘤科、胸部肿瘤外科及头颈肿瘤外科联合组成手术团队为患者顺利实现了胸壁肿瘤及破溃胸壁的广泛切除及重建。得益于MDT团队的紧密协作和手术团队良好配合，困扰患者近一年的胸壁破溃、感染、胸骨外露、补片外露、剧烈疼痛等得到治愈，并重新拥有了正常的外观和功能。

3. 本患者术后病理证实肿瘤坏死明显，镜下基本未见残存肿瘤组织，因此后续的辅助治疗仍维持了原术前治疗方案。最近文献报道软组织肉瘤中对于免疫治疗较为敏感的亚型包括未分化多形性肉瘤，因此辅助化疗联合了抗PD-1治疗。

四、疾病介绍

（一）疾病概述

未分化多形性肉瘤（undifferentiated pleomorphic sarcoma，UPS）过去又称恶性纤维组织细胞瘤（malignant fibrous histiocytoma，MFH），代表了一大类异质性、分化不明确的软组织肉瘤。自20世纪60年代中期发现及命名以来，UPS的概念及分类标准不断变迁，一直是病理学者研究和争论的焦点。实际上，"MFH"这个术语具有一定的误导性，因为无法显示这些病变是否具有成纤维细胞或组织细胞分化。MFH于1964年被首次描述，占成年软组织肉瘤的10%，是老年人最常见的软组织肉瘤之一，大多发生在50~70岁的患者，转移率较高，可达30%~35%，5年生存率为65%~70%。该病好发于四肢（占19%~49%）、腹膜后（约16%）及腹腔（5%~10%），也可见于头颈部、肺、肝脏、肾脏、肠系膜、甲状腺、盆腔、脾脏、胃、上颌窦、膀胱及胸腺等部位；大多数发病部位深在，迅速增大，表现为无痛性肿块，但临床表现无特异性。UPS是一种排除性诊断，即其诊断依据是在经过组织病理学及相关辅助检查后未明确特定分化成分，需要进行广泛的免疫组织化学检查来排除其他可能的诊断。尽管如此，UPS的诊断仍然具有一定的挑战性。免疫组化的进展使许多曾被认为是UPS肿瘤的患者进行了重新分类。Fletcher等人的一项研究指出，在159例MFH患者中，63%可被重新分类为其他肉瘤，13%为非间叶性肉瘤，仅有13%的患者依然无法进行明确的分类。Coindre等人证实25例腹膜后MFH实际上是去分化脂肪肉瘤。2002年，世界卫生组织（world health organization，WHO）分类中指出，MFH与UPS指代相同，原黏液型MFH改为黏液纤维肉瘤，归入纤维母细胞来源肿瘤，而血管瘤样亚型以原名归类在分化不确定的软组织肿瘤中，重新定义后的MFH包括3种组织学亚型：多形性MFH，又称高级别UPS（MFH/UPS高级别）；巨细胞型MFH，又称UPS伴巨细胞分化（MFH/UPS伴巨细胞分化）；炎症型MFH，又称UPS伴明显炎症（MFH/UPS伴明显炎症）。2013年的WHO分类中删除了MFH称谓，代之以UPS，定义为具有纺锤形细胞、多形性镜下表现、类圆形细胞及类上皮细胞形态学表现的肉瘤；2020年最新的第五版WHO分类沿用之前的称谓，将UPS归类于未确定分化的恶性肿瘤。目前手术仍然是非转移UPS患者治疗的基石，显微镜下阴性切缘（R0切除）仍然是标准术式。此外，因为UPS为高级别肉瘤，可以考虑术后行辅助化疗。早期MFH患者的研究显示，其5年和10年总生存率一般为50%和30%左右；而其生存率与肿瘤级别有明确相关性，低级别、中级别和高级别患者的10年总生存率逐渐下降。最近的研究表明，UPS患者的5年无病生存率在39%~64%，5年总生存率在50%~70%。此外，部位也是影响UPS患者预后的一个独立因素，头颈部患者的5年总生存率比躯干和四肢更差，这或许是因为肿瘤级别较高或者解剖部位难以达到切缘阴性的原因。

（二）诊断与治疗

1. 诊断

（1）临床表现

1）病史：大多数患者无明显诱发因素，发病年龄一般为40岁以上，平均年龄50岁左右，男性略多于女性，无明显流行病学特征。

2）症状：UPS常表现为进行性增大的软组织肿物，常伴有红肿，局部可能伴有压迫症状，时间可长短不等，也可伴有疼痛等，邻近关节可引起关节肿胀、活动受限，压迫神经则可引起放射性疼痛、麻木等。位于腹膜及胸腔和骨盆的UPS常难以早期发现，直至压迫内脏，产生相应症状才被重视。

3）体征：最重要的体检发现是软组织肿块，肿块大小差别很大，但通常相当大并且可以触及。

（2）影像学检查

1）X线检查：X线表现主要表现为软组织肿胀影，病变累及骨质后可形成溶骨性破坏，也可呈囊样或膨胀性破坏，发生于肢体骨周围的软组织肿块常呈偏心性生长，肿块密度不均匀，内可见囊变区。少数病变累犯骨较多时可见骨膜反应甚至病理性骨折。

2）CT检查：UPS在CT上一般表现为均匀/不均匀的稍低软组织密度影，其内常可见不规则坏死区，坏死边界不清，病灶内可因出血、坏死而致密度不均匀，钙化罕见，侵犯邻近骨皮质时可出现明显破坏，为鼠咬状、虫蚀状，范围较局限，破坏区与破坏区之间可见残存的骨样密度影，骨膜反应不明显，增强CT扫描一般表现为强弱不等异常不规则强化，坏死区不强化，但坏死边界及范围显示更加清晰，部分增强病例中病灶实质部分可见多发、杂乱且粗细不均匀血管团。

3）MRI检查：在影像学检查协助诊断UPS方面，一般先利用普通平片和超声检查排除骨源性肿瘤可能，再进行高分辨率的CT和MRI进一步确认诊断，其中MRI在软组织肿物解剖学形态上较CT可提供更详细精确的数据。MRI诊断UPS时可提供肿瘤大小，血管和神经侵犯，与周围组织边界是否清楚以及是否存在侵蚀周围组织等详细信息。UPS常体积较大，长径多大于5cm，形态多为类圆形或梭形。磁共振T_1WI多呈等信号或低信号，很多肿瘤可见到坏死囊变的低信号区域，如果伴有出血则可见高信号区域；T_2WI上肿瘤多呈混杂高信号，其中肿瘤实质成分呈稍高信号，成熟纤维成分或陈旧出血沉积后呈低信号，而坏死、囊变区域呈明显高信号。UPS因肿瘤生长迅速，常易出现坏死、囊变及出血。磁共振弥散加权成像是利用磁共振成像观察活体组织中水分子的微观扩散运动的一种成像方法；水分子扩散快慢可用表观扩散系数（apparent diffusion coefficient，ADC）和扩散加权成像（diffusion welghted imaging，DWI）两种方式表示；ADC图是直接反映组织扩散快慢的指标，如组织中水分子扩散速度慢，ADC值低，图像呈黑色，反之亦然；DWI反映扩散信号强弱，如果扩散速度慢，去相位时信号丢失少，信号高，图像呈白色。UPS在DWI上呈明显高信号，ADC图呈低信号，这可能与肿瘤细胞排列紧密、细胞外间隙小，自由水弥散受限有关。UPS由于血供丰富，一般磁共振增强扫时肿瘤实质成分呈明显强化，而坏死及囊变区域一般不强化。部分肿瘤磁共振上可见T_1WI及T_2WI低信号的分隔样结构，这可能是肿瘤内出现纤维组织或多个瘤结节及囊变区域被残存、增生的纤维组织包裹造成的。部分UPS在磁共振上可出现假包膜，在T_1WI及T_2WI上均呈低信号；而瘤周水肿信号亦比较常见，T_2WI上一般呈高信号，增强后呈轻度不均匀强化，边界不清楚，肿瘤较大时可浸润周围软组织甚至骨质。

4）PET-CT检查：因为UPS细胞的生物代谢活动强度一般较正常细胞强，在半定量检测细胞代谢活动为基础对肿瘤进行诊断的PET-CT检查应该能对其诊断起到一定的作用。PET-CT在UPS的初始诊断、病理分级、术后复发和肿瘤进展的评估方面有很高的敏感性；尤其在未经治疗的患者诊断敏感度更高；按照发病部位来说，PET-CT对发生在大腿、膝关节水平以下部位、脊柱和椎旁肌、骨盆周围的UPS以及其肺转移灶的诊断敏感度也非常高。而且，PET-CT有助于鉴别低级别和中/高级别UPS，对于治疗疗效的判断也有一定作用。

（3）病理检查：大体外观上，肿瘤多呈类圆形或梭形，呈膨胀性生长，部分可见假包膜，切面表现多样，可见肿瘤实质区及坏死、囊变区域，囊实性肿物常可见褐色液体。UPS细胞成分复杂，具有细胞多形性和异型性、组织结构多样性的特点。镜下肿瘤异型性明显，多数由席纹状区域及多形性区域混合构成，席纹状区域细胞为梭形或类圆形；多形性区域细胞密集，出现单核或多核瘤巨细胞，细胞核形状怪异，染色质深，胞质丰富且嗜酸性着色；部分区细胞胞质可透明，核分裂象多见，并常可见病理性核分裂象，核仁明显，常可见凝固性坏死，可伴有黏液变性，部分区域血管丰富，呈血窦样，常伴有出血，可见瘤细胞围绕血管生长，并侵犯神经及厚壁血管壁，间质内可见淋巴细胞、嗜酸性粒细胞等炎细胞浸润。免疫组化上UPS一般均可见Vimentin表达阳性，部分可见CD68、Desmin、SMA及S-100表达阳性。有学者认为UPS对Vimentin表现出弥散且较强的细胞质免疫反应，而对其他分化方向的免疫组化标志物无明显免疫反应；如CD68、α_1-antitrypsin、α_1-antichymotrypsin和factorXⅢ这些常规的组织细胞标志物在UPS的诊断中特异性较差，难以明确诊断；因此Vimentin免疫表型的唯一表达可以大大提高其诊断的特异性。

（4）鉴别诊断

1）脂肪肉瘤：常发生于腹腔、腹膜后，脂肪肉瘤在CT或MRI上发现脂肪密度信号时有助于其诊断，脂肪肉瘤镜下往往由多形性梭形肿瘤细胞、梭形或小圆细胞簇以及多核巨细胞混合组成，也可见到多形性多空泡的脂肪母细胞，核奇异形、浓染呈扇贝样。在缺乏异常深染、细胞核呈贝壳状的巨型母细胞及强嗜酸性胞质和嗜伊红的透明小脂滴时，难以和UPS鉴别。免疫组化常表达S-100；在形态上难与UPS区分时，如果FISH检测显示MDM2基因扩增，则应考虑脂肪肉瘤。

2）纤维肉瘤：镜下纤维肉瘤肿瘤细胞呈梭形，细胞核经常为深染的两端较尖的细长形核，胞质稀少，可有或无明显核仁，细胞形态较为一致，梭形细胞广泛排列呈束状，束与束之间排列呈人字形或鱼骨样，间质胶原纤维多少不等，可形成弥漫性硬化或玻璃样变区域，部分可呈旋涡状，血管丰富，常可见灶状的鹿角分支状血管，可见灶性栅栏状坏死，多核巨细胞罕见，有时淋巴细胞可丰富，可伴有黏液变性及骨软骨化生，免疫组化显示肿瘤细胞Vimentin阳性，CD68偶有阳性，SMA表达程度不定，某些病例CD34可阳性表达，纤维肉瘤常缺少UPS的类圆形细胞、瘤巨细胞及泡沫样细胞。

3）多形性横纹肌肉瘤：多发生于45岁以上成人，仅占成人软组织肉瘤的2%~5%，好发于成人四肢骨骼肌，尤其是大腿。多形性横纹肌肉瘤具有高度侵袭性，较早发生转移，预后较差。镜下瘤细胞排列疏松、无极向，体积较大的圆形或多角形细胞，胞核深染，胞质深嗜伊红。最具特征的组织学表现为出现胞质深红染的奇异性肿瘤大细胞。研究显示，约100%弥漫强阳性表达Desmin；大部分不表达

SMA，具有鉴别诊断意义；大部分表达肌动蛋白（HHF35）、Myo-D1、Myogenin、Myoglobin。

4）单相型滑膜肉瘤：好发于20~30岁年轻人，可发生在身体任何部位，肿瘤由片状或束状排列的、大小一致的梭形细胞构成，可见黏液变性和致密的胶原纤维，瘤细胞胞核呈梭形、卵圆形，核仁不明显，细胞核缺乏多形性是单相型滑膜肉瘤的特点。梭形细胞间有时可见上皮样细胞，并常可见肥大细胞浸润，在单相型滑膜肉瘤中还常可见到神经鞘瘤样的栅栏样结构及血管外皮瘤样结构。免疫组化EMA及CK-pan可阳性表达，单相型滑膜肉瘤中的散在上皮样细胞CK7、CK8/18、CK19等可阳性，其他上皮细胞标记常阴性，通常Vimentin、S-100部分可以表达阳性，并且滑膜肉瘤具有特异性的染色体t（X；18）（p11；q11）易位，分子检测可帮助诊断。

5）平滑肌肉瘤：镜下可见大量胞质嗜酸性的多形性巨细胞，瘤细胞胞质嗜酸性，细胞核为两头钝圆，偶见凹陷状核，并可见形态较一致的梭形细胞、小圆形或卵圆形细胞，细胞核仁明显，瘤细胞间有多少不等的纤维组织。瘤细胞可排列成束状、编织状或栅栏状。与UPS不同，瘤细胞可阳性表达至少一种肌源性标记：SMA、肌动蛋白35、Desmin、H-caldesmon等。

6）恶性外周神经鞘瘤：占软组织肉瘤的5%~10%，25%~50%发生于Ⅰ型神经纤维瘤病的基础上，经过较长的潜伏期发展而来。起源于外周神经，镜下密集排列的梭形细胞胞质浅染、模糊，胞核深染、扭曲、波纹状、逗点状，呈不对称卵圆形。瘤细胞紧密和疏松的束状结构交替出现，呈旋涡状及交叉状，大部分肿瘤可见地图样坏死和丰富的核分裂象。肿瘤细胞间常血管丰富，多为厚壁血管，50%~90%的恶性外周神经鞘瘤呈灶性表达S-100，具有诊断意义，部分灶性表达CD56、CK、Syn、高迁移率族蛋白2、蛋白基因产物9.5、nestin、Actin，其他肌源性标志物阴性表达，免疫组化可帮助与其与UPS鉴别。

7）胃肠道间质瘤：发生于腹膜后较大的UPS需与胃肠道间质瘤鉴别，胃肠道间质瘤一般边界清楚，生长缓慢，CT检查可见肿物密度及信号均匀或不均匀，有时可观察到囊变，增强后呈轻中度强化。胃肠道间质瘤常境界相对清楚，肿瘤主体位于肌层，分化较差时可也可呈明显浸润性生长，瘤细胞梭形或上皮样，有时也可为密集排列的体积较小的肿瘤细胞，呈束状或弥漫性排列，异型性明显，细胞核深染，核一侧常可见空泡，肿瘤细胞可围绕血管呈簇状排列，可浸润黏膜及肌层，并出现肿瘤性坏死，核分裂象多见。免疫组化多数病例阳性表达CD117、CD34、Dog-1，部分病例表达SMA、S-100，分子学可以检测到KIT基因及PDGFRA基因突变。

8）恶性黑色素瘤：UPS有时需与梭形细胞型恶性黑色素瘤相鉴别，恶性黑色素瘤可出现上皮样肿瘤细胞及瘤巨细胞，梭形细胞排列紊乱，可纵横交错，细胞核呈梭形或杆状，胞质内有时可见黑色素颗粒，免疫组化HMB45、S-100、MylanA阳性表达可与UPS相鉴别。

2. 肿瘤分期　UPS的分期主要遵循美国癌症联合委员会（AJCC）的TNM分期系统和Eneeking外科分期系统，可参考病例1中的相关内容。

3. 治疗　UPS的治疗主要是早期手术完整切除，术后辅助放化疗。UPS患者的经典化疗方案包括多柔比星和异环磷酰胺等。UPS患者的预后较差，复发和转移率在软组织肉瘤中均排在前列。由于肿瘤在早期诊断和肿瘤较小时有较好的预后，因此建议早期诊断和早期治疗。肿瘤手术切除后应定期进行B超、CT、MRI等影像学监测，评估是否有复发或出现远处转移。

（1）手术：和所有软组织肉瘤的主要治疗方法一样，手术仍是UPS的首选治疗方式。虽然UPS的手术切除范围仍有争议，但国内外绝大部分学者都认同UPS的手术应尽可能达到镜下阴性边缘切除（R0切除）。UPS的根治性手术方案包括截肢和间室切除。目前认为截肢后的总生存率并不比保肢手术高，有学者研究显示，与截肢手术相比，保肢手术联合术后辅助放疗虽然有更高的局部复发率，但5年无病生存率和总生存率并无太大差异；但截肢仍具备特有的适应证，如：①重要的神经血管受侵犯；②缺乏保肢后骨或软组织重建条件；③预计假肢功能优于原肢体。骨皮质、关节囊、深筋膜等屏障组织包绕形成的互不相通的结构被称为间室，当肿瘤局限于某一间室时，需将这些结构连同肿瘤整块切除；随着解剖学的发展和外科治疗理念的变化，间室切除的概念也在不断改进，间室切除逐渐演变成改良的功能性间室切除，即在不影响局部复发和生存的前提下，保留适当的间室内肌肉和神经，以维持肢体的功能；但总体来说，间室切除的术后肢体功能仍会受到很大影响，如股内侧间室的切除后，患者的下肢内收功能将基本丧失。目前UPS比较主流的手术方式包括广泛切除和屏障切除。虽然广泛切除的范围各肿瘤中心仍有一定区别，但一般公认2~3cm肿瘤外扩大切除即可，但获得扩大切缘的可操作性往往受到邻近神经血管结构的限制，由于骨和皮肤很少有肿瘤浸润，因此很少需要切除。UPS的局部生长往往具有容易向低张力方向延伸的特点，而影像学、组织学和循证医学证据表明，致密的结缔组织对UPS的屏障作用确实是存在的。这些组织包括皮质骨、骨膜、软骨、儿童骺板、韧带、关节囊、肌腱、肌膜、筋膜、血管神经外膜等。屏障结构的存在使得肿瘤在肢体不同方向上侵袭的速度不一致，因此屏障切除的观点认为，没有必要在各个方向上均达到等距离的切缘，连同上述屏障结构一并切除即使没有达到理想的切除距离，也能获得很高的切缘阴性率，而且可以获得良好的局部控制率。天津医科大学肿瘤医院及复旦大学肿瘤医院均推荐肉瘤的屏障切除观念。位于腹膜后的UPS的手术原则与其他腹膜后肉瘤基本相同，主要目标是R0切除术；但由于大多数腹膜后UPS尺寸巨大，很难在这个解剖部位获得广泛的手术切缘，在大的肿瘤中心，常因肿瘤侵犯周围脏器需要多学科合作进行联合脏器切除，因此腹膜后UPS的术后辅助治疗尤其重要。对于肿块较大、手术切除有困难的患者可以通过术前放疗和（或）化疗起到降期、降低肿瘤复发风险的作用。术后放疗适用于切缘近（<1cm），镜下切缘阳性或者肿瘤侵犯骨、大血管或神经等组织的患者。对于某些手术切缘不确定的患者，术后放疗也是有必要的。无论是外科医生还是病理医生都应该记录切缘的情况，如果手术切缘经病理评价是阳性的话，强烈推荐在不显著影响器官功能的情况下再次手术切除以确保切缘阴性。

（2）化疗：对于UPS术后辅助、不可切除的转移性UPS姑息性治疗来说，化疗都是一种主要手段。对于UPS来说，目前最为有效的药物为蒽环类（阿霉素、表阿霉素、脂质体阿霉素等）和异环磷酰胺，可单独用药，也可联合用药。尽管有几项随机对照临床试验研究其他单药或者联合用药的疗效，但是对于晚期UPS来说，阿霉素仍然被作为单独的一线化疗药物。对于软组织肉瘤患者进行的大部分研究发现，UPS患者对多柔比星和异环磷酰胺联合用药反应较好，总生存率能显著提高；对于分化较差的年轻UPS患者，阿霉素和异环磷酰胺联合用药可能是最合适的选择，而且对发生于躯干及四肢的局部高风险UPS行阿霉素+异环磷酰胺联合化疗时，总生存率可提高。在一线化疗后进展的晚期UPS，目前没有标准的二线化疗方案，有部分研究表明紫杉醇联合吉西他滨可作为一线化疗失败后的UPS患者的二线化疗方案选择，可能仍能获得较长时间的疾病稳定甚至缓解，但由于软组织肉瘤的异质性较高且发病率较低，对于二线的化疗方案仍有争议。

（3）放疗：术前放疗可以起到降期、降低手术难度，减少肿瘤复发风险的作用。但也有报道提示术前放疗可能会影响手术伤口愈合。因此，对于术前放疗的患者，距离手术3~6周的间歇期可以减少放疗急性损伤及手术并发症的风险。术后放疗推荐用于中、高级别的肿瘤以及切缘较近或切缘阳性的肿瘤。多项研究证实，术后放疗可以显著提高手术切缘阳性患者的局部控制率，降低局部复发风险。对于切缘阳性的患者，放疗剂量>60Gy、切缘为镜下阳性、肿瘤部位发生于浅表部位或四肢的患者局部控制率更高。但是，也有研究提示术后辅助放疗不能降低某些患者的局部复发率。遗憾的是目前并没有大样本、前瞻性的临床研究来探讨术后辅助放疗是否可给患者带来生存获益，因此临床医生在术后辅助放疗前仍需权衡术后放疗不良反应和局部复发的风险。

（病例提供者：吴海啸　天津医科大学肿瘤医院）
（点评专家：杨吉龙　天津医科大学肿瘤医院）

参考文献

[1] Apte SS，Mor E，Mitchell C，et al.Practical Management of Adult Ultra-Rare Primary Retroperitoneal Soft Tissue Sarcoma：A Focus on Perivascular Epithelioid Tumours and Extraosseous Ewing Sarcoma[J].Curr Oncol，2023，30（7）：5953-5972.doi：10.3390/curroncol30070445.

[2] Yamate J.Stem cell pathology：histogenesis of malignant fibrous histiocytoma and characterization of myofibroblasts appearing in fibrotic lesions[J].J Vet Med Sci，2023，85（9）：895-906.doi：10.1292/jvms.23-0225.

[3] Albarrán V，Villamayor ML，Pozas J，et al.Current Landscape of Immunotherapy for Advanced Sarcoma[J].Cancers（Basel），2023，15（8）：2287.doi：10.3390/cancers15082287.

[4] Sun H，Liu J，Hu F，et al.Current research and management of undifferentiated pleomorphic sarcoma/myofibrosarcoma[J].Front Genet，2023，14：1109491.doi：10.3389/fgene.2023.1109491.

[5] Graves L，Jeck WR，Grilley-Olson JE.A League of Its Own？Established and Emerging Therapies in Undifferentiated Pleomorphic Sarcoma[J].Curr Treat Options Oncol，2023，24（3）：212-228.doi：10.1007/s11864-023-01054-7.

[6] Crago AM，Cardona K，Koseła-Paterczyk H，et al.Management of Myxofibrosarcoma and Undifferentiated Pleomorphic Sarcoma[J].Surg Oncol Clin N Am，2022，31（3）：419-430.doi：10.1016/j.soc.2022.03.006.

[7] Moreno Tellez C，Leyfman Y，D'Angelo SP，et al.Immunotherapy in Sarcoma：Where Do Things Stand？[J].Surg Oncol Clin N Am，2022，31（3）：381-397.doi：10.1016/j.soc.2022.03.004.

[8] Kodera K，Hoshino M，Takahashi S，et al.Surgical management of primary undifferentiated pleomorphic sarcoma of the rectum：a case report and review of the literature[J].World J Surg Oncol，2022，20（1）：199.doi：10.1186/s12957-022-02671-6.

[9] Dajsakdipon T，Siripoon T，Ngamphaiboon N，et al.Immunotherapy and Biomarkers in Sarcoma[J].Curr Treat Options Oncol，2022，23（3）：415-438.doi：10.1007/s11864-022-00944-6.

[10] Hames-Fathi S，Nottley SWG，Pillay N.Unravelling undifferentiated soft tissue sarcomas：insights from genomics.Histopathology，2022，80（1）：109-121.doi：10.1111/his.14446.

[11]Thway K, Fisher C.Undifferentiated and dedifferentiated soft tissue neoplasms: Immunohistochemical surrogates for differential diagnosis[J].Semin Diagn Pathol, 2021, 38（6）: 170-186.doi: 10.1053/j.semdp.2021.09.005.

[12]Jibbe A, Worley B, Miller CH, et al.Surgical excision margins for fibrohistiocytic tumors, including atypical fibroxanthoma and undifferentiated pleomorphic sarcoma: A probability model based on a systematic review[J].J Am Acad Dermatol, 2022, 87（4）: 833-840.doi: 10.1016/j.jaad.2021.09.036.

[13]Vasella M, Gousopoulos E, Guidi M, et al.Targeted therapies and checkpoint inhibitors in sarcoma[J].QJM, 2022, 115（12）: 793-805.doi: 10.1093/qjmed/hcab014.

[14]Zhu MMT, Shenasa E, Nielsen TO.Sarcomas: Immune biomarker expression and checkpoint inhibitor trials[J].Cancer Treat Rev, 2020, 91: 102115.doi: 10.1016/j.ctrv.2020.102115.

[15]Kallen ME, Hornick JL.The 2020 WHO Classification: What's New in Soft Tissue Tumor Pathology?[J].Am J Surg Pathol, 2021, 45（1）: e1-e23.doi: 10.1097/PAS.0000000000001552.

[16]Ayodele O, Razak ARA.Immunotherapy in soft-tissue sarcoma[J].Curr Oncol, 2020, 27（Suppl 1）: 17-23.doi: 10.3747/co.27.5407.

[17]Yamate J.Stem cell pathology: histogenesis of malignant fibrous histiocytoma and characterization of myofibroblasts appearing in fibrotic lesions[J].J Vet Med Sci, 2023, 85（9）: 895-906.doi: 10.1292/jvms.23-0225.

[18]Sun H, Liu J, Hu F, et al.Current research and management of undifferentiated pleomorphic sarcoma/myofibrosarcoma[J].Front Genet, 2023, 14: 1109491.doi: 10.3389/fgene.2023.1109491.

[19]Graves L, Jeck WR, Grilley-Olson JE.A League of Its Own? Established and Emerging Therapies in Undifferentiated Pleomorphic Sarcoma[J].Curr Treat Options Oncol, 2023, 24（3）: 212-228.doi: 10.1007/s11864-023-01054-7.

[20]Pilavaki P, Panagi M, Arifi S, et al.Exploring the landscape of immunotherapy approaches in sarcomas[J].Front Oncol, 2023, 12: 1069963.doi: 10.3389/fonc.2022.1069963.

[21]Prakash S, Luis Rayas J, Rojas Murguia A, et al.Undifferentiated Pleomorphic Sarcoma Presenting With Cardiac Tamponade: A Case Report and Review[J].J Investig Med High Impact Case Rep, 2022, 10: 23247096221141190.doi: 10.1177/23247096221141190.

[22]Tomioka A, Asakuma M, Kawaguchi N, et al.Long-term disease-free survival of an undifferentiated pleomorphic sarcoma of the spleen: A case report and literature review[J].Medicine（Baltimore）, 2022, 101（47）: e31642.doi: 10.1097/MD.0000000000031642.

[23]Crago AM, Cardona K, Koseła-Paterczyk H, et al.Management of Myxofibrosarcoma and Undifferentiated Pleomorphic Sarcoma.Surg Oncol Clin N Am, 2022, 31（3）: 419-430.doi: 10.1016/j.soc.2022.03.006.

[24]Kodera K, Hoshino M, Takahashi S, et al.Surgical management of primary undifferentiated

pleomorphic sarcoma of the rectum: a case report and review of the literature[J].World J Surg Oncol, 2022, 20（1）: 199.doi: 10.1186/s12957-022-02671-6.

[25]Liang Z, Han J, Tuo H, et al.Undifferentiated pleomorphic sarcoma of the pancreas: a rare case report and literature review[J].World J Surg Oncol, 2022, 20（1）: 55.doi: 10.1186/s12957-022-02525-1.

[26]Hames-Fathi S, Nottley SWG, Pillay N.Unravelling undifferentiated soft tissue sarcomas: insights from genomics[J].Histopathology, 2022, 80（1）: 109-121.doi: 10.1111/his.14446.

[27]Jibbe A, Worley B, Miller CH, et al.Surgical excision margins for fibrohistiocytic tumors, including atypical fibroxanthoma and undifferentiated pleomorphic sarcoma: A probability model based on a systematic review[J].J Am Acad Dermatol, 2022, 87（4）: 833-840.doi: 10.1016/j.jaad.2021.09.036.

[28]Tang F, Tie Y, Wei YQ, et al.Targeted and immuno-based therapies in sarcoma: mechanisms and advances in clinical trials[J].Biochim Biophys Acta Rev Cancer, 2021, 1876（2）: 188606.doi: 10.1016/j.bbcan.2021.188606.

[29]Nakata E, Fujiwara T, Kunisada T, et al.Immunotherapy for sarcomas[J].Jpn J Clin Oncol, 2021, 51（4）: 523-537.doi: 10.1093/jjco/hyab005.

[30]Vasella M, Gousopoulos E, Guidi M, et al.Targeted therapies and checkpoint inhibitors in sarcoma[J].QJM, 2022, 115（12）: 793-805.doi: 10.1093/qjmed/hcab014.

[31]Soleymani T, Tyler Hollmig S.Conception and Management of a Poorly Understood Spectrum of Dermatologic Neoplasms: Atypical Fibroxanthoma, Pleomorphic Dermal Sarcoma, and Undifferentiated Pleomorphic Sarcoma[J].Curr Treat Options Oncol, 2017, 18（8）: 50.doi: 10.1007/s11864-017-0489-6.